1 JANUARY

1 2 3 4 5 6 7
8 9 10 11 12 13 14
15 16 17 18 19 20 21
22 23 24 25 26 27 28
29 30 31

2 FEBRUARY

1 2 3 4 5 6 7
8 9 10 11 12 13 14
15 16 17 18 19 20 21
22 23 24 25 26 27 28
29

3 MARCH

1 2 3 4 5
8 9 10 11 12
15 16 17 18 19
22 23 24 25 26
29 30 31

4 APRIL

1 2 3 4 5 6 7
8 9 10 11 12 13 14
15 16 17 18 19 20 21
22 23 24 25 26 27 28
29 30

5 MAY

1 2 3 4 5 6 7
8 9 10 11 12 13 14
15 16 17 18 19 20 21
22 23 24 25 26 27 28
29 30 31

6 JUNE

1 2 3 4 5
8 9 10 11 12
15 16 17 18 19
22 23 24 25 26
29 30

7 JULY

1 2 3 4 5 6 7
8 9 10 11 12 13 14
15 16 17 18 19 20 21
22 23 24 25 26 27 28
29 30 31

8 AUGUST

1 2 3 4 5 6 7
8 9 10 11 12 13 14
15 16 17 18 19 20 21
22 23 24 25 26 27 28
29 30 31

9 SEPTEMBER

1 2 3 4 5
8 9 10 11 12
15 16 17 18 19
22 23 24 25 26
29 30

10 OCTOBER

1 2 3 4 5 6 7
8 9 10 11 12 13 14
15 16 17 18 19 20 21
22 23 24 25 26 27 28
29 30 31

11 NOVEMBER

1 2 3 4 5 6 7
8 9 10 11 12 13 14
15 16 17 18 19 20 21
22 23 24 25 26 27 28
29 30

12 DECEMBER

1 2 3 4 5
8 9 10 11 12
15 16 17 18 19
22 23 24 25 26
29 30 31

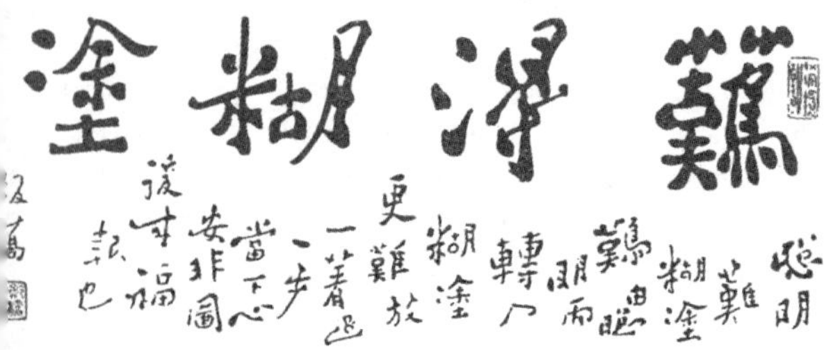
難得糊塗
聰明難
糊塗難
由聰明而轉入糊塗更難
放一著
退一步
當下心安
非圖後來福報也
板橋

个人信息

姓名 Name：	生日 Birthday：
电话 Tel：	
地址 Address：	
紧急联系人 Emergency Contact：	
电话 Tel：	
邮箱 E-mail：	

注：文中案例仅供参考交流，切勿擅自使用，出现问题概不负责。

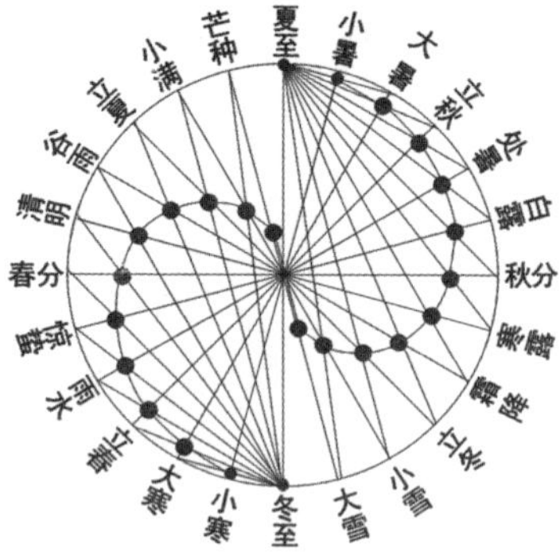

白露 9月7—9日

白露斗指癸；太阳达黄经165度。“白露”是反映自然界寒气增长的重要节气。由于天气逐渐转凉，白昼有阳光尚热，但傍晚后气温便很快下降，昼夜温差大。正所谓“抢秋抢秋，不抢就丢”。白露期间的各地民俗，主要有祭祀大禹、酿五谷酒、喝白露茶等。

秋分 9月23—24日

秋分是秋季的第4个节气，太阳到达黄经180度为秋分，秋分之后，太阳直射点继续南移，故秋分也称降分。此后，昼夜温差逐渐加大，秋分时节和清明时节有些民俗类似，也有扫墓祭祖的习惯，称作“秋祭”。秋分要防止凉燥，坚持锻炼身体。饮食方面，多喝水，吃清润、温润的食物。

寒露 10月8—9日

寒露太阳到达黄经190度。寒露的意思是气温比白露时更低，地面的露水更冷，快要凝结成霜了。露是气候从凉爽到寒冷的过渡。中国古人将寒露分为三候：一候鸿雁来宾；二候雀入大水为蛤；三候菊有黄华。寒露传统习俗主要有赏枫叶、吃芝麻、吃螃蟹、饮秋茶等。

霜降 10月23—24日

霜降，太阳到达黄经210度为霜降。霜降作为秋季的最后一个节气，是秋季到冬季的过渡。霜降不是降霜，而是表示天气寒冷，大地将产生初霜的现象。霜降节气主要有赏菊、吃柿子、登高远眺、进补等风俗。尤其应健脾养胃，以养后天。

立冬 11月7—8日

立冬是冬季六节气之首，太阳运行到黄经225度。气候也由秋季少雨干燥向阴雨寒冻的冬季气候转变。从“立冬”开始一直到“立春”都叫“冬三月”，是一年中最冷的时节。“冬令进补”应根据实际情况有针对性地选择清补、温补、小补、大补，万不可盲目“进补”。

小雪 11月22—23日

小雪，太阳到达黄经240°。小雪表示降雪的起始时间和程度，和雨水、谷雨等节气一样，都是直接反映降水的节气。气温下降，逐渐降到0℃以下，但大地尚未过于寒冷。虽开始降雪，但雪量不大，故称小雪。这个季节宜吃的温补食品有羊肉、牛肉、鸡肉、腰果、芡实、山药、栗子、白果、核桃等。

大雪 12月7—8日

大雪，太阳到达黄经255度。大雪时节，中国大部分地区已进入冬季，最低温度都降到了0℃或以下，在强冷空气前沿冷暖空气交锋的地区，会降大雪，甚至暴雪。养生方面，人们就需要多喝水、食温补、常喝粥，在起居上要注意保暖、早睡晚起、常通风、还要注意室内保湿。

冬至 12月21—23日

冬至斗指子，太阳黄经达270°，又称日南至、冬节、亚岁等，兼具自然与人文两大内涵，既是二十四节气中一个重要的节气，也是中国民间的传统祭祖节日。在古代民间有“冬至大如年”的讲法。冬至之前通常不会很冷，真正的严寒在冬至之后。（民谚：“夏至三庚入伏，冬至逢壬数九）。

小寒 1月5—6日

小寒太阳运行到黄经285°为小寒。小寒标志着开始进入一年中最寒冷的日子。小寒主要习俗有过腊八节、吃糯米饭等。生活起居方面要注意适度运动，防寒保暖。饮食方面要注意减甘增苦，多吃温补，吃粥喝汤，养肾防寒。

大寒 1月19—21日

大寒斗指丑；太阳黄经达300度。大寒是天气寒冷到极致的意思。大寒在岁终，冬去春来，大寒一过，又开始新的一个轮回。在我国一些地方，每到大寒至立春这段时间，有很多重要的民俗，如除旧布新、制作腊味以及祭灶、尾牙祭等。

立春　2月3—5日

立春斗指东北。太阳黄经为 315 度。是二十四节气的头一个节气。其含义是开始进入春天，“阳和启蛰，品物皆春”，过了立春，万物复苏生机勃勃，一年四季从此开始了。

雨水　2月18—20日

雨水斗指壬。太阳黄经为 330 度。这时春风吹遍，冰雪融化，空气湿润，雨水增多，所以叫雨水。人们常说：“立春天渐暖，雨水送肥忙”。

惊蛰　3月5—7日

惊蛰斗指丁。太阳黄经为 345 度。这个节气表示“立春”以后天气转暖，春雷开始震响，蛰伏在泥土里的各种冬眠动物将苏醒过来，所以叫惊蛰。这个时期过冬的虫排卵也要开始孵化。谚语云：“惊蛰过，暖和和，蛤蟆老角唱山歌”。

春分　3月20—21日

春分斗指壬。太阳黄经为 0 度，春分日太阳在赤道上方。这是春季 90 天的中分点，这一天南北两半球昼夜相等，所以叫春分。这天以后太阳直射位置便向北移，北半球昼长夜短。所以春分是北半球春季开始。

清明　4月4—6日

清明斗指丁。太阳黄经为 15 度。此时气候清爽温暖，草木始发新枝芽，万物开始生长，农民忙于春耕春种。从前，在清明节这一天，有些人家都在门口插上杨柳条，还到郊外踏青，祭扫坟墓，这是古老的习俗。

谷雨　4月19—21日

谷雨斗指癸。太阳黄经为 30 度。就是雨水生五谷的意思，由于雨水滋润大地五谷得以生长，所以谷雨就是“雨生百谷”。谚云“谷雨前后，种瓜种豆”。

立夏　5月5—7日

立夏斗指东南。太阳黄经为 45 度。是夏季的开始，从此进入夏天，万物旺盛大。习惯上把立夏当作是气温显著升高，炎暑将临，雷雨增多，农作物进入旺季生长的一个最重要节气。

小满　5月20—22日

小满斗指甲。太阳黄经为 60 度。从小满开始，大麦、冬小麦等夏收作物，已经结果、籽粒饱满，但尚未成熟，所以叫小满。

芒种　6月5—7日

芒种北斗指向己。太阳黄经为 75 度。这时最适合播种有芒的谷类作物，如晚谷、黍、稷等。如过了这个时候再种有芒和作物就不好成熟了。

夏至　6月21—22日

夏至北斗指向乙。太阳黄经为 90 度。太阳在黄经 90 度“夏至点”时，阳光几乎直射北回归线上空，北半球正午太阳最高。这一天是北半球白昼最长、黑夜最短的一天，从这一天起，进入炎热季节。

小暑　7月6—8日

小暑斗指辛。太阳黄经为 105 度。天气已经很热了，但还不到最热的时候，所以叫小暑。此时，已是初伏前后。

大暑　7月22—24日

大暑斗指丙。太阳黄经为 120 度。大暑相对小暑，更加炎热，是一年中日照最多、最炎热的节气，“湿热交蒸”在此时到达顶点。长江流域的许多地方，经常会出现 40 度的高温天气。要做好防暑降温工作。

立秋　8月7—9日

立秋北斗指向西南。太阳黄经为 135 度。立秋并不代表酷热天气就此结束，立秋还在暑热时段，尚未出暑，秋季第二个节气（处暑）才出暑，初秋期间天气仍然很热。所谓“热在三伏”，又有“秋后一伏”之说，立秋后还有至少“一伏”的酷热天气。

处暑　8月22—24日

处暑斗指戊。太阳黄经为 150 度。处暑，即为“出暑”，是炎热离开的意思。气温逐渐下降，暑气渐消。处暑意味着酷热难熬的天气到了尾声，这期间天气虽仍热，但已是呈下降趋势。处暑的民俗活动很多，如吃鸭子、放河灯、开渔节、煎药茶、拜土地公等。

天干地支表 Heavenly Stems and Earthy Branches

年份	天干	地支	生肖
1949	己	丑	牛
1950	庚	寅	虎
1951	辛	卯	兔
1952	壬	辰	龙
1953	癸	巳	蛇
1954	甲	午	马
1955	乙	未	羊
1956	丙	申	猴
1957	丁	酉	鸡
1958	戊	戌	狗
1959	己	亥	猪
1960	庚	子	鼠
1961	辛	丑	牛
1962	壬	寅	虎
1963	癸	卯	兔
1964	甲	辰	龙
1965	乙	巳	蛇
1966	丙	午	马
1967	丁	未	羊
1968	戊	申	猴
1969	己	酉	鸡
1970	庚	戌	狗
1971	辛	亥	猪
1972	壬	子	鼠
1973	癸	丑	牛
1974	甲	寅	虎
1975	乙	卯	兔
1976	丙	辰	龙
1977	丁	巳	蛇
1978	戊	午	马
1979	己	未	羊
1980	庚	申	猴
1981	辛	酉	鸡
1982	壬	戌	狗
1983	癸	亥	猪
1984	甲	子	鼠
1985	乙	丑	牛

年份	天干	地支	生肖
1986	丙	寅	虎
1987	丁	卯	兔
1988	戊	辰	龙
1989	己	巳	蛇
1990	庚	午	马
1991	辛	未	羊
1992	壬	申	猴
1993	癸	酉	鸡
1994	甲	戌	狗
1995	乙	亥	猪
1996	丙	子	鼠
1997	丁	丑	牛
1998	戊	寅	虎
1999	己	卯	兔
2000	庚	辰	龙
2001	辛	巳	蛇
2002	壬	午	马
2003	癸	未	羊
2004	甲	申	猴
2005	乙	酉	鸡
2006	丙	戌	狗
2007	丁	亥	猪
2008	戊	子	鼠
2009	己	丑	牛
2010	庚	寅	虎
2011	辛	卯	兔
2012	壬	辰	龙
2013	癸	巳	蛇
2014	甲	午	马
2015	乙	未	羊
2016	丙	申	猴
2017	丁	酉	鸡
2018	戊	戌	狗
2019	己	亥	猪
2020	庚	子	鼠
2021	辛	丑	牛
2022	壬	寅	虎

年份	天干	地支	生肖
2023	癸	卯	兔
2024	甲	辰	龙
2025	乙	巳	蛇
2026	丙	午	马
2027	丁	未	羊
2028	戊	申	猴
2029	己	酉	鸡
2030	庚	戌	狗
2031	辛	亥	猪
2032	壬	子	鼠
2033	癸	丑	牛
2034	甲	寅	虎
2035	乙	卯	兔
2036	丙	辰	龙
2037	丁	巳	蛇
2038	戊	午	马
2039	己	未	羊
2040	庚	申	猴
2041	辛	酉	鸡
2042	壬	戌	狗
2043	癸	亥	猪
2044	甲	子	鼠
2045	乙	丑	牛
2046	丙	寅	虎
2047	丁	卯	兔
2048	戊	辰	龙
2049	己	巳	蛇
2050	庚	午	马
2051	辛	未	羊
2052	壬	申	猴
2053	癸	酉	鸡
2054	甲	戌	狗
2055	乙	亥	猪
2056	丙	子	鼠
2057	丁	丑	牛
2058	戊	寅	虎
2059	己	卯	兔

目录

一 治月经不止、崩漏（二〇一八年五月十一日）

临床情境

2015年底，一位新浪博客读者朋友的夫人，该女士的阴道被广州一所医院西医医生塞满棉花也无法止住崩漏，她家里人急得团团转，这位读者朋友紧急上新浪博客找我求救，刚好我在广州，他到我下榻的四季酒店求救，我一问他夫人虽然相信中医，但是不相信古传中医。我让他给我600块钱，哈哈，真巧，他身上刚好只带600元！

开　方

艾叶7克，炮姜7克，红枣6个，红糖3克煎水一碗

简单方解

艾叶，内服可以温经止血，主要用于宫寒引起的月经不止和宫寒引起的胎动不安胎漏。根据我的体证，艾叶与炮姜一起使用似乎有引发"量子纠缠"。喝下六分钟后崩漏立止！——当然，用象数770˙060˙30也可以起到同样的效果的。只是象数跟中药比起来"可信度"不够，学习中医，一旦明道，万物皆可医，一切药都能为我用，一切数字皆是良药！这才是中医应有的境界。知识不保守，经验不带走，这样后人才学得会学得快。中医式微，咱传古传中医不收点钱好像不值钱嘛！中医中药的世界这么大，象数其实最简单。

患者反馈

没想到这么简单的方子有这么好的效果，谁说中医是慢郎中呢！

二 固牙、止牙痛的药方（二〇一八年五月二十四日）

临床情境

今天（2018年5月24日）一个亲戚急呼呼来电话要我帮他治牙痛。我说给你个数字念念就好。亲戚死活不肯，说数字哪能治病，你还是赶紧给我开个方子吧。我说我的方子就是数字，绿色环保（亲戚是环保局领导）。他说算了，来点儿不环保的吧。我说咱们那边环保罚款最重罚多少啊？他哈哈笑，说由他说了算。我说那行，你要不环保的方子是吧？我罚你一笔款就给你开个方子。结果我“罚”了他3810元（哈哈，刚好是前些日子他们环保局罚一个餐厅的钱啊）就给他开了一个方子。

开　　方

墨旱莲11g，骨碎补9g，炒白术11g，茯苓16g，山药21g。

患者反馈

一剂下去牙痛就好了。这个方子基本适合普罗大众，大家都可以用，固牙、止牙痛效果极佳。个中之妙，明者自知。

三 治扁桃体发炎（二〇一八年六月六日）

临床情境

前阵子我一位研究生同学的孩子因为扁桃体老发炎，瑞士的医生要切了孩子的扁桃体。老同学不知道我懂中医，要我帮他们咨询一下保险如何赔付。西医一言不合就切人家身上的东西，中医可不是这样。扁桃体发炎化脓，不就是上焦不清吗？多大点事儿！

我连蒙带骗把他们一家请来我办公室喝茶，只用牛膝九克，甘草一片，山豆根一片沏“茶”一大杯给他们家孩子，回家扁桃体就好了。

患者反馈

他们家的西医大夫百思不得其解，为何一碗“中国茶”就治好了孩子的扁桃体。

四　治肝癌转肺癌咳血呕吐（二〇一八年六月一日）

临床情境

患者在香港医院进行救治，西医束手无策，我开好了方子就赶去瑞士驻香港领事馆办事了，结果一剂下去没有止血止吐，我急忙让他们拿草药来看，一看是假的！我亲自跑了七家药店才买齐这么简单的几味真药。一剂下去，咳血呕吐即止住！谁说中医中药治病慢！可惜就算在香港也难以买到真正好的草药了。

学中医的人不懂辨识草药，买卖草药的人也不懂辨识草药，大家又不肯信数字能治病，中医真是得有大福报才能相信啊。不明道的中医，只能是“技术工”。没有正确中医理论为指导的中医，最多也只能是技术层面的专家。而没有好草药的中医，再高明也只能是庸医，除非他学习古传中医。

开　方

侧柏叶10g，浙贝母10g，白及10g，藕节炭15g，炒白术10g，炙甘草7g，鱼腥草12g，猫爪草12g，仙鹤草15g（花旗参6g自备）二剂。

简单方解

侧柏叶白及藕节炭止血，侧柏叶浙贝母鱼腥草凉血止咳，花旗参凉血提气，炒白术炙甘草健脾，培土生金，土生金，金生水，水生木，木生火，火生土。

鱼腥草之辛可散结，寒可清热排脓，又可以利尿。猫爪草味甘辛温能化痰散结，解毒消肿。仙鹤草药性平和，补虚收敛止血，健胃又抗癌，肺癌患者很容易引起咳血，所以仙鹤草必不可少。三个中草药组合在一起非常合方理。

患者反馈

大医院束手无策的出血这么简单就治好了，中医真神奇！

五　治被狗咬伤的方子（三个案例）

【**案例一**（二〇一八年七月十二日）】

临床情境

一位瑞士Lady常常有一个奇怪的病，惊恐、怕水，看了十九年医生（各种医生包括心理医生）都没看好。有一次她的先生也就是我同事提起，我看了一下问他："你夫人是不是20年前的4月16日下午被一条大黑狗咬过？"他说是被狗咬过但不知道是不是黑狗也不知道狗大不大。更不知道时间。我说你回家问问，若是，我有办法。后来他回话："查过医疗档案和夫人父母的日记了，确确实实是1998年4月16日下午被一条大黑狗咬了！刚好20年。"——我给他夫人抓了这三味草药。

开　方

黑竹根（又名紫竹根）60g，百花紫胡30g，搜山虎30g，三剂。煎水服。

简单方解

很多西医毫无办法的病，中医可能三几味药就能治好。其实用象数：60.30.30也可以。

现在城市里养狗的特别多，谁家孩子被狗咬了，可以用上面的方子。这些草药刚好也是我草药园里自己种的。我是如何知道病人1998年4月16日被大黑狗咬一口的，为啥不是黄狗？医家有一种诊病功夫叫做“追眼功”，就是追查病因的功夫。功夫深的，像特异功能，可以追溯过去发生的事情，一幕幕如电影般“回放”，有图有真相，鬼神无欺。所谓“看了一下”，就是迫不得已进入那种恍惚杳冥的状态，结果就会放电影般放出来。所以看得明明白白，其实也就一刹那的功夫而已。

患者反馈

今天早上（2018年7月2日）这位瑞士同事很激动跑来找我，一般瑞士人见面都要预约，他没有预约就来了。我问他啥事，他说他必须马上来告诉我，他夫人病好了。我这人有个毛病，给人看完病就把记忆删除，完全不记得我给他夫人看过病。听他激动万分描述才想起来。

【案例二（二〇一八年八月二十二日）】

临床情境

前几天村子里有人被狗咬了，打了狂犬疫苗又打到假的。刚好我打电话给老妈。我就电话里开了这个药，两剂完治！

开　　方

桃仁10g，大黄11g，土鳖虫7只，共研末，加紫（黑）竹根200g，蜂蜜11克，老酒一杯，水煎，一剂熬出两碗，一天一剂。共两剂。

此方对治疗狂犬病及打到假狂犬疫苗，有普遍性，大家可以收藏。

【案例三（二〇一八年十二月十九日）】

临床情境

恰好昨天（2018年12月19）早上8点接到信息，说朋友18岁孩子晕倒！送到医院确诊为狂犬病发作。9点为其开方。11点，汤药送到医院隔离病房。

开　　方

大黄30g，桑叶99克，竹叶99克。

简单方解

竹叶是个好东西！中医中药治狂犬病的确很厉害。在“缺（西）医少药”的小地方患者“反而”有福，少受些西医的无效且有副作用的治疗。

患者反馈

喝完汤药后，13点左右下来一点大便！15点狂犬病症候基本消除，身体可以动，只有少许怕光！17点，出院回家，再吩咐喝汤药一副。十五分钟前电话回访，已经恢复正常。

六　治肝癌晚期（二〇一八年七月十日）

临床情境

最近电影《药神》很火，很多人迷信“药神”的化学药，不相信中医药，不给中医机会。中医很多优秀的特质没有发挥作用的平台。肝癌晚期患者（2006年肝癌晚期），只两剂，一直活到2018年。多次大发作痛都转危为安，若此期间患者能拒绝西医，恐怕至今还活着……

开　方

鳖甲26g先煮二十分钟，柴胡7g，田基黄16g，垂盆草16g，白芍16g，干姜4g，灵芝16g，炒白术8g，茯神16g，党参38g，续断盐炒12g，二剂。

七　治肺癌的方子（二〇一八年七月十四日）

临床情境

分享一个两剂中药治好肺癌的方子。故事发生在前次我经过深圳的晚上，匆匆忙忙见了网友Charlie他们一面之后，我一位中学同学带其亲戚来求医，我说我一日不开两次方，老跟阎罗王抢人不是个事儿，想推辞了，但是见他们求医心诚，我就少睡两个小时给同学的亲戚看了。他们带来一大袋体检报告、片子啥的。我说我是中医看不懂这些西医的东西。若要找我治病立马把这些东西烧了。我同学知道我脾气，二话不说拿起打火机就点火。哈哈，国内的酒店烟雾探测器可能是假的，居然没响！烧得乌烟瘴气一阵塑料味，我也只顾泡茶喝让同学烧去，酒店若来找麻烦就找他们吧（同学是深圳公安系统里的中层领导）。方子很简单，五味药而已。同学看才这么一点儿药，问我这个可以真的治癌症？我说关键看病人自己福报了，我会治，她肯“照做”肯定可以。配合才是硬道理！

开　　方

灵芝72g，地骨皮72g，胖大海2枚打碎，夏枯草19g，续断盐炒120g，补骨脂70g，二剂。

简单方解

灵芝补肺抗癌，地骨皮退肺热止汗止渴，胖大海通便利咽清火宣肺气，夏枯草化结除肝热，续断补肾灭上火治腰膝无力，补骨脂纳气平喘温肾助阳。五脏六腑平衡了，病从何来？

患者反馈

今天（2018年7月14日）同学说他亲戚偷偷跑去检查，肺部肿瘤居然消失了，特别兴奋。

八　治咽喉肿痛（二〇一八年七月十八日）

临床情境

天气闷热，很多人咽喉肿痛。这几天有位土豪来欧洲出差咽喉肿痛几乎说不出话来，要我帮他跟酒店前台说一下请酒店帮他联系医生来看病。我帮他联系好，西医大夫很认真，各种检查之后给开了一些消炎止痛的药。土豪请我带他去药房取药，我就带他去了拿了药，药房离我办公室很近，我说要不去坐坐吧，也好烧开水送药。于是我们就去了办公室。煮好水，我们研究了所开的药的说明书，上面写着肾功能不全者禁用，土豪肾不好，我问土豪要不要找个中医看看。土豪说中医哪能治这种疾病？我拿了一片山豆根，一片甘草让他含着慢慢咬，几分钟立马见效。半小时后就开会去了，讲话完全正常。也很奇怪，他居然没问我哪来的这两样东西？为啥我知道这简简单单两片东西就立竿见影？这个方子有普遍性，大家可以用。

九 治疗习惯性流产（二〇一八年七月十八日）

临床情境

几个月前有位朋友的儿媳妇习惯性流产，向我问诊。

开　　方

杜仲（盐炒）16克，排骨6根，炖汤。连吃七天。

简单方解

传统老中医会说是因为杜仲壮腰肾，肾主生殖，所以能治习惯性流产。其实关键在于“量”的数字对，药只是个“引信”般的东西。这就是古圣的“借假修真”吧。这个方子有普遍性，大家可以介绍给有需要的患者。

现在女孩子习惯性流产，西医会说是啥黄体酮、雌激素不够……中医看来就是腰肾的问题而已。古传中医看来就是婚前堕胎的因果……

患者反馈

结果七天后怀上了宝宝，这个月（二零一八年七月）生。

十　治肝癌多发性转移腹水（二〇一八年七月二十五日）

临床情境

我的一个博士同学的岳母脸肿肝癌多发性转移腹水。口干舌降厌食，呼出的气特别热。上星期西医打速尿，不仅没消肿，口干内热症状更加严重。西医下了病危通知。

开　　方（两个方子分两天服用）

方子一：北沙参 16g，党参 26g，垂盆草 16g，百合 16g，田基黄 16g，五加皮 16g，车前子 16g。一剂。第二天服用第二个方子：郁李仁 16g，半边莲 26g，灵芝 26g，莱菔子 16g，山楂 16g，谷芽 26g，神曲 16g。二剂。

简单方解

北沙参党参百合补脾肺之阴，垂盆草百合退肝热口苦，垂盆草田基黄清肝胆之毒。五加皮补肝肾利水，田基黄车前子利肝之毒从尿中去。郁李仁润肠利尿。半边莲灵芝解毒抗癌利尿消肿。莱菔子除肿利大小便降气除胀。山楂化食行气血，谷芽健脾化食，神曲除胸痞腹胀消食和胃。诸药合力，土生金，金生水，水生木，木生火，五脏都处于良性循环，有补有泄，这才是救命正法。

“病不可逆，求之于胃和肾”，这是救这老人家唯一的办法。

补肺阴以生水，补脾胃之阴开胃消食健脾运水，除肝胆之毒热疏泄以调理气机，补肾水灭上炎之火以排水。这才是救命大法。

《金匮要略》云：“夫治未病者，见肝之病，知肝传脾，当先实脾，四季脾旺不受邪，即勿补之；中工不晓其传，见肝之病，不解实脾，惟治肝也。”

患者反馈

我二剂中药使其腹水完全排出！

十一　治常年腰冷大便稀（二〇一八年八月二日）

临床情境

有位土豪的夫人常年腰冷，大便稀，多方看医生没看好。找我问诊，一剂治愈。

开　方

远志9克，白术16克，茯神16克，炒白扁豆12克，补骨脂10克，仙茅9克。一剂。

十二　治女人经多有血块（二〇一八年八月五日）

临床情境

我一女同学十多年耳鸣，腰膝无力，经多有血块，大便稀溏呕逆。看遍上海各大医院均无解，前段时间听其他同学说我懂医就来问我，哈哈，很多老同学不知道我学中医。这位同学来信声明要喝中药："老同学，你给开中药哈，别太苦。这些年各种方法都试过了没啥用……"于是我给她开了二剂中药，完治！

开　　方

续断盐炒 12g，女贞子 10g，菟丝子 10g，熟地 16g，田七 9g，茯苓 16g，炒白术 12g，柿蒂 10g，山楂 12g，谷芽 26g，香附 7g，二剂

简单方解

女人之病，调经为要，田七补血化瘀止血，香附解六郁，诸药合力，肯定病会好转。

肾主生殖，肾通于耳，脾下受命门之火蒸化谷食。脾胃为气血生化之源。脾统血。

本方：续断配菟丝子补肾阳，熟地配女贞子补肾阴，茯苓配白术健脾利水，柿蒂降逆，山楂、谷芽开胃消食，三七活血，香附理气。诸药合伍相得益彰。脾胃肝肾同调，自然药到病除。

患者反馈

多年的疑难杂症被当普通感冒般治疗，一两剂完治，我中华文明的医学真伟大！

十三　治晚期肺癌（二〇一八年八月十三日）

临床情境

一剂用胡涂医瑞士百草园自产的中药加数养软件使用一周，晚期肺癌患者完全康复！

开　　方

桑叶 10g，木贼 9g，甘草 7g，灵芝 12g，白花蛇舌草 16g，半边莲 16g，一剂

简单方解

木贼味甘、苦，性平。归肺、肝经，具有疏散风热、明目退翳、止血的功效。这是一张肺热的肺癌患者的方子，桑叶与木贼做药对，可以除风热平肝，故也可间接止咳止泪。

把癌症当绝症治，这是现代医学的最大错误！我用药都是用的平平凡凡的药，而且剂量也不大。基本都是一剂二剂见效。《黄帝内经·素问·腹中论》说："一剂知，二剂已。"——这才是中医应有的用药境界。比如方里的桑叶非常普通，肺肝有热，用桑叶最能清之，桑叶治疗糖尿病也功效非凡，反正我用桑叶没有失手过。我从小几乎泡在各种药堆里长大，一朝觉悟，天下万物皆可疾，天下万物皆可医。关键在心法、象数。我极少用药。

十四　治月经来而不下（二〇一八年八月十四日）

临床情境

有位朋友的太太月经来而不下，不信象数，中药方子一剂神效。

开　方

黄芪16g，党参33g，当归全16g，川芎11g，干姜6g，鸡血藤16g，桃仁9g，一剂。

简单方解

这个方子里本来该用"红花"的，但是市面上真正的红花不好找（药店卖的红花，我几乎没见过真的）所以用了鸡血藤代替。我自己体证过，鸡血藤能补血生新血化瘀活血止痛舒筋活络。所以能治痛经经闭，麻木。此外，伸筋草与鸡血藤，桑枝与鸡血藤，当归与鸡血藤，鸡血藤与千年健都是很好的药对。

患者反馈

一剂下去即刻解决问题。谁说中医疗效慢！

十五 『千里诊病』治肺癌（二〇一八年八月十六日）

临床情境

今年五月中旬，一位香港的大姐跟她老公从德国过来跟我聊起她那边一位朋友一直咳嗽，问我是啥问题。那个德国人我没见过。古人说“五脏六腑皆令人咳”，仅为止咳而止咳的医生是庸医。我“千里诊病”了一下，确定他是肺癌无疑。癌症是慢性疾病，癌症不可怕，可怕的是错误的治疗。那位德国人第二天立即约医生检查，果然是肺癌，而且已经是晚期。德国医生已不建议治疗。

开　　方

麻黄 3g，紫苏叶 12g，百部 7g，党参 30g，干姜 10g，炙甘草 7g，灵芝 16g，大枣七粒（切开），新鲜姜 16g，二剂

简单方解

把癌症当感冒治，别把癌症当绝症治，这样才能治得又快又好！灵芝和白花蛇舌草都是治癌的良药！

患者反馈

两剂中药下去完全康复！昨天这位大姐专程来苏黎世告诉我这个好消息。我还真把此事忘记得一干二净了。找回当时的微信记录，方子也很简单。

十六　治瘿瘤、瘰疬（二〇一八年九月五日）

临床情境

瘿瘤、瘰疬是普通病，中医很容易治愈。星期天电话老母亲，她说乡下有一位阿姨得了这病，很严重，手也开始抖了，正好在老母亲家，我就问她信不信数字可以治病，她说她只信科学。我说若只信科学就去看西医，若信我们家的药我就开药。于是我就给她开了二剂药。

开　方

连翘 12g，浙贝母 10g，海藻 10g，昆布 10g，夏枯草 10g，丹参 16g，芦根 20g，二剂。

简单方解

芦根这味药，很多老中医都没有用对。芦根确实能清肺胃热，是个很好的药。但是为啥芦根能清肺胃热？很多老中医都说是老师们教下来的，或者读药典读回来的。这样学法当然也好，但是会学得枯燥乏味，难以大成。要怎样学中药呢？还得谨记中医的“比类取象”！可惜今天在中医世界里这一点常常被人们遗忘了。芦根生长在什么地方？水底！取象比类，当然是性寒、善下（很多药典说其“善升”其实是不对的），故能清热降火。芦根还有一个特点是性不滋腻，生津而不恋邪。所以这个方子里我狠用了 20 克（其实 20 为兑卦，除了清肺，还取象“破”、“缺口”，破除硬块之意）。有一年我和几位好茶的朋友去云南买普洱茶，在思茅地区，很多人上火口齿生疮，我就找了芦根、桑叶、淡竹叶、薄荷煮了一大锅茶，一人一大碗喝下去，半小时口疮全好了。这四味药“芦根、桑叶、淡竹叶、薄荷”被我的朋友们戏称为“普洱降火神方”：）何以故？比类取象！淡竹叶清心热除烦利尿。桑叶清肝肺之热，薄荷辛散芳香化湿清利头目，芦根甘凉清肺胃之热引热尿中去。热毒全从小便排出去口齿生疮就好了。

患者反馈

吃了二剂中药，今天她去告诉我老妈已经不抖了，结节全部化开！

十七　治抑郁症（二〇一八年九月十一日）

临床情境

今年真的忙得不亦乐乎，半年前在瑞士邻居家认识一位美女西医大夫，我一眼看出她得了很糟糕的抑郁症，严重失眠，心脏病等。一位大夫浑身是病，这除了西医也真没谁了。后来跟她聊天，她说她每天诊治的病人二三十个，工作压力极大，慢慢就得了抑郁症。我说你的问题不是工作压力的问题，那么多西医大夫，哪个没有这样的工作压力？为啥他们不得抑郁症？我告诉她，她的问题是1991年6月在柏林读书期间出了一件事，哈哈，把她吓个半死，之前我们可是完全不认识。连我邻居的夫人（她的闺蜜）也不知道此事。她问我是如何知道的，我说我是中医呀！哪有中医不知道病人得病原因的呢！哈哈，她还真信了，以为全世界的中医都能这样诊病。她问我中医怎么治抑郁症，我告诉她，不同的中医有不同的治法，我本人一般教人光脚走泥路或者用数字，也有中医用中药。她说那我还是用中药，我于是给她开了一个方子。

开　　方

炒枣仁 3g，生甘草 3g，大川芎 2g，肥知母 3g，川黄连 1g，红枣 4 个，云茯苓 4g，干地黄 5g，淮小麦 45g，五味子 1g，一剂。

简单方解

好的中医应该懂得把生命的复杂性简单化，把握了“整体性”，就慢慢走入中医的大智慧，各种复杂的病症在你眼中就会变得简单无比。病人其实伤在肝胆。家师一直告诫：“方过十二三，此方不要沾。”明师们用药都十分谨慎，而且诊断正确，几个药很少的量就足够了，哪里需要用“药”海战术呢！李可老人提倡大剂量用药，这在我看来是不可理喻的。

患者反馈

美女医生吃过一剂药，电话告知我说每天睡得跟死去了一样，原来每天大汗淋漓，喝完一剂中药，连爬楼梯也不出汗了。她自己验血各项指标全恢复正常，特别是肝酶素 ALT 从 129 降到 98，AST 由 88 降低到 72。她觉得中药太神奇了。

十八　治肝肿瘤（二〇一八年九月二十九日）

临床情境

这次回国偶遇一位从事儿童右脑开发的老兄，闲聊中他有点儿狂，说自己开发了很多儿童的特异功能，甚至也不把孙储琳大姐（一位特异功能大师）放在眼里。我其实知道他已病入膏肓，就给他做了个诊断，并告诉他尽快去检查。结果他被查出肝癌晚期，哇哇大哭，要我救他。我说你得把给儿童开发赚的钱 99% 捐了。1% 就当你的劳务费。他果然照做。我开了二剂药。

开　　方

灵芝 16g，白芍 16g，炙甘草 5g，木贼 7g，千年健 10g，木瓜 9g，莱菔子 10g，柿蒂 10g，山楂 10g，谷芽 20g，神曲 16g，溪黄草 16g，车前子 7g，菊花 7g，二剂

简单方解

这个药为啥可以治肝癌？肝者东方木也，见肝之病，知肝传脾，当先实脾。

古传中医的手术用意念就可以完成，但是特别耗能。这位兄台毕竟在这个行当里混饭吃，不算真的坏，只是他不懂特异功能的坏处比好处多，却沾沾自喜……没文化真可怕

患者反馈

一个星期后他去医院复查，肝上肿瘤完全消失，目前扩散的部位也已变小，痔疮也消失。

十九　治乳腺癌（二〇一八年十月十三日）

临床情境

一位表嫂乳腺癌，根本不听任何亲戚朋友的建议，第二天就手术了。这次我来到福建，遇到与表嫂一样乳腺癌的农村女人，腋下淋巴鸡蛋那么大。

开　　方

蒲公英 16g，垂盆草 16g，百合 16g，枇杷叶 12g，甘草 5g，黄芪 30g，党参 30g，猫爪草 12g，二剂。

患者反馈

中药二剂下去，今天早上全家一起抱着只鸭子来感谢我，告诉我完全化掉了！

二十　治百日咳（二〇一八年十月十四日）

临床情境

一位福建土豪百日咳，吃了一位他本家八十多岁老中医的药一个月没好，我和老中医聊了他老人家的方子，药基本都对，问题出在剂量和煎服方法上。我不好意思指出他的问题，便说我来开一下方子试试！

开　方

桔梗12克，白前11克，百部22克，炙甘草7克，款冬花9克，生姜三片，一剂。

其实如果他们相信数字治病，7220.16540.030也可完治！

简单方解

医生在开处方时，对有些特殊中药，应在药物的右上角注明先煎、后下、包煎、烊化、另煎、冲服等特殊煎服法，药剂人员发药时也应对病人交代清楚注意事项，从而避免造成一些不良副作用或浪费。

白前11克与桔梗12克，在这个方子里组成药对，11克是取双1为乾卦属金，与桔梗的12克乾泽一起便能起到既泻肺降气，又补下痰止咳的肺气的作用。古传中医用药，多一克太多少一克太少，不明先天八卦之理不行。

患者反馈

结果一剂下去咳嗽即止。

二十一　治慢性肾炎、高血压、高血脂（二〇一八年十月二十日）

临床情境

我这次回国途径香港帮一位土豪治好了他多年的慢性肾炎、高血压、高血脂（西医多年来对其越治越差），一共花了 86 元港币。

开　　方

佩兰 6g，炒白术 16g，党参 30g，炙甘草 3g，丹参 16g，绞股蓝 6g，二剂。

患者反馈

今天土豪去医院体检，各项指标完全恢复正常！

二十二　治高血压头晕头痛（二〇一八年十月二十一日）

临床情境

有个香港朋友长年高血压头晕头痛，多处求医无效。我知道他的高血压头痛头晕其实是长期便秘引起，我教他念 60.16.12.030 外加两剂中药！

开　方

生白术60g，火麻仁16g，郁李仁12g，甘草3g，两剂。

患者反馈

困扰他多年的高血压头晕头痛和便秘完治！谁说中医治病慢。

二十三　治月经过多（二〇一八年十月二十三日）

临床情境

之前有位明星月经过多，多方求医无效经过朋友介绍找到我，我给她开了一剂药，一剂而愈。

开　方

山茱萸12g，鹿衔草12g，艾叶10g，仙鹤草12g，韭菜子10g，葫芦巴10g，火麻仁16g，郁李仁12g，干姜7g，一剂。

简单方解

山茱萸有补肾止尿止血的功效，所以此方用了山茱萸止月经血多。

患者反馈

四个月后随访，反馈说困扰好几年的月经过多完全好了。

二十四　治月经不断（二〇一八年十一月六日）

临床情境

有位妇女月经不断，长年出血过多，多处求医无解。我开了一剂药。大家可以看看琢磨一下这个方子的方义。

开　　方

麻黄根 3g，黄芪 26g，党参 30g，茯神 16g，炒白术 10g，干姜 6g，续断盐炒 16g，田七 7g（打碎），艾叶 9g，一剂。

患者反馈

长年月经出血过多的问题，十几块钱完治。

二十五　治皮肤病（二〇一八年十一月九日）

临床情境

有一瑞士女士得了很奇怪的皮肤病，长年靠激素止痒，偶然的机会听人说我是老中医就来看我，我给了她两剂中药，即愈。大夫们可以参考！皮肤病不能为止痒而止痒。

开　　方

淡豆豉 10g，茯神 19g，炒白术 19g，防风 5g，蝉蜕 3g，赤小豆 19g，冬瓜皮 20g，二剂。

她这个病，用 111999.030.19.20 也可以完治！

二十六　治高血压，高血糖（二〇一八年十一月二十四日）

临床情境

有个朋友高血压，高血糖，我看他根本就是肺热、中寒，问他是不是夜尿多，答曰是。开方，二剂完治！

开　　方

桑叶 11g，绞股蓝 6g，山楂 12g，丹参 16g，沙苑子 12g，山茱萸 12g，干姜 6g，二剂

简单方解

好的方子是有思想内涵的，不在药多，但得药好！很多时候买不到真药，医生再好也白搭……医家说桑叶要霜降后第二天采摘效果最佳。可惜这一点知道的人已经不多了……

二十七　治肺癌晚期（二〇一八年十二月十七日）

临床情境

昨天老家有位老邻居的亲戚因肺癌晚期由他们儿子抬着来找我老师看，刚好我到了老家。老中医就让我开方。我说“姜是老的辣，还是老中医来吧”。——功夫界、中医界很讲究这种“礼节”。老师乐呵呵开了一个方子让我看，我偷偷裁减了一下：

开　　方

紫菀7克，苦杏仁9克，白花蛇舌草11克，半边莲11克，鱼腥草9克，猫爪草9克，仙鹤草9克，灵芝11克，二剂。

患者反馈

今天晚饭时邻居来报说那个老兄今天下午已经跑去玩六合彩赌博去了。

二十八　治淋巴肿大（二〇一八年十二月二十六日）

临床情境

前几天在深圳见面的朋友，淋巴肿成了鸡蛋大。

开　　方

枇杷叶8g，夏枯草7g，桑枝22g，首乌藤12g，远志9g，蒲公英16g，秦皮7g，巴戟天10g，独活7g，牛膝9g，车前子12g，二剂。

患者反馈

刚刚收到消息，这位朋友鸡蛋大的淋巴用二剂中药化掉了！谁说中医见效慢！两剂药才十来块钱，找西医的话弄不好连命都被治没了……

二十九　治邪气入肾的咳嗽（二〇一八年一月四日）

临床情境

有位女士咳嗽严重，看了中西医两个月没好。通过上海的朋友介绍找我开药，朋友打电话来的时候我正在开车，简单诊断，这位女士咳嗽入了肾，不治要出大问题。于是口述了一个方子。

开　方

诃子7g，党参26g，炙甘草7g，茯苓16g，炒白术16g，菟丝子12g，补骨脂9g，泽泻7g，一剂。

简单方解

很多庸医以为咳嗽就是肺的问题。咳嗽的问题只是肺的问题吗？古人讲“五脏六腑皆令人咳”，不回到五脏主治，不回到五脏六腑的补正气，哪能药到病除呢！

呼吸出入的气，虽主在肺，其根在肾。肾气足所以肺气充，反过来讲，肾气亏损就不能助肺吸气，患者就会产生呼多吸少，并且有吸气不能到达丹田的感觉。八味药，全是药对。“脾下受命门之火蒸化谷食”。肺金为子，脾土为母，土生金。肾是子，肺是母，子强母贵，如此好的方子，怎么可能一剂不止咳。

这个方子里用到补骨脂，就是治肾不纳气，温脾止泻。而诃子得党参之力，药力大增。此其一；其二，药量上的数字，无不是治疗数字。7.26.7.16.16.12.9.7。所以神效！

患者反馈

朋友说久治不好的咳嗽止住了，一剂下去完治！

三十　治久咳不好的咳嗽（二〇一九年一月八日）

临床情境

有位老外邻居咳嗽咳了两年多怎么看医生也没看好，前阵子过年在小区里遇到她，我说我可以治好你这个咳嗽，要么贴数字要么吃中药。她说两个都试试。我就让她贴：770.1660.12220.99910外加中药两剂。

开　　方

白前7g，炙甘草7g，垂盆草16g，桔梗6g，茯苓16g，炒白术16g，菟丝子12g，女贞子12g，车前子9g，二剂。

简单方解

这个方子中，垂盘草清热解毒利肝，白前、桔梗化痰止咳，白术、茯苓、甘草健脾和中，菟丝子、女贞子养肝补肾阴阳同调，车前子清热利尿实大便。清上固中补下，上中下三焦同调。加上象数的威力，咳嗽立止。

患者反馈

今天收到她的感谢信说彻底好了。

三十一　治急性化脓性阑尾炎（二〇一九年一月十三日）

临床情境

前两年有位华人朋友怀孕的时候被确诊为急性化脓性阑尾炎，急急跑来问我怎么办，我让她千万别做手术，她医生说不做手术有性命危险，要她老公签字，她老公是我美国读书时的好友，知道我会鼓捣“中国汤”（中药）救人，他说信我的。

开　方

我就在草药园里给他们抓把败酱草、蒲公英、金银花、赤芍，扔几个核桃仁一起煮了一碗“汤”给她喝，另外让她贴：820.00300。疼痛全消。败酱草有活血作用，如果是恶性的先不要活血。若有人得了这个病，此象数可以通用，汤药不可以。

三十二　治转氨酶升高（二〇一九年一月十八日）

临床情境

国内某位前首富的保镖最近被查出大小三阳，有黄疸肝胆问题并且下肢浮肿骨疼。肺热，舌鲜红，口苦，腰酸疼，脚有外伤。尿黄，西医查检出：丙转氨酶470，天冬氨酸氢基转移270。土豪说只信我。问我几剂药可以治好。我说：“一剂知，二剂已。二天必可以各项指标正常。”

开　方

虎杖16g，鸡骨草16g，溪黄草16g，芦根30g，牛膝9g，骨碎补9g，二剂。

简单方解

本方虎仗鸡骨草溪黄草利湿退黄清肝胆邪毒，牛膝骨碎补补肝肾强筋骨，芦根利尿退热引邪外出，简单几味药一矢中的！加上剂量象数，所以药到病除。

这类病落在李时珍孙思邈扁鹊他们手里可能一剂药或一巴掌就好了！慢郎中是因为历史上庸医太多。

芦根用好了很好的，虎杖与骨碎补为对，补肝肾活血散瘀止痛。虎杖与芦根为药对，凉血清肺胃之热从尿中去。骨碎补配牛膝补肝肾引热下行，骨碎补治上热下冷得牛膝之力，药力大增。鸡骨草溪黄草是我疏肝清肝热毒的常用药对。

整个方子上清肺金，下壮肾水，同时清肝毒，诸药合力，岂有病不好转之理！

芦根还可以治尿少胃热的呕，而栀子则是除三焦之火的呕。若有古传中医的内证功夫，可见其分子结构及气机运转不一样。芦根利尿清肺热，很适合牛羊肉吃多了的人。

芦根与黄芩做药对治疗肺热咳嗽。黄芩也是好药，善解毒。但是许多名家都用得不好！解毒最好的药是金银花。黄芩除肺热黄痰，除肺热黄痰最好的是鱼腥草。黄芩除胃火，除胃火最快的是石膏。黄芩治血热妄行的吐血，止肺胃出血最快的是白及。黄芩止热泻，止热毒泻最好的是马齿苋。黄芩止热咳，止热咳最好的是川贝浙贝。

而 1650.1640.3720 几乎可以代替一切解邪毒的草药。

芦根甘寒，既能清肺胃二经实热，又能生津止渴，故常用治热病烦渴。芦根既能泻火以清肺热，又能生津以润肺燥，用于治疗燥热伤肺，干咳少痰、痰中带血等肺热燥咳证。芦根善清肺胃热、生津止渴，可用于治疗积热内蕴，化燥伤津之内热消渴证。本品既能清热泻火而解毒，又能消肿排脓以疗疮，治疗疮疡肿毒。但在实践中，我常用一碗井水，在井水里写："720.16650.4440 胡涂医"，诸邪毒即解。

其实世间有很多绝学的。可惜懂的人不说，说的人一般不懂。

患者反馈

今天收到回复："神了，各项指标正常。"

三十三　治甲流（二〇一九年一月二十四日）

临床情境

朋友的孩子在上海被确诊为甲流，我让他立即背娃回家。一剂中药一个数字，一天即好。

开　方

浙贝母 9g，黄芩 5g，前胡 7g，辛荑花 6g，干姜 5g，炙甘草 7g。一剂，煮水待药汁微温后调蜂蜜慢慢吃。

数字：20.50.810

简单方解

好的方子都是简单得很，大道至简！一剂两剂得解！上面这个方子能治这次横行的甲流，比西医的甲流疫苗好多了！

此方中，浙贝母 9 克解毒止咳减心率控制情绪，黄芩 5 克解毒除肺热黄痰，除胃火，治血热妄行，止热泻咳嗽。前胡 7 克，主降风热，祛痰下气。辛夷花 6 克升肺胃清阳之气通窍散寒。干姜 5 克暖中辛散，与炙甘草 7 克为药对，治脾胃气虚，倦怠乏力。最后调蜂蜜以甘润利咽。因此一剂解决战斗！

患者反馈

朋友发微信说昨天喝了药，今天几乎全好了。

三十四　治小孩皮肤病（二〇一九年一月二十四日）

临床情境

邻居的孩子皮肤病严重，西医用了很多激素几年没治好。一次闲聊中我问孩子是不是有皮肤病，他说有了好几年了。我说我可以治好他。

开　　方

苦参 11g，防风 5g，炒白术 12g，射干 5g，茯神 15g，鱼腥草 15g，前胡 5g，首乌藤 11g，一剂。数字我教他念：01110.02220.380.720

简单方解

老外爱喝冰凉的东西，伤脾胃。我上面说的邻居的孩子，几乎不懂啥是“热”汤水，都是冰箱里拿出来的饮料再加冰才喝。我跟他说不许他喝任何不是室温的东西，不许他吃沙拉或任何未经煮熟的东西，哈哈，他的父母都不懂怎么给孩子做饭了。

苦参清热燥湿杀虫利尿，能将胃肠湿热通过小便排出去。防风止痒除湿，炒白术健脾化湿，射干治实火热毒。茯神除湿安神健脾利尿，鱼腥草与前胡为药对治肺热，肺主皮毛，肺热肃降，皮肤就好。首乌藤止痒安神，睡好了好得快。

患者反馈

一剂中药，一组数字，一天见效。

三十五　治高血压（二〇一九年三月十日）

临床情境

有位朋友的老母亲眼睛肿痛，自述肚脐眼周围疼痛，大便不通。高血压（165–95）。夜尿五六次。我让他教他老母亲念：030.1650.070 朋友要我“开个药方”帮他老母亲“巩固疗效”。其实数字就是药嘛！我就开了这个方子。几天过去，疗效“巩固”。

开　　方

红景天 3g，丹参 16g，骨碎补 5g，沙苑子 7g，山茱萸 4g，新鲜姜一片，一剂。

患者反馈

念完数字二十分钟后，血压即降到 125-70。后来又反馈说之后几天夜尿也好些，只有一两次了，呼出热气也正常，排便完全正常。

三十六　治土豪旧疾及咳嗽腰酸胃气上逆（二〇一九年三月二十五日）

临床情境

前段日子在伦敦见一大哥，他给我看了一眼手机里一位他称为“大哥”的土豪的照片，问我这位大哥如何？（他们想合作一个美国那边的地产项目）。我说了我的看法顺便提及他在小时候打架膝盖受过伤，右膝盖有刀痕，脑部得过瘤子，未来可能死于前列腺或脑病。不过最近还好，就是有点儿咳嗽腰酸胃气上逆。

哈哈，这位大哥为了求证我的话专门跑去美国印证。后来我跟他说两剂中药完治其全身毛病！于是我帮他开了一个方子。

开　方

白前 9g，柿蒂 10g，茯神 16g，谷芽 20g，党参 30g，炒白术 20g，莱菔子 10g，炒山楂 12g，神曲 16g，肉豆蔻 6g。灵芝 12g，杜仲盐炒 16g，牛膝 9g，车前子 10g，蒲黄 9g，五加皮 12g，远志 9g，二剂。

简单方解

“方过十二三，此方不要沾。”但这位美国土豪是亿万富豪，开太少药怕他不信呀。

就上面这个方子来说，土豪肺有痰，脾虚弱，故用白前清肺痰，党参补脾肺。土豪脾虚胃逆，故用茯神健脾利水，柿蒂降胃逆。土豪整天山珍海味各种胡吃海喝，故用莱菔子谷芽炒白术神曲健胃消食。他最近跟人拼啤酒太多，偶有腹泻。故用炒山楂肉豆蔻止泻。至于他熬夜泡妞导致腰酸腿疼，就用杜仲牛膝补肝肾治腰疼。他出入都是豪车接送，故用点儿“车前子”，顺便消除体内积水。加一点儿蒲黄利小便排水更快。最后用五加皮，只是象征性地补肝肾利水。用灵芝，除了让他多花点儿钱（哈哈，我是个坏人），还可以补肺。加点儿远志，也是为了多花点他的钱，虽然微不足道，但不多点儿药他不安心，哈哈，正好安神。这就是这个方子这么多味药的全部歹意所在：）

这个方子里其实后面 7 味药可以不用的。

茯神健脾利水，当然，茯苓也健脾利水。

茯苓是一种真菌，一般寄生于赤松或马尾松等树根上。茯神是茯苓菌核中间抱有松根的白色部分（一般呈方块）。

这两个药的性味基本相同，但茯苓入脾、肾之用多，而茯神则入心之用多，有宁心安神之功，专用于心神不安、健忘等证。茯神也有利小便的作用。

患者反馈

才服了一剂，回复我说症状全消！谁说中医疗效慢呢！

三十七　治风寒咳嗽（二〇一九年四月二十二日）

临床情境

这两天随瑞士联邦政府总统访华团访问北京上海，我被作为银行家代表抓壮丁参团，恰好总统先生感染风寒咳嗽不断，同行的瑞信董事长是我的老搭档知道我懂中医，推介我给总统看病。我说医不叩门，让Mauer（瑞士总统）来我房间，哈哈，他还真来了。我本来可以把他的咳嗽用古传中医的方法治好，怕太惊世骇俗，就开了一个方子让中方人员去抓药。

开　方

枇杷叶2g，百合5g，茯苓5g，炒白术5g，莱菔子2g，巴戟天2g，柿蒂5g，炒谷芽2g，炒山楂5g，一剂。

这么半两来药熬一碗水喝下去立即不咳。

三十八　象数止女士出血（二〇一九年五月十一日）

临床情境

四月底回北京，一位朋友介绍一位老阿姨来看我。她长年大便有鲜血，阴道因大便稍用力也出血（老阿姨已停经22年了），看了中西医多年都没看好。经朋友介绍来看我。大半夜的在我下榻的健一公馆等了我几个小时，我于心不忍，就给她立即开了一个象数：007700.038800.2100.6440

我用剑指给她“写”在肚子上并要求她有空没空都念，同时要她儿子给她在小腹丹田附近贴上七条，还一并贴大椎和命门各一条胶布写上象数。哈哈，我常随身带着胶布和防水的笔：）

数字配方，简单方解

这位老阿姨显然之前遇到的都是庸医。我可能也是庸医但是她显然求医心切，那么大年纪等了我那么久，这样的病人更容易用自己的“虔诚心”把自己治好！方向对了单一了，速度快或慢都能到达。她的问题是传统中医所说的“血热妄行，脾不统血”所致。因此就得“凉血止血，健脾统血，益气摄血归经”。007700 用的是艮卦，7 为止，双 7 前后偶数 0 滋阴、凉血止血；038800 用的是离卦，3 主心、心主血脉。而坤卦之 8 主脾、脾统血。双 8 以增其效；2100 用的是兑卦和乾卦，2 主气，气摄血，象为有口破裂而出血。乾 1 为天，天衣无缝，出血裂口从此无缝嘛，哪来的出血！6440 用的是坎卦和震卦。6 为血，后置震卦 4 主肝、肝藏血，摄血归经血归本脏。如此这般，凉血止血统血、摄血归经而获大效。岂有不根治之理！谁说中医疗效慢呢！

患者反馈

今天收到老阿姨发来信息：“那天晚上见过您，第二天大便时就没有出血了，阴道也没有流血了，至今整整半个月了，多年的出血问题竟然一直都没出现！”哈哈，我回她：“您想再出现吗？想也可以再来的呢。”——把老阿姨吓坏了：）

三十九　象数治老人便淌（二〇一九年六月四日）

临床情境

患者，男性，今年78岁，十几年便淌，每天四、五次，春节前变严重。无痔疮但大便也见血，色鲜红，一滴或两滴。他每日烟酒不停，午、晚两餐都各饮2、3两酒，严重酒湿，痰多偶咳。

开　　方

我给这个老人开了象数37770.20.650.380

反　　馈

便淌便血都没有了。

四十　象数治药物过敏（二〇一九年六月十四日）

临床情境

患者6月10号吃感冒药过敏，导致浑身抖动，心跳过速头痛失眠，尤其抖的速度太快，什么都不能做，连走路都困难，整夜不能眠，口渴难奈，喝水则大汗淋沥，不喝则口干舌燥内心如火烧之，到医院问医生，他们说是正常反应无药可解，只有自己慢慢好，无奈之下想到求我要象数，

开 方

两组象数：400.077720 与 16500.038800

患者反馈

念 400.077720 与 16500.038800 二组象数，13 号早晨开始念到 14 号早晨已好了大半，当晚就能入睡，到 15 号早晨诸证皆消失，身体完全恢复正常，象数的神奇与速度之快令人称奇。

四十一 治肺磷癌晚期（二〇一九年六月二十二日）

临床情境

可悲的国人，一百多年的西医及西方文化洗脑，真病了就没有一点文化自信！动不动就化疗放疗，癌症患者百分之九十九死于放化疗……化疗是往身上注入毒药，放疗是往身上投原子弹。这是治病吗？什么癌症，再危险也不过前阵子在我的微店里拍下“问事儿”的一个咳血的肺磷癌晚期患者危险。

这位患者是位古玩界大佬级人物，他读懂了我的文章，他说：“女儿，只有一个人可以救我，你去想办法找到他。”于是他女儿在我的微店找到我。我让义工告诉他的家人若要我接手治疗，必须立即从三甲医院回家！不找古传中医治疗，不回到补足正气驱除邪气的正确路子，他若再信三甲医院一个星期，恐怕今天已经走完此生了。

开 方

糯稻根须 26g，桔梗 7g，浮小麦 16g，黄芪 26g，党参 26g，柏子仁 12g，白芍 12g，牛膝 10g，桑寄生 16g，千年健 12g，火麻仁

16g，郁李仁 12g，二剂。

患者反馈

我开了一个方子（两剂药）而已，患者到今天还能坚持，三甲医院的专家们止不住他咳血和巨大疼痛，而我开的简简单单一个数字：770.880.26260 就止住了他八成痛了。

现在一个多月过去了，他还活着！这位患者的亲叔叔就是一个大制药厂的老板，他找不到好的专家找不到好的西药吗？还好他没找他们而是找古传中医！癌症不可怕，可怕的是人们相信西医！

四十二　治肺癌咳血（二〇一九年七月一日）

临床情境

这位肺癌患者连续咳了半个月的血。

开　　方

第一天服用：莲子（去芯）16g，炙甘草 7g，白前 7g，白茅根 30g，鱼腥草 26g，仙鹤草 12g，猫爪草 16g，一剂。

第二天服用：谷芽 20g，炒山楂 12g，山药 30g，茯神 16g，远志 7g，炒白术 16g，半边莲 16g，炮姜 7g，二剂。

简单方解

癌症不可怕，可怕的是接受错误的治疗。看看这个方子，临床上可以酌情考虑使用！谨守中土，四维得固，于肺癌更加要记住这救命楷则。很多不明道的中医一见肺咳出血就用桔梗，桔梗是肺病的引经药，切记有出血症状的人不要用。你们注意用药“量”，每一个都是象数。

患者反馈

连续咳了半个月的血，两剂中药下去，今天完全没有咳血了！

四十三　治淋巴癌（二〇一九年八月八日）

临床情境

这个淋巴癌患者，是从北京协和医院“溜”出来的老人家，她对我说：“先生您把我死马当活马医吧”。我于是给她开了这个方子两剂药。她用二剂药放一起煮，把情况告诉我后，把我吓到了。马上用医家秘传——这次山上教大家的“神方”法硬生生“解”了过量的药（这个明年瑞士之旅再教如何“解”）。

开　方

海浮石22g，瓦楞子22g，这两味药先煮20分钟再下：复枯草12g，金银花9g，猫爪草22g，茯苓22g，炒白术12g，党参20g，芦根20g，又一起煮二十分钟。二剂。

简单方解

瓦楞子是一味好药！这张方里就用到瓦楞子的软坚散结作用。瓦楞子与海浮石是药对。此方二剂药让淋巴癌患者起死回生！

外行看药，内行看方理，真正懂中医的人，一看我的方，肯定知道我的思想和理论依据。

患者反馈

她现在还能生活自理，行走自如，可惜她在协和医院时气管被切开过，令她呼吸很不舒服。转眼间，又过去二个月了，如果采用其他治疗手段，恐怕早就阿弥陀佛了。

四十四　治肝癌晚期腹水（二〇一九年九月二十六日）

临床情境

大家看看这个国内某医科大学“国医大师”开的药方，有学到啥？

这是某位国医大师开的方子：党参20克，茯苓10克，丹参20克，桃仁10克，泽泻15克，栀子10克，黄柏10克，陈皮10克，五味子8克，夏枯草20克，山楂炭20克，黄芪20克，白术（炒）10克，当归10克，猪苓15克，连翘15克，牡丹皮10克，太子参20克，甘草6克，鳖甲20克，麦芽20克。30剂。

首先看看这些药用来治疗啥？这样的方子这样的剂量开给一位当省领导的患者，这让领导同志们怎么可能支持中医呢……

后来这位领导的秘书找到我，我让他把药全“活埋”了，随手开了个方子，二剂而已。咱们古传中医要求都是一两剂药搞定，病重的再根据反馈的情况调整方子，没理由一个方子吃十天半个月嘛！

开　　方

五加皮12g，甘松6g，泽兰10g，莱服子10g，谷芽16g，大腹皮10g，车前子12g，党参11g，郁李仁12g，二剂。

简单方解

五加皮祛风去湿，补肝肾，强筋骨。甘松醒脾畅胃，去湿气，壮筋骨。泽兰活血化瘀，行水消肿。莱菔子，顺气通便，消食除胀，降气化痰从大小便中排出去。大腹皮利湿追风，宽肠消肿。车前子清热利尿，渗湿通淋，清肝明目，泄心火。神曲健脾消食，理气化湿。山楂消积化滞，活血化淤。党参益气活血，健脾益肺。郁李仁润肠通便，下气利水。诸药合力，体内湿气、病气、浊气会通过二便及全身毛孔排出，脾肺肝肾心，五脏六腑均得到某种“新平衡”，如此这般，阴平阳秘，病岂有不好之理！不回归五脏六腑补足其正气的一切疗法都是无效的，都是“耍流氓”！那位领导大哥服了这个药下去后，腹水立降，肚皮如正常人一样，立竿见影！谁说中医疗效慢呢！让国内知名医院束手无策的疾病二剂中药二两多的汤剂完治！古传中医药方，两碗汤。国医大师开方，三十碗汤。庸医开方，用拉砖的拖拉机装。

患者反馈

刚才从黄大夫诊所里出来在半路上，那位省领导的秘书和他的表哥给我电话，说领导突然觉得肚子饿，问我他能否吃东西。肝癌晚期到了腹水阶段了还能感到饿，那就是胃气恢复了，真是好事！所谓病治有缘人，对方福德因缘好，病就会好。

四十五　治五十肩（二〇一九年十月十三日）

临床情境

前几天有位深圳土豪五十肩（西医说的肩周炎）严重到无法发微信，他的医生要他打封闭针，说中医没有办法，他不肯接受西医治疗，于是找到我。

开　方

桂枝 11 克，炒白芍 12 克，生姜 11 克，炙甘草 7 克，大枣 4 个（掰开），丹参 11 克，葛根 11 克，元胡 7 克，鸡血藤 2 克，一剂即好。

患者反馈

一剂中药下去立即可以开车带孙子去玩：）我用的药其实极少。

四十六　治肝病（二〇一九年十一月十五日）

临床情境

患者是我们古传中医微信传承群里一位朋友 W 的老公。以下是我们之间的对话。

朋友 W：先生好！对不起，我又来打扰您老人家了。我老公最近一段时间身体实在不太好，人消瘦得和我有一拼，脸发黑，还浑身无力，我估计是他的肝病开始发作了。今天去医院体检，医生也说他状态不好，虽然化验结果没出来，也把他吓得够呛，以前总是当鸵鸟，这次他也觉得必须治疗了。西医肯定是不行的，中医就先生您医术最好，所以我恳求您帮他治病，可以吗？拜托先生了！

胡涂医：这个方子给你老公！祝他早日康复！

溪黄草 12g，透骨草 12 克，田鸡黄 12 克，郁李仁 11 克，党参 12 克，甘草 4 克，白花蛇舌草 7 克，骨碎补 10g，墨旱莲 12g，二剂

吃完过几天反馈一下呗。你老公吃完前面两剂药之后隔开四天，再喝这个方子：

桂枝7g，干姜6g，炙甘草5g，茯神15g，炒白术15g，党参25g，杜仲盐炒15g，牛膝9g，远志7g，新鲜姜二片。大枣五粒切开。二剂。

朋友W反馈：“先生好。我老公吃了您开的药，这两天脸色变好了，连我这个不敏感的人都看出来啦。这几天他每天站桩，早上下午每次大概能站50分钟，念六字大明咒，看您的书，比之前有信心了。我也是天天给他做心理建设工作，口水都费了一大桶，看到他的变化，我都不知道该怎样感谢您！您的恩情我怎么样都是还不完的啦。今天早晨他还嘱咐我让我把他的指标发给您看，我说不用了，他还是想让您看看，估计太担心了。他还给我说如果这次指标正常了，他这辈子接下来跟着您站一辈子桩，我能发您看看吗？”

胡涂医：发不发都可以。你得告诉他，中医其实不靠西医检查出来的指标来诊断疾病的………换句话说，西医的各类指标，在中医面前毫无意义！高也好低也好，好的中医不按西医思路治病………

朋友W反馈：他的指标是有些高，他这次是真吓坏了。

胡涂医：再开一方给你老公。

桔梗5g，白芍15g，甘草7g，火麻仁12g，郁李仁12g，五加皮12g，延胡索9g，柏子仁15g，灵芝12g，一剂。

朋友W反馈：收到，感恩先生！先生好！我老公11月7日吃完您开的药，距离今天已经有8天了。向您反馈一下哈：他现在大便挺好，每天早晨一次，黄色条状；胃口比之前好了，有时候会嗳气；体力比之前好了；睡眠总体不错，偶尔早醒；脸色比之前好了；小便深茶色，眼睛发黄。他现在每天站桩两次，上、下午大概每次70分钟左右，中途练六字诀，睡觉练护肝功。不过他对指标还是念念不忘，10号又去医院检查了一次，B超、CT未见异常，但总胆红素、肝功、病毒复制率，以及甲胎蛋白偏高不少，所以还有些担心。我是认为自己的感觉比什么都重要可靠，身体已经开始好很多，那就好好练养、慢慢恢复。虽然我天天给他各种说服，他还是不那么放心，让我问问您他是否还需要继续吃药？有您一句话估计他就放心了，麻烦先生了。我老公能遇到您真是他的福气呀！

胡塗醫：当然要继续服药啊，得换方子。

朋友W反馈：先生，还要再继续服药啊？我以为不用再服药啦。那就拜托先生再帮老肖开药吧！感恩先生！我今天中午吃完午饭，还给他说，每当看到你还走得动路，吃得下东西；自己还能跑两步，吃一些东西。我都觉得好幸福，对胡涂医先生的感恩之心油然而生！

胡涂医：得等这次的药的后效过去呀……不能急的。从目前你的反馈看，药是用对了！五脏六腑会慢慢调整到正确方向，好比车开错路差点开到海里了，我们中药就像交警给它拦下来，往正确方向开，但由于之前开错路且跑太远了，回家路上还得加油。

简单方解

关键看两句话：

1.“得等这次的药的后效过去呀……不能急的。从目前你的反馈看，药是用对了！五脏六腑会慢慢调整到正确方向，好比车开错路差点开到海里了，我们中药就像交警给它拦下来，往正确方向开，但由于之前开错路且跑太远了，回家路上还得加油。”

2.“你得告诉他，中医其实不靠西医检查出来的指标来诊断疾病的………换句话说，西医的各类指标，在中医面前毫无意义！高也好低也好，好的中医不按西医思路治病………”

四十七　治便血（二〇一九年十二月十日）

临床情境及反馈

一位朋友便血，一剂药喝下去，大便一点血都没有了。这位朋友想多吃一剂药“巩固一下”，可见多吃药是多么“深入民心”啊。

开　方

禹余粮9克，百合6克，五倍子7克，阿胶3克（烊化兑服），前胡3克。一剂。

四十八　治妇女下体出血（二〇二〇年五月四日）

临床情境

一中年大妈每天大便很多次，下体出血不断。

用方如下：

黛赭石30g，先煮二十分钟，竹茹10g，茯神20g，炒白术12g，续断盐炒15g，地骨皮12g，党参30g，仙鹤草12g，莱菔子10g，谷芽20g，神曲15g纱布包，葛根15g，一剂。

简单方解

代赭石味苦寒。治贼风，蛊毒，杀精物恶鬼，腹中毒，邪气，女子赤沃漏下。仙鹤草补虚止血治背寒。张锡纯与傅山行血止血之说在理，对于恶性肿瘤破裂的出血，他们的话就要谨慎了。因为现在的许多人都受错误的医疗带来的伤害，他们的身体状况不一样了，手术过的出血症，一定得谨慎，与古时候真的不一样！急症治表，气摄血，脾统血，肝藏血，这几点时刻记住。

患者反馈

一剂药下去就止住了下体出血。

四十九　治骨癌（二〇二〇年五月九日）

临床情境

骨癌晚期命悬一线，被医院下了三次病危通知，古传中医两剂中药下去脱险，谁说中医效果慢！

开　　方

第一天服用：灵芝12g，黄芪60g，麻黄3g，薏苡仁30g，甘松7g，炒白扁豆25g，党参35g，茯神30g，炒白术26g，五加皮16g。一剂

第二天服用：杜仲盐炒20g，车前子16g，炒谷芽30g，炒山楂20g，神曲20g纱布包，远志9g，泽兰7g，二剂。

简单方解

黄芪的用量60g，是我们古传中医传承微信群里“中药每日一课”所讲的最大剂量（9–30g）的2倍，用如此大剂量是“乱世用重典”的道理，医院连病危通知都下了，危乱之下死马当活马医。医家用药，是一种智慧。

五十　治小儿哮喘顽固咳嗽（二〇二〇年六月八日—月月二十七日）

临床情境

一个朋友的三岁半孩子反复咳嗽伴随一年半了，近2个月时间一直顽固性咳嗽，主要是早晚咳，有很深的痰音，看了不少中西医都没有治好。我教她用两件草药泡水喝，先救急止咳，咳嗽一天得解！谁说中医效果慢呢！之后又陆续开了两个方子，治好了孩

子的哮喘。

开　　方

方一：先用甘草 3g，莲子心 16 粒泡水冲蜂蜜含服。

方二：辛夷花 3g，射干 5g，甘草 3g，白茅根 20g，薄荷 2g。早晚饭后半小时。

方三：白前 7g，党参 30g，茯苓 15g，杜仲盐炒 15g，灵芝 12g，韭菜子 9g，牡丹皮 10g，一剂。治好三年哮喘。

简单方解

《黄帝内经》说："五脏六腑皆令人咳。"治咳嗽不能老奔着肺去治。

这个娃儿明显不是肺的问题，却被上海的庸医各种肺的药攻伐……我用 16 颗莲子心，就是因为孩子是心火引起的咳嗽，得把心火降下去从尿中排走，咳嗽就停止了。这就是"七字辨症，五脏主治"的真意。

医家用药，要谈笑用兵般自在，不可以背诵方子、死守某方、某量。我给这个娃娃开的白茅根，是取其"凉血止血清热"，清之前的庸医攻伐肺胃所产生之药性热毒从尿中去，并把孩子肺的轻微出血给止住。——这需要会一点儿"千里诊病"才能知道孩子肺有点儿血丝。

患者反馈

小孩先喝了一天方一泡的水，咳嗽明显好转，睡觉一声没有咳，也没有痰音了。方二喝完，顽固性咳嗽治好了。吃完第三个方子，这个娃儿三年的哮喘治好了。

五十一　治麦粒肿（二〇二〇年六月九日）

临床情境

有个朋友的女儿麦粒肿要去手术，我让她吃了两剂中药，麦粒肿就不见了。谁说中医效果慢呢！明明麦粒肿都消了还要我再“赐良方”……现在的国人是怎么了嘛，好像非多花钱“巩固”一下不可。

开　　方

牡丹皮 10g，菊花 6g，生地 7g，玄参 7g，金银花 9g，甘草 3g，莲子心 1g。二剂。又加象数：7220.01099

患者反馈

二剂药喝完，麦粒肿彻底消失，孩子免受手术之苦，额头和脸上的小颗粒也都消失了。

五十二　治牙松动耳鸣（二〇二〇年六月十日）

临床情境

有一位本身是中医大夫的朋友（中医药大学副校长），牙松动，眼屎多，耳鸣一堆毛病，自己给自己开药，把方子拿给我“审核”，我一看，我的妈呀，这样的方子喝下去不仅不会好，还会更糟糕……我立马给他改了方子！一剂病除，真是可以去中医药大学校长办公室摆地摊了。明明好了，还要我“指示”啥药方有否变动增减………可见他们平时教学生、看病得开很多药啊。他还想“继续服药增加效果”呢！

开　　方

茯苓30，桂枝18，生白术15，炙甘草8，车前子10，丹皮10，桑叶10，珍珠母30（打碎先煎20分钟），白花蛇舌草12，骨碎补10，香附10，白蔻仁10，一剂。

患者反馈

朋友发微信来说：一剂药口苦减轻，牙齿没有那么松动，眼分泌物也少了，特别有效果，真乃神药，隔山看病，药到病除。

五十三　治眼疾（二〇二〇年六月十二日）

临床情境

一位远房亲戚的眼睛不舒服，我开了两剂药即愈。但国内的人吃中药总爱坚持吃多几副，也是醉了。张仲景的六经辨证，朱丹溪的十四经辨证，不可能比我们古传中医的方管用。我这张莫名其妙的方子，专业人士看了认为效果很差，剂量不够，也正常。

开　　方

青葙子3，菊花6，车前子3，莱菔子6，谷芽16，神曲10，纱布包柿蒂7，山楂8，干姜3，炙甘草3，桂枝7，白芍9，二剂。

患者反馈

眼睛舒服多了，不痒了。

五十四　治甲状腺肿块（二〇二〇年六月十五日）

临床情境

通过千里诊病断出患者睡眠不好，腰酸，甲状腺肿块。

开　　方

茯神16，炒白术16，当归全20，川芎10，白芍16，党参30，熟地16，盐杜仲16，牛膝9，北沙参10，地骨皮12，苏木7，制何首乌12，二剂。

疗效及反馈：

喝完药之后睡眠难以置信的好，人也特别安静不再狂燥，腰酸改善明显，甲状腺肿块已经摸不到了。

五十五　治腰椎盘突出，骨质增生（二〇二〇年六月二十日）

临床情境

女性，口干口苦，睡眠不好，出汗多，腰椎盘突出，骨质增生，颈椎增生，月经少，易疲倦，大便不成形且粘。

开　　方

炒白扁豆26，糯稻根须30，百合16，威灵仙12，枸杞子11，炒白术15，浮小麦16，牛膝9，鸡血藤22，远志9，二剂。

患者反馈

口不干不苦了，睡眠不好和出汗多也有明显改善。多年腰椎盘突出、骨质增生、颈椎骨质增生、月经量少、易疲倦、大便不成形很粘等症状都消失了，真乃神医也。

现在的人真的奇怪，明明症状都消失了还要我开方子………还嫌药便宜疗效太快。难道这是国内的普遍现象？还嫌药太便宜治疗时间太短，真不知他们如何想的。中医被普遍认为是慢郎中了……其实只要"对症下药"，一般都是一两剂的事嘛。中药有后效，症状消失了就好，剩下的问题慢慢养，不必再开方。

五十六　治癌证，口干口苦（二〇二〇年六月二十八日）

临床情境

口干口苦，想呕吐，胃口差，呼出气凉，腿脚累，颈椎绷紧，头有点痛，大小便不通畅，喝水少时，尿就黄，很难拉得出小便，需要用点力，小便有点热，小便时尿道口痛。三四天一次大便，需要借助开塞露，大便硬（但是比以前软了一点）。癌细胞扩散到肝和肺，胃疼，靠近肝叶的地方有点闷痛。心跳快（一分钟 90 下，血压 140）。

开　　方

牛膝 10g，甘松 9g，绞股蓝 7g，黄芪 60g，党参 30g，山楂 15g，谷芽 30g，神曲 15g 纱布包，续断盐炒 15g，一剂。第二天：吴茱萸 3g，干姜 12g，炙甘草 6g，白芍 15g，灵芝 12g，延胡索 9g，郁李仁 12g。二剂。

简单方解

病不可逆，紧守二本！这里有好几个药对：

绞股蓝牛膝，补金生水，降压抗癌通便。吴茱萸干姜，温肝脾疏肝；绞股蓝灵芝，补肺抗癌安神助眠；绞股蓝郁李仁补肺利尿通便；白芍甘草柔肝止痛；黄芪党参补脾胃肺；甘松山楂谷芽神曲开胃健脾醒脾消食；续断牛膝补肝肾治命门火衰治腰膝无力。壮肾中之火以上蒸谷食。

中医的根本作用就是通过补虚来调节五脏六腑的平衡。开药一定要记得中药有后效。

五十七　治闭经（二〇二〇年七月九日）

临床情境

三个月闭经，小肚闷痛坠胀，腹部、手脚冰凉。大便不成形、粘。这两年不知何故突然看字很模糊，20 米远看人就不清楚了（并没有近视眼），加之近几年时不时发作的头晕，人很痛苦。

开　　方

方一：黄芪 20g，党参 30g，炒山楂 12g，干姜 9g，一剂。

方二：（三天后）苍术 12g，炒白术 16g，炙甘草 6g，升麻 7g，补骨脂 10g，杜促盐炒 16g，当归全 16g，川芎 9g。一剂。

患者反馈

第一个方子喝完，三个月不来的月经仿佛开了水龙头一样。宫颈和腹部的闷痛坠胀完全好了。腰骶部、腰骨酸痛也比之前好点了，腹部、手脚没有那么冰凉，呼出气不热了，大便已成形。眼睛看字也清楚了很多。总之，喝完这两个方子，眼睛与妇科方面的疾病得到了很大的改善。患者很开心，感叹中医的神奇。

五十八 治斑秃和偏头痛（二〇二〇年八月十二日）

临床情境

一个30岁的壮小伙，自述右侧耳朵上方核桃大的面积斑秃和偏头痛，曾看过多家医院的名中医，皆是开了一堆外涂的药物给他涂擦，没有一丝效果。前两天通过他的亲戚介绍找到我（他亲戚拉的微信群）我问他是否出汗过多，大便糖稀，阴囊潮湿，腰酸等，还可能嗜食辛辣熬夜，他估计满脸惊愕在微信群里问：胡医生你怎么知道？我告诉他我不是医生［偷笑］——大家觉得这个病该怎么治？这个年轻人自己还是广州中医学院毕业的……他说他自己都觉得肯定是体内哪里出了问题，但是很纳闷为什么看了那么多个教授级的名中医，竟没有一个医生主张他内服中药，皆是开外涂药……国内目前的中医看来真的堪忧。后来我开了两剂中药给他，并叮嘱禁忌熬夜和要求他清淡饮食。

开　方

桂枝6g，牡蛎5g，龙骨11g，山茱萸6g，五味子5g，菟丝子5g，韭菜子7g，沙苑子7g，人参8g。二剂。

简单方解及疗效反馈：

今天早上（8月13日）他来微信群"复诊"，说大便成形了，头也不疼了，阴囊潮湿也没有了，也不再是稍微动一下就大汗淋漓，睡眠挺好。所有的症状几乎都消失了。患者问，我在千山万水之外既不看舌象也不打脉，是如何知道他的情况的？

遇到这样的患者，真的是一件开心的事，在跟他的交流之中，发现他真的是一个举一能晓三的人，死活也算是中医学院毕业的，有中医观念和基础的人就是不一样，所以国内的中医教育可以肯定是出了问题，但是也“好过没有”。

这个小伙子还问我一个问题，他教授说黄芪是可以止汗的，给他开了48副药，每一幅都有300克黄芪………他问我为什么他吃了许多黄芪一点效果没有呢？——哎，阿弥陀佛！他这是吃了28.8斤黄芪下肚啊……

这个可怜的孩子！我让他好好读读《黄帝内经》，他竟然跟我说他没有选修这门课！那大学几年干啥去了呢……真是阿弥陀佛！汗液太多，汗为心之液，阳气不能固摄，所以汗就多。

那么黄芪补气为什么又不能止汗呢？这估计要难倒他的学院教授们了……

医家父母心，给这类学过中医的假冒伪劣中医开药，我要用最少的药“教育”他真正的中医是怎么开方的。

五十九　治乳腺癌（二〇一〇年八月十三日至十二日）

临床情境

前几天有位老家的亲友（阿X嫂）被查出乳腺癌，我力阻她去进一步检查，给他们全家来来回回讲了不少话，也“科普”了治疗用药思路！学习古传中医的，不可不知！

我给她开了药方，希望他们赶紧离开广州别再做检查了………南无药师琉璃光如来！我对亲友说：“兄，既然你们相信我，就请“完全”不打折扣按照我的方法治疗！”于是给阿X嫂子开方。

开　方

方一：立即离开广州中山医院回家去！不可以在医院再做任何检查特别是需要活体穿刺的检查以及各种抽血检查！

方二：你们这几年在Y地的房子不可以再住！孩子们迁回老家上学，不可以再在Y地上学。因此建议你们回家是回老家而不是回Y地现在的家！

方三：去广州采之林沙园店抓中药方子如下：

绞股蓝7g，党参30g，干姜7g，甘草5g，蒲公英20g，紫花地丁15g，二剂。水煎服。三天后改药方四：

方四：

漏芦7g，韭菜子10g，杜仲盐炒20g，甘松6g，谷芽25g，山楂12g，郁李仁12g，二剂

以上两个中药方子，切不可请外面的药店替煎，得自己在家用陶罐煎药！

方五：

从现在起，每天除了吃喝拉撒睡，其它时间都念数字：72220.43880.16540 默念或出声念都可以！开心的时候开开心心地念，伤心的时候悲悲戚戚地念，心情平复时不咸不淡地念……总之，有空就念，没空等有空再念！七天后找我复诊！

简单方解

不管你姓李或姓吴，也不管你是明星或老百姓，只要你有乳房，就可能有疾患。常在媒体上看到，某个医生把某个明星治死了，因此而成为"名医"！换句话，要想"出名"，首先得把人治死，最好是把"名人"治死。把一个名人往死里治，你想不出名都难！

乳腺癌患者想死得快点，便是从活检开始。

女同胞们的乳房胀痛、乳腺增生、乳房结节等都是病，这一系列的病都属于肝系，"肝主情志"，乳腺癌与压力、受寒、肝郁气滞、胀痛、增生、结节等这些病息息相关。简单的切除手术并不是真正意义上治病，因为没有从身体的源头上解决产生病症的原因。化疗、放疗不但会复发，而且会使病情发展得更加迅速和复杂。

乳腺癌不可怕，怕的是错误的治疗方法！乳腺癌中医叫石乳、乳岩。治乳腺癌的君药是蒲公英。

初期先不要化结，宜用大量健胃疏肝回阳药解毒。同时一定要调好月经保证月经的畅通。如果肺热的良性乳腺癌患者，蒲公英可以与浙贝母做药对。便秘可以与瓜蒌仁做药对。肝热可以与夏枯草做药对。心肝血有热毒，可以与紫花地丁做药对。也可以与漏芦、猫爪草做药对。效果都好，我都试验过。白花蛇舌草，半边莲，灵芝，半枝莲可以随症选用。

乳头属肝，"肝主情志"，每见乳腺患者，常年抑郁。既然千金难买一笑，我便送你一朵玫瑰花吧。玫瑰花疏肝理气，芳香醒脾，泡水常饮，用治肿瘤初起，确有良效。

而乳房属胃，脾胃乃后天气血化生之源。或有哺乳期间，被儿含吹，致乳管不通结核者，"又曰吹乳"《医宗金鉴·妇科心法摄要》四君子汤加消食药及蒲公英可也。

上医治未病！古传中医追求的就是"上医"之技艺！不留神医药，精究方术不行！学古传中医者，万不可"竞逐荣势，企踵权豪"！

古传中医这些年奔走疾呼，意欲唤醒沉睡的国人，审慎使用西医统治下的觅食之术，回归传统文化、传统中医乃至古传中医依据医家经典（诸如《内经》、《难经》等）来辨证论治方为正途！

生活在这个时代的中医，在西医垄断地位之下给人治病，非得有英雄肝胆，儿女性情，神仙手眼，菩萨心肠！

把癌症当拉肚子当普通感冒来治，四诊合参，七字辨病，八纲辨证，利用药物的四气五味，在五行哲学指导下，应季而治，通过砭针灸药诸手段，是传统中医治病的不二法门！

疗效及反馈

患者二〇二〇 08.20 吃了两剂药加上象数，患者精神状态极好，各方面像没事人一样，肿块和淋巴上的颗粒都没有了，真是太神奇了。二〇二〇 09.18 日去医院检查，结果出来，癌症指标正常——前病史卵巢癌、疝气、甲状腺瘤都被两剂药治好了。医生说绝无可能啊！看看这个疗效！谁说中医是慢郎中呢，二剂就是二剂嘛！

六十　治甲状腺癌（二〇一〇年八月十四日）

临床情境

患者是甲状腺癌。

开　　方

（鳖甲 26g，海蛤壳 16g，海浮石 16g）先煮半小时，茯苓 16g，苍术 9g，韭菜子 10g，地骨皮 10g，当归全 20g，川芎 10g，干姜 5g，二剂。

简单方解

鳖甲、海蛤壳、海浮石先煮半小时，茯苓、苍术、韭菜子、地骨皮、当归全、川芎、干姜，这里有几个好药对：鳖甲地骨皮，海蛤壳海浮石，茯苓苍术，当归川芎。鳖甲退虚热治阴虚发热，还可以软坚散结。地骨皮清肺热凉血除蒸肃肺金。海浮石海蛤壳咸而凉。辛开 苦降 甘缓 酸收 咸软坚。二药为对，上肃肺金，软坚散结引热尿中去。茯苓甘淡健脾去湿，苍术健脾燥湿发汗逐皮间风水结肿。上焦之病，可汗。韭菜子不可少，为什么？肾为咽喉之根，上病下治。当归川芎补血行血。诸药合力，肺金得肃降，虚热得退，结肿得软坚，气血畅和。焉有不要到病除之理！

六十一　治尿频尿急尿短（二〇二〇年八月十六日）

临床情境

跟大家分享一个最近的医疗案例吧！换了普通医生，会不会用大量的抗生素口服和输液？一个58岁乳腺癌术后5年的患者，昨天因为尿频尿急尿短而就诊，千里诊病细查病情之下，她脸色萎黄，一直在服医院开的抑制雌激素的西药，私处感觉干痒酸胀感，睡眠很差从没有超过5小时（因这个问题曾辗转多家医院多次看中医调理，没有什么效果），大热天手冰凉，大便黏腻，苔白厚腻，脉弦涩。

开　方

黄芪30g，白芍16g、桂枝11g、当归9g、防风9g、木瓜8g、葛根8g、肉桂3g，鸡血藤16g，生姜3片，大枣3枚。一剂。水煎服。

简单方解

这位阿姨也是个中医大夫（天津某中医院的主任），她问我："您的方子里面都没有酸枣仁茯神之类，为什么会让我睡眠如此的好？既然是虚，为什么不用附子干姜、参术之类温补？"

我的开方思维方式真的与他们中医生的习惯套路不一样。她自己也是中医，她所有的问题都源自于肝经，而非肾经，如果用附子干姜参术之类，过于温燥便成火上加油，会越治越糟！社会上很多人都说中药慢，真的慢吗？尿频尿急一贯以来的思维都是用抗生素口服或吊针，像这个中医大夫病人如果真的吊上抗生素会是什么严重后果？谢天谢地，她算是有福报的人，没打抗生素

我的这个方子无意中暗合张仲景夫子的某个经方思路，芪桂五物益气温经养血，这个思维方式可以"釜底添薪，水滋养木"，焉有不药到病除之理！

患者反馈

服药后第二天早上她九点多发来信息很欣喜地告诉我："胡老，我昨晚到今早睡了8个多小时，这是好多年都没有过的事情了，私处没有干痒迫涨感了，今早大便也不怎么粘腻，照镜子舌苔也干净很多了。尿频尿急的感觉无影无踪了。"

六十二　治严重咳嗽（二〇二〇年八月十七日）

临床情境

患者长期慢性咽炎慢性支气管炎，慢性肠胃炎，肺部有结节，一感冒就咳嗽。近日咳嗽严重，咳得睡不着，喉咙有异物感，声音嘶哑，痰多且黄，鼻子堵塞。找了北京一位老中医，一下开48剂还没效果。真是阿弥陀佛！老中医也开那么多药……难道都不读《黄帝内经》吗？一开48剂药，简直无语……一个中医要是真正会治咳了，他什么病都会治了。为什么？经典上白纸黑字写着："五脏六腑皆令人咳"！

开　方

干姜2g，炙甘草5g，白前2g，桔梗5g，茯苓7g，百部9g，新鲜姜二片，一剂。水煎服。药汁微温后调二匙蜂蜜服。

疗效及反馈：

患者说昨天喝了一剂药，到刚才起来夜尿一声咳嗽都没有了。

六十三　治肺癌便秘（二〇二〇年八月十八至十九日）

临床情境

这个患者，他是我大堂哥的老婆的大哥，我“千里诊病”断出患者伴严重便秘，有痔疮，大肠上有七个米粒大小的斑点，睡眠不好，肺亢奋，脾虚弱，左边的肺叶有阴影，是肺癌。吃了别的医生开的药，反应很重还没效。

开　　方

党参30g，韭菜子10g，干姜5g，鸡内金10g，杜仲盐炒15g，莱菔子10g，谷芽20g，神曲15g（纱布包），浮小麦15g，山楂12g。二剂。水煎。

六十四　治疗慢性支气管炎方子（二〇二〇年八月十九日）

临床情境

患者是慢性支气管炎，新发作了，喉咙痛得不得了，吃了止痛药没效才找的我。

开　　方

板兰根12g，穿心莲7g，甘草5g，金银花10g，白茅根30g，杜仲盐炒20g，牛膝9g。二剂。

患者反馈

患者说捡药吃了之后效果非常好！第一天晚上喝了第二天就感觉喉咙基本不怎么痛了。两天就好了！前面吃了一天西药一点作用都没有。真是感觉胡涂医的药方对症下药，药到病除。患者非常感谢！

六十五　治长期失眠（二〇二〇年八月二十二日）

临床情境

患者胃胀痛，长年失眠，夜尿，咽干疼，腰疼，腰腹冰凉，胡涂医千里诊病看出他有冠心病。

开　　方

桑叶 10g，前胡 7g，柿蒂 10g，茯苓 6g，莱菔子 10g，谷芽 5g，葫芦巴 9g，续断盐炒 11g。二剂。

患者反馈

睡眠明显好转，特别想睡觉，一觉睡到大天亮，长期失眠症好了，大便成形了，小便也不黄了。咽喉干，但是不痛了。腰疼好了很多，腹和腰没有以前的那种冰凉感了。

六十六　治亚健康（二〇二〇年八月二十六日）

临床情境

身乏累，脚沉重，梦多，睡眠不好，大便不成形。

开　　方

党参 30g，前胡 7g，韭菜子 10g，鸡血藤 20g，炒山楂 12g，茯神 15g，炒白术 15g，炒白扁豆 20g，郁金 5g，远志 9g，牡丹皮 10g，一剂。

患者反馈

吃完了药很神奇，感觉越来越好，这些天都没有之前乏累，上楼梯脚没那么沉重了，醒来夜尿较之前容易入睡些，大便没那么腻了，总之病人像换了一个人。一剂就是一剂！

六十七　治乳腺增生甲状腺结节（二〇二〇年九月三日）

临床情境

女，42 岁，教师。乳腺增生，左侧片状低回声，0.2cm×0.5cm，右侧片状低回声，1.2cm×0.6cm。心脏有时会跳快（一般 54 左右，跳快有时 60 多，偶尔 90 多），左侧甲状腺结节，2.4mmx6mm 。右侧甲状腺切除。有慢性胃窦炎（胀气，有时打呃才舒服），饭量少。脸色偏黄，大便较稀，有时溏，小便淡黄正常，睡眠尚不错。腰腹没有下坠感，有些凉。呼气不热。月经量少，每次基本提前6-7天，到第三天基本很少，有血块。耳鸣，有时向左转头喉咙感觉有异物感，有慢性咽喉炎。鬓，额头有白头发。右边肘部一直痛不能恢复。易累，体力较差。

开　方

黄芪22g，茯苓7g，炒白扁豆20g，柿蒂10g，炒山楂12g，菟丝子12g，韭菜子10g，当归全20g，川芎10g，熟地11g，泽泻7g。一剂。

患者反馈

全部症状都奇迹般消失了，面色也一下子红润了。一剂就是一剂，谁说中医是慢郎中呢：）

六十八　治女士亚健康（二〇二〇年九月六日）

临床情境

女性。肚子痛、凉。亚健康。

开　方

红景天7g，党参30g，韭菜子10g，川芎9g，骨碎补10g，苏木7g，当归全20g，芡实20g。一剂。

患者反馈

患者说这个方子真的神奇，上午喝完一次药整个肚子都是暖和的，下腹不烧疼，整个人又活了。

六十九　治长期严重咳嗽（二〇二〇年九月七日）

临床情境

患者为一名土豪，咳嗽始于春节后，反反复复，严重的时候半夜咳醒，会连续激烈咳一个多小时。看过老中医、中西医，吃过各种止咳水，打过一星期的吊针，各种治疗拖了一个多月没有好转。

没有面诊和把脉，胡涂医只通过微信不咸不淡地问了他三个跟病情无关的问题，其实我千里诊病，开了四味药就治好了他。但是他嫌药太便宜，言下之意是希望尽快跟我见面接着给他治：）

开　方

桔梗5g，炙甘草2g，茯苓7g，五味子2g，一剂。煮二十分钟，微温调一匙蜂蜜，含服。

患者反馈

患者说一剂2块钱的药就完全止咳，二块钱治好了半年的咳嗽，真是神医圣手啊。

七十　治男士上热下寒失眠抑郁（二〇二〇年九月十四日）

临床情境

男性，有特异功能会搬运功，1976年生。口干，呼出气热，脚凉，大便经常不成型，夜尿有时4次，有时3次，最少也是2次。注意力不够集中，白天有时觉得累，发困，想睡却又睡不着，晚上难入睡，总失眠，若是好不容易睡觉了，又容易睡梦，心情抑郁。总之，浑身不得劲儿。

开　　方

北沙参 6g，党参 16g，茯神 6g，炒白术 6g，炒白扁豆 26g，炙甘草 6g，山茱萸 10g，首乌藤 12g，白芍 12g，合欢皮 12g，一剂。

患者反馈

吃了一剂药之后的症状是口完全不干了，呼出气没那么热了，更神奇的是长年冰凉的脚暖起来了，大便也已成形！药效还真的忒快！昨夜整夜没有夜尿了（患者睡前还故意喝了一碗汤一大杯水）。今天注意力很集中。晚上睡觉也没做梦了，心情好了很多，没有那么容易紧张了，但是仍感觉背后有点虚弱，背部给风一吹，头就易疼，还经常打哈欠，有时候一打就打个不停，还是有些怕冷。患者问是否还需再开新方子。

胡涂医回复他说不用再开新方，中药本来就是一剂知二剂已，一两剂药的事而已，并劝告他以后要少用特异功能，尤其是搬运功能用的是肾的能量，天眼功能用的是肝和肺的能量，在古传中医看来都是玩命的活儿。

七十一　治鼻癌出血不止（二〇二〇年九月二十一日）

临床情境

昨天接一老同学电话，他老父亲（退休高干），在上海住院，鼻癌，在医院一个星期止不住血。

开　　方

桑叶 7g，藕节炭 30g，仙鹤草 16g，鱼腥草 26g，白及 10g，辛夷花 6g，党参 30g，甘松 7g，山楂 12g，谷芽 30g，神曲 15g（纱布包），鸡内金10g，牛膝9g，沙苑子10g，干姜3g，炮姜3g。一剂。

简单方解

辛夷花用好了，也妙不可言。辛夷花辛散温通，芳香通窍升脾胃清阳之气。本来我开给他的方子有紫珠，因为他秘书在上海找不到紫珠，故用白及代替紫珠。结果误打误撞，这么快把血止住了！因为紫珠解毒力大一些，白及止血力强一些。这位大领导他长期高血压吃西药，没有真正意义上的治病，始乱终错！我给他千里诊病，发现他的病因是阳浮于上，上热下寒，中土失守。这张方子的仙鹤草算是神来之笔！仙鹤草止血止痢，消宿食，下气除中满，脾气以升为顺，胃气以降为顺；仙鹤草与炮姜也是药对。可以止泻；仙鹤草与藕节炭也是药对，二药药性平和，广泛用于各种止血；沙苑子与牛膝对于他，也是关键救命药，牛膝引血下行，沙苑子补肾助阳养肝治头晕。二药合力，命门有火，中焦之谷食方可煮熟；甘松山楂谷芽鸡内金开胃消食。诸药合力，因此一剂下去，血全止了。这才叫中医！对这种大领导，敢于这样猛干，才叫神仙手眼，菩萨心肠，英雄肝胆，儿女情长。

这个季节用桑叶就是我一直强调的应季而治在中药上的应用。其实我开的是一剂药，但要分两次煎药喝，哈哈哈，这是不传之秘！

疗效及反馈：

一剂药吃完之后，血就止住了！这可是上海三甲医院一个星期以来束手无策的啊！患者感叹中医太伟大了，胡博士太厉害了：）

七十二　治甲状腺肿块（二〇二〇年十月二十九日）

临床情境

患者甲状腺得了肿块，内热口干。医生建议手术。

开　　方

连翘12g，浙贝母10g，猫爪草12g，葛根16g，桔梗7g，丹参16g，韭菜子12g，枸杞子16g，二片新鲜姜，芦根20g。二剂。水煎，避免假药和金属锅。

简单方解

连翘清热解毒、消痈散结、疏散风热，咽喉肿痛，痈肿毒、痰核、瘿病，甲状腺肿，甲状腺结节。

浙贝母清热化痰，散结解毒等功效，主治风热、燥热或痰热咳嗽，肺痈喉痹，瘰疬，疮疡肿毒。

猫爪草味辛以散，具有化痰散结的功效，能化痰浊，散郁结，可治疗痰火郁结引起的瘰疬痰核。

这患者有内热口干，葛根有清热解表，生津止渴。

桔梗，具有宣肺、利咽、祛痰、排脓等功效，常用于咳嗽痰多、胸闷不畅、咽痛、音哑、肺痈吐脓、桔梗辛散苦泄，宣开肺气，祛痰，无论寒热皆可应用。

丹参具有活血祛瘀、通经止痛、清心除烦、凉血消痈之功效，用于胸痹心痛、热痹疼痛、疮疡肿痛等症。丹参进入身体之后能有效的促进血管的扩大从而降压、降血糖、降血脂。

韭菜子性温味辛，具有补肾温阳，暖胃健脾。枸杞子滋肾、润肺、补肝、明目。肝肾阴亏，腰膝酸软、头晕目眩。

芦根味甘能生津，性寒能清热，既能清泻肺胃实热，又能够生津止渴、除烦，因此可用来治疗热病伤津，烦热口渴，肺热咳嗽。

此方中的鲜生姜是因为对方目前住在热带地区，就如“夏季”，应季而治，夏天用姜是对路的。生姜温而不燥，脾土温暖，则百脉和调，暖命门阳火。

医家用药，固然应该“如履薄冰”，偶尔也是随心随性而为。诸药合力，软坚散结，上肃肺经，中升脾胃清阳之气，下壮肾水，气得肃降，阴血清流，岂有不药到病除之理！

善医者，用药少。大道至简，病治有缘人。

疗效及反馈：

患者发来微信说今天去体检，甲状腺肿块彻底消失得无影无踪了，医生都很纳闷。患者也感叹这么简单的药怎么可以治疗这么严重的病？太神奇了！医院非要开刀，这个方子比激光还厉害呀！

备注：

本案例选录的，只是大量案例中的一小部分。感兴趣的督责，可以去关注胡涂医的微信公众号（订阅号），公众号二维码：

hutuyirealtcm（胡涂医）

月计划 Monthly

周一 MON	周二 TUE	周三 WED	周四 THU
—	—	—	—
—	—	—	—
—	—	—	—
—	—	—	—
—	—	—	—

- [ ]
- [ ]
- [ ]

1 2 3 4 5 6 7 8 9 10 11 12

周五 FRI	周六 SAT	周日 SUN	备忘录
—	—	—	
—	—	—	
—	—	—	
—	—	—	
—	—	—	

月计划 Monthly

周一 MON	周二 TUE	周三 WED	周四 THU
—	—	—	—
—	—	—	—
—	—	—	—
—	—	—	—
—	—	—	—

1 2 3 4 5 6 7 8 9 10 11 12

周五 FRI	周六 SAT	周日 SUN	备忘录
—	—	—	
—	—	—	
—	—	—	
—	—	—	
—	—	—	

月计划　Monthly

周一　MON	周二　TUE	周三　WED	周四　THU
—	—	—	—
—	—	—	—
—	—	—	—
—	—	—	—
—	—	—	—

1 2 3 4 5 6 7 8 9 10 11 12

周五 FRI	周六 SAT	周日 SUN	备忘录
—	—	—	
—	—	—	
—	—	—	
—	—	—	
—	—	—	

- [ ]
- [ ]
- [ ]

月计划　Monthly

周一　MON	周二　TUE	周三　WED	周四　THU
—	—	—	—
—	—	—	—
—	—	—	—
—	—	—	—
—	—	—	—

1 2 3 4 5 6 7 8 9 10 11 12

周五 FRI	周六 SAT	周日 SUN	备忘录
—	—	—	
—	—	—	
—	—	—	
—	—	—	
—	—	—	

月计划 Monthly

周一 MON	周二 TUE	周三 WED	周四 THU
—	—	—	—
—	—	—	—
—	—	—	—
—	—	—	—
—	—	—	—

1 2 3 4 5 6 7 8 9 10 11 12

周五 FRI	周六 SAT	周日 SUN	备忘录
—	—	—	
—	—	—	
—	—	—	
—	—	—	
—	—	—	

月计划 Monthly

周一 MON	周二 TUE	周三 WED	周四 THU
—	—	—	—
—	—	—	—
—	—	—	—
—	—	—	—
—	—	—	—

1 2 3 4 5 6 7 8 9 10 11 12

周五 FRI	周六 SAT	周日 SUN	备忘录
—	—	—	
—	—	—	
—	—	—	
—	—	—	
—	—	—	

月计划 Monthly

周一 MON	周二 TUE	周三 WED	周四 THU
—	—	—	—
—	—	—	—
—	—	—	—
—	—	—	—
—	—	—	—

- [ ]
- [ ]
- [ ]

1 2 3 4 5 6 7 8 9 10 11 12

周五 FRI	周六 SAT	周日 SUN	备忘录
—	—	—	
—	—	—	
—	—	—	
—	—	—	
—	—	—	

月计划　Monthly

周一　MON	周二　TUE	周三　WED	周四　THU
—	—	—	—
—	—	—	—
—	—	—	—
—	—	—	—
—	—	—	—

- [ ]
- [ ]
- [ ]

1 2 3 4 5 6 7 8 9 10 11 12

周五 FRI	周六 SAT	周日 SUN	备忘录
—	—	—	
—	—	—	
—	—	—	
—	—	—	
—	—	—	

- [ ]
- [ ]
- [ ]

月计划 Monthly

周一 MON	周二 TUE	周三 WED	周四 THU
—	—	—	—
—	—	—	—
—	—	—	—
—	—	—	—
—	—	—	—

- [ ]
- [ ]
- [ ]

1 2 3 4 5 6 7 8 9 10 11 12

周五 FRI	周六 SAT	周日 SUN	备忘录
—	—	—	
—	—	—	
—	—	—	
—	—	—	
—	—	—	

月计划 Monthly

周一 MON	周二 TUE	周三 WED	周四 THU
—	—	—	—
—	—	—	—
—	—	—	—
—	—	—	—
—	—	—	—

1 2 3 4 5 6 7 8 9 10 11 12

周五 FRI	周六 SAT	周日 SUN	备忘录
—	—	—	
—	—	—	
—	—	—	
—	—	—	
—	—	—	

月计划 Monthly

周一 MON	周二 TUE	周三 WED	周四 THU
—	—	—	—
—	—	—	—
—	—	—	—
—	—	—	—
—	—	—	—

- [ ]
- [ ]
- [ ]

1 2 3 4 5 6 7 8 9 10 11 12

周五 FRI	周六 SAT	周日 SUN	备忘录
—	—	—	
—	—	—	
—	—	—	
—	—	—	
—	—	—	

月计划　Monthly

周一　MON	周二　TUE	周三　WED	周四　THU
—	—	—	—
—	—	—	—
—	—	—	—
—	—	—	—
—	—	—	—

- [ ]
- [ ]
- [ ]

1 2 3 4 5 6 7 8 9 10 11 12

周五 FRI	周六 SAT	周日 SUN	备忘录
—	—	—	
—	—	—	
—	—	—	
—	—	—	
—	—	—	

月计划 Monthly

周一 MON	周二 TUE	周三 WED	周四 THU
—	—	—	—
—	—	—	—
—	—	—	—
—	—	—	—
—	—	—	—

1 2 3 4 5 6 7 8 9 10 11 12

周五 FRI	周六 SAT	周日 SUN	备忘录
—	—	—	
—	—	—	
—	—	—	
—	—	—	
—	—	—	

月计划　Monthly

周一　MON	周二　TUE	周三　WED	周四　THU
—	—	—	—
—	—	—	—
—	—	—	—
—	—	—	—
—	—	—	—

- [ ]
- [ ]
- [ ]

1 2 3 4 5 6 7 8 9 10 11 12

周五 FRI	周六 SAT	周日 SUN	备忘录
—	—	—	
—	—	—	
—	—	—	
—	—	—	
—	—	—	

月计划　Monthly

周一　MON	周二　TUE	周三　WED	周四　THU
—	—	—	—
—	—	—	—
—	—	—	—
—	—	—	—
—	—	—	—

- [ ]
- [ ]
- [ ]

1 2 3 4 5 6 7 8 9 10 11 12

周五 FRI	周六 SAT	周日 SUN	备忘录
—	—	—	
—	—	—	
—	—	—	
—	—	—	
—	—	—	

月计划　Monthly

周一　MON	周二　TUE	周三　WED	周四　THU
—	—	—	—
—	—	—	—
—	—	—	—
—	—	—	—
—	—	—	—

☐

☐

☐

1 2 3 4 5 6 7 8 9 10 11 12

周五 FRI	周六 SAT	周日 SUN	备忘录
—	—	—	
—	—	—	
—	—	—	
—	—	—	
—	—	—	

月计划　Monthly

周一　MON	周二　TUE	周三　WED	周四　THU
—	—	—	—
—	—	—	—
—	—	—	—
—	—	—	—
—	—	—	—

- [ ]
- [ ]
- [ ]

1 2 3 4 5 6 7 8 9 10 11 12

周五 FRI	周六 SAT	周日 SUN	备忘录
—	—	—	
—	—	—	
—	—	—	
—	—	—	
—	—	—	

月计划 Monthly

周一 MON	周二 TUE	周三 WED	周四 THU
—	—	—	—
—	—	—	—
—	—	—	—
—	—	—	—
—	—	—	—

- [ ]
- [ ]
- [ ]

1 2 3 4 5 6 7 8 9 10 11 12

周五 FRI	周六 SAT	周日 SUN	备忘录
—	—	—	
—	—	—	
—	—	—	
—	—	—	
—	—	—	

- [ ]
- [ ]
- [ ]

月计划　Monthly

周一　MON	周二　TUE	周三　WED	周四　THU
—	—	—	—
—	—	—	—
—	—	—	—
—	—	—	—
—	—	—	—

1 2 3 4 5 6 7 8 9 10 11 12

周五 FRI	周六 SAT	周日 SUN	备忘录
—	—	—	
—	—	—	
—	—	—	
—	—	—	
—	—	—	

月计划 Monthly

周一 MON	周二 TUE	周三 WED	周四 THU
—	—	—	—
—	—	—	—
—	—	—	—
—	—	—	—
—	—	—	—

- [ ]
- [ ]
- [ ]

新年伊始　A brand new year is gonna begin...

1 JANUARY

1	2	3	4	5	6	7
8	9	10	11	12	13	14
15	16	17	18	19	20	21
22	23	24	25	26	27	28
29	30	31				

2 FEBRUARY

1	2	3	4	5	6	7
8	9	10	11	12	13	14
15	16	17	18	19	20	21
22	23	24	25	26	27	28
29						

3 MARCH

1	2	3	4	5	6	7
8	9	10	11	12	13	14
15	16	17	18	19	20	21
22	23	24	25	26	27	28
29	30	31				

4 APRIL

1	2	3	4	5	6	7
8	9	10	11	12	13	14
15	16	17	18	19	20	21
22	23	24	25	26	27	28
29	30					

5 MAY

1	2	3	4	5	6	7
8	9	10	11	12	13	14
15	16	17	18	19	20	21
22	23	24	25	26	27	28
29	30	31				

6 JUNE

1	2	3	4	5	6	7
8	9	10	11	12	13	14
15	16	17	18	19	20	21
22	23	24	25	26	27	28
29	30					

7 JULY

1	2	3	4	5	6	7
8	9	10	11	12	13	14
15	16	17	18	19	20	21
22	23	24	25	26	27	28
29	30	31				

8 AUGUST

1	2	3	4	5	6	7
8	9	10	11	12	13	14
15	16	17	18	19	20	21
22	23	24	25	26	27	28
29	30	31				

9 SEPTEMBER

1	2	3	4	5	6	7
8	9	10	11	12	13	14
15	16	17	18	19	20	21
22	23	24	25	26	27	28
29	30					

10 OCTOBER

1	2	3	4	5	6	7
8	9	10	11	12	13	14
15	16	17	18	19	20	21
22	23	24	25	26	27	28
29	30	31				

11 NOVEMBER

1	2	3	4	5	6	7
8	9	10	11	12	13	14
15	16	17	18	19	20	21
22	23	24	25	26	27	28
29	30					

12 DECEMBER

1	2	3	4	5	6	7
8	9	10	11	12	13	14
15	16	17	18	19	20	21
22	23	24	25	26	27	28
29	30	31				

醫易閑話

胡涂医 Dr. Kevin Hu 著

新华出版社

图书在版编目（CIP）数据

医易闲话 / 胡涂医著 .——北京：新华出版社，2021.11
ISBN 978-7-5166-6108-6

Ⅰ. ①医…　Ⅱ. ①胡…　Ⅲ. ①《周易》—关系—中医学
Ⅳ. ① B221.5 ② R22

中国版本图书馆 CIP 数据核字（2021）第 220256 号

医易闲话

作　　者：胡涂医

责任编辑：林郁郁　　**封面设计**：华兴嘉誉

出版发行：新华出版社
地　　址：北京石景山区京原路 8 号　　**邮　　编**：100040
网　　址：http: //www.xinhuapub.com
经　　销：新华书店、新华出版社天猫旗舰店、京东旗舰店及各大网店
购书热线：010-63077122　　**中国新闻书店购书热线**：010-63072012

照　　排：华兴嘉誉
印　　刷：三河市君旺印务有限公司

成品尺寸：165mm × 230mm
印　　张：19　　**字　　数**：270 千字
版　　次：2021 年 11 月第一版　　**印　　次**：2021 年 11 月第一次印刷

书　　号：ISBN978-7-5166-6108-6
定　　价：70.00 元

推荐序

胡涂医博士，吾之金融界旧交，潜修金丹之大道，弘传医家之法脉。于红尘深处，悟黄老之心法以济世。以银行家之身，契祖国大道之理而化人。

盖闻道由心悟，医从师授，易随理证。古来医道同源，易医同根。吾多次与胡博士煮茶论道，听其论《老子》，谈《黄帝》，解《阴符》，总有不凡见解。近些年，胡博士笔耕不辍，结集其博客文章成书《问道中医》，畅销欧美。汇编其论坛《胡说老子》系列成《老子略说》，风靡海内。其文字之功，经书之教，无非祖师之传承。今欲将起笔耕数载之《医易闲话》系列文章结集付梓，吾闻之，欣喜莫名！

是书虽名《医易闲话》，然其言医则医道在其中，话易则大易在其中矣。新近七十余年，医易鲜见普传。此虽气运使然，但亦关乎人谋。人肯宏道，则可使医易之理普传。方今之世，自媒体发达，电子书遍地，纸质书尤显稀有。胡君应缘而出，逆流而上，开医家正解，宏大易之理。使好道者有书可读，冀乐医者有法本可参。功益斯世，德泽后昆。

今胡涂医先生以医家大道为发端，继则阐发邵康节梅花易数，使上古不轻传之八卦象数治病强身之秘，昭然若揭。医家罕传之绝学，名山深藏之秘术，均于是书中，广传广化。是则太上之道通贯通，黄老之正法能扶，可谓道济天下，德化苍生，斯功颇巨矣。

本书一大特色，乃公开胡先生多则实战医案。中医同行，苟能人手一册，定可学以致用，造福一方。

尤值一提者，是书讲成，胡先生邀吾为本书作序，并承诺要将医家千年秘传的养生酒方——春台养生酒之秘方，公开奉献世人。让喝酒应酬不再伤身，而能养生。诚如太上所言："如春登台，如享太牢。"有酒可以学仙，无酒足以学佛。吾因之乐而述之，冀与读者诸君共勉焉。

黄振东

岁在辛丑古历四月十六日于深圳大梅沙

（本序作者系深圳发展银行前分行长）

自 序

古之善为医者，必通大易之理。故大唐药王孙思邈真人云："不知易，不足以言太医。"历代明道之大医，无不深谙大易之理，而深于《易》者，常精于医。概因医易同源，医易同根也。

造化有消息盈亏，故有范围之道。人身有虚实顺逆，故须调剂之宜。其理是一非二。斯理也，至简又至易，不外阴阳二字而已。包牺氏画之成先天八卦，文王拘而演之，夫子赞而翼之。黄帝问道于岐伯成《黄帝内经》，越人难而训之成《难经》，后世医易之书，汗牛充栋焉。然经书虽众，其理无二也。

知易理无外阴阳，而《内经》《难经》诸多经典，复不外阴阳。大易之理一明，自可明了天地，知乎日月，曲通万物。《内经》《难经》诸经明，自可节宣化机，调燮札瘥疵而登身心自由之彼岸。

医易本同根同源，至简至易。若从内容及应用方法观之，固有其不同之处，然若深入信解行之，则无不指向大易之理：简易、不易及变易背后之大道！

若论药方之简易，莫如象数配方之极简易行。学医者须谨记师古而不泥古，上古之象数真传，恰如今日数码时代之 Wi-Fi 密码，由是可通人体与宇宙之能量连接。若论中药之药方，医家有训曰："方过十二三，此方不要沾。"又如《黄帝内经》云："一剂知，二剂已。"——如此用数、用药，方乃医家之真传！

若知医而不知《易》者，易拘经方之学而成一隅之见，举凡开方，总超十二三甚或数十味药，更不可能是一剂知二剂已，此乃以小道视医，不明大道至简至易所致也。彼以卜筮视《易》者，尤误以为医易大相径庭者，亦蠡测之识，窥豹之观也，医家传人，羞于语此。

本书为胡涂医茶余饭后闲暇之时随手所写，诸多医案更是于亲友微信或电邮之纪录摘编，故本书非严肃之学术专著，而是“闲话”一通而已。敬请读者诸君，于茶余饭后闲暇之时当成医易故事书看就好。

胡涂医

2021.10.6

目录
contents

医易闲话

——闲话“象数”

象数，也叫数术或术数，不管叫什么，一提起传统文化中的“数”“术”“象”，人们总爱联想到占卜、算命或风水等“封建迷信”活动，比如前次征订《问道中医》提到要用生辰八字做象数配方题字，便有不少人以为胡涂医要“批八字”了。今天又有朋友问起此事，干脆就谈谈这方面的话题，也算为这一块神秘莫测的中华文化扫扫盲。

象数，毫无疑问，源自大易之理。胡涂医在以前的一篇文章《略说“象数”——〈黄帝内经〉点滴 3》里提道：“真正的象数，是老祖宗们上观天文，下察地理，远观诸物，近察己身，最后取‘象’比‘类’——将观察到的这些现象进行归纳整理并用一定的‘数’理模型（比如易卦、河图、洛书等）表达出来的大道之理。”（参阅胡涂医著《问道中医·略说“象数”——〈黄帝内经〉点滴 3》）术数远非简单的占卜或算命所能涵盖（尽管精熟术数的，必定擅长占卜与算命），术数是老祖宗们以《周易》象数对人五脏六腑中气血流动的规律性进行总结，并用以指导养生的学问。在《黄帝内经》中，老祖宗便提出“法于阴阳，和于术数”的养生大要。养生修道，除了需要实修实证，还要懂得在大道未得之前，积善与积不善而引发的“吉”与“凶”的不同导向，因此，需要先行

“趋吉避凶”。正因为这个“趋吉避凶”，让很多江湖术士有了混碗饭吃的各种方术。

那么术数究竟是什么呢？胡涂医在《问道中医》一书中的文章《中医本质探微10——如何用“数”来治病》里提到，“术数，就是用易理来知道天地阴阳变化，趋吉避凶的各种方术”，这些所谓的方术，都是用来指导养生修道的。当然，能够用来指导养生修道的学问，自然也可以用来调理身心疾病，甚至可以用来指导经营管理乃至带兵打仗。不夸张地说，术数之学、大易之理，渗透于中华文明的各个领域，且不说哲学思想那么高大上的领域，就是天文气象，医家预测处方乃至建筑美学（包括风水）等各个方面都处处可见术数与易理的影子。术数，离不开卦象。《周易·系辞》曰：“八卦以象告。”在《周易》中，“象”的第一义就是八卦之象及其爻象，而《汉书·律历志》又说：“自伏羲画八卦，由数起。”换句话说，术数或象数，其“术”与“数”，“象”与“数”根本分不开，伏羲始祖画八卦时，是“由数起”，数有无穷多，卦象却八个足矣！术数、象数，其核心是对“象”的把握，因为“数”是“定数”，是固定的、有规律可循的，而“象”却是既理性又感性，既要有逻辑思维又不能有太多逻辑思维才能获得的东西。说其理性和需要逻辑思维，是因为其最终都可归结到八卦的卦象中来，说其感性和不能有太多逻辑思维，是因为“象”的获得，是要在“与天地合其德，与日月合其明”的恍惚、杳冥的状态中才能获得，它随机、随性、随心，既有规矩又无规矩。所以《道德经》说，“道之为物，惟恍惟惚。惚兮恍兮，其中有象”。“象”，并不一定是我们在这个三维空间的肉眼所见，这一点，是普通搞占卜、预测的人所不懂的。我们熟知的司马懿“夜观天象”，知道蜀国主帅将亡，这个故事如果是真的，司马懿所观的“天象”，必定非普通人肉眼所及。搞《易经》预测的，如果真能掌握“观象外之象”的能力，那么就算成千上万个人给你“同样的”生辰八字（世界这么大，同一时间出生的人何其多！），预测出来的结果也会是各不相同的，哪怕得到的是成千上万个同样的生辰八字，不同人的穷通凶吉，也能一一准确“断”出来 —— 这当然非普通的逻辑思维、理性思维所能做到。所以《阴符经》才说了“宇宙虽大，如在手掌之中。万物虽多，不出一身之内。攒五行而合四象，以了性命，可不难矣”。 因此，通达术数、象数之理者，可以用来养生修道，也可以用来预测、诊断和疗愈疾病。至于诊断或预测的准确与否，则完全取决于医者或预测者本人的观“象”能力。

当然，在医家看来，象数不仅可以用来诊断、预测疾病，更可以用来对疾病进行疗愈！上古传承下来的用“数”来对疾病进行疗愈及防病的学问，现行中医教材里是看不到的，所以更加显得神秘莫测。对于我们这些受过现代教育的现代人，并不是每个人都有因缘亲近明师学得“观象外之象”的能力，但是掌握一定的规律，用“数”来对疾病进行疗愈，却是智商中等的人都可以学会的。《周易・系辞》曰：“君子居则观其象而玩其辞。”我希望古传中医的爱好者都能深入经典，把《易经》熟读。

医易闲话

——先天八卦图

前面说到，用“数”来对人的五脏肺腑的疾病进行规律性的把握与预测，智商中等的人都可以做到。这已经是往难处说了。事实上，只要把握了“象数”的一些规律，几乎人人都可以具备用象数来分析与诊治疾病的基本能力。而这个能力的获得，先要具备一定的易学知识。

先要明白什么是“象”。《周易·系辞》说：“易者，象也。象也者，像也。”显然，这里所说的“象”，是抽象的、“象”征性的，易就是通过象征性的、概括性的、符号性的“象”来研究、诠释宇宙万物。而这种“象”，也可以通过实在的、非抽象的、物质的“像”来“有图有真相”地获得。要搞清楚这个问题，其实一点儿也不难，只需要把整个象数体系的核心把握住就好——这个核心就是八卦图。

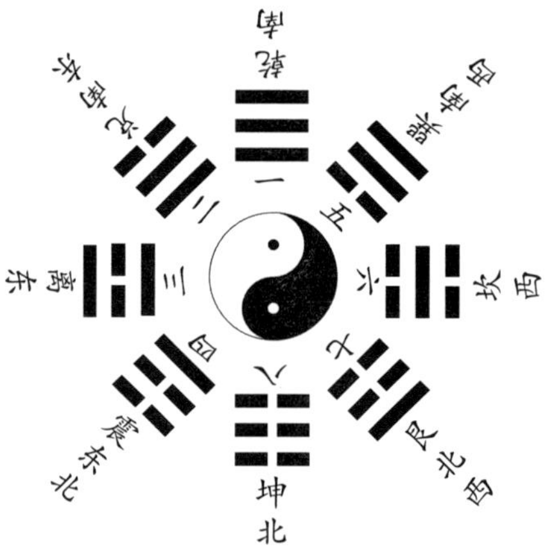

伏羲八卦图

八卦图有两种：先天八卦图和后天八卦图。

先看先天八卦图，也叫伏羲八卦图。见左图：

先天八卦图，传说为始祖伏羲所画，故又叫“伏羲八卦图”。这一幅先天八卦图，连同河图和洛书，可以说是中华文明的源头（参阅胡涂医著《问道中医·略说河图洛书》）。按照医家、道家的传承，《道德经》《阴符经》《周易参同契》《黄帝内经》等经典，皆从此先天八卦图中出。此先天八卦图，道尽天人之学的全部奥秘，古传中医的一切奥秘，均从此图出！此图一旦诀破，即可迅速明道，诸家经典立即在胸中冰释！这一幅图，炎黄子孙几乎都曾见过，可惜也是“百姓日用而不知”。随处能够看到的如此公开的一幅图，却隐含大道之至秘，真是“以其至公，示人至私”……

这个先天八卦图，也是“象数”“术数”的核心所在。下面我就择能够公开讲的且与用象数诊治疾病有关的，简单讲讲。

先天八卦图中的八卦为乾、兑、离、震、巽、坎、艮、坤八个“卦”，与这八卦相对应的八种“物象”依次是天、泽、火、雷、风、水、山、地。与这八卦相对应的“数”依次是1、2、3、4、5、6、7、8。这八个“数”，在老祖宗们看来，是宇宙的演化的“序数”，和于天地的“术数”者，就能获得天地的“正能量”加持，医道两家均认识到，天地、宇宙都是“道”的演化，用今天的话来说，宇宙万物均载有“道炁”的全息能信息，若能与“道炁”相合，则能得到“道”的无穷妙用，这就是老子所说的“同于道者，道亦乐得之”。八卦“象”与“数”的排列、组合载有宇宙的信息，而不同的排列组合又能转化为不同的能量，天体大宇宙如此，人体小宇宙亦如此！中华文明的“天人合一”观念说的正是这回事儿。天人合一的思想，正是医家“象数”分析与诊治疾病的核心思想！这个话题我们后面会深入谈到。只要搞清楚了这些“数”与人体各个部位的“象”相对应的关系，就可以给病人开出对治身心疾患的术数配方。当然，如果懂得根据中医的藏象学说、阴阳学说、五行学说等传统认知来处方，效果就更不一样。

下面列表表明各个卦象与数字及人体的关系：

卦	数	自然物象	五行	人体	功能属性	家庭
乾	1	天	金	首、大肠	健	父
兑	2	泽	金	肺、口	悦	少女
离	3	火	火	心、目、小肠	丽	中女
震	4	雷	木	肝、足	动	长男
巽	5	风	木	胆、股	入	长女
坎	6	水	水	肾、耳、膀胱	陷	中男
艮	7	山	土	胃、手	止	少男
坤	8	地	土	脾、腹	顺	母

从上表及先天八卦图均可看出，天地（即乾坤）、山泽（艮兑）、雷风（震巽）、水火（坎离）两两相对，把宇宙“空间”的八个大方向（即南、北、西北、东南、东北、西南、东、西）给定了下来。这就是古人说的“天地定位，山泽通气，雷风相薄，水火不相射”。宇宙的八个方位及八种属性都定下来之后，天地自然之象的“导航图”就昭然若揭了，其各条“道路”的编码就是1—8这八个“数”，仿佛今天常用的1号高速公路、2号高速公路般，其相对应的那条道路上的人体部位出了问题，就启用相对应的“数”来调整，“损有余，补不足”，这就是医家象数的基础，也是核心所在。中国的老祖宗认为，八卦所涵盖的“象数”，把宇宙万物看成一个“天人合一”的整体，人在天地间嘘星呵辰，天、地、人三者是一个息息相通的“整体”，大至日月星辰，小至人体毛发，乃至一切微尘，均是一非二。所谓“牵一发而动全身”，只要在人体上某个小地方运用某个“数”，就可影响整个肢体的能量运行，用今天的话来说，就是“再平衡”（Rebalance），而中医养生，追求的正是“阴阳平衡”，这也是《黄帝内经》所说的“阴平阳秘，精神乃治”。

当然，这个先天八卦图，老祖宗要表达的是用这幅图来描述“道”为何物。而“道”显然无法形之于文字，勉勉强强只能用这幅图来描述大道运化的根本规律与表象以及与道合真的整个“流程”。以后若有机缘，再深入向大家讲讲先天八卦图的其他秘密。

医易闲话

——后天八卦图

太史公在给友人任安写信发牢骚时曾引用典故说“文王拘而演《周易》”（见司马迁《报任安书》），说的就是周文王当年被殷纣王囚禁于羑里（今河南汤阴）时闲来无事，干脆演起《易经》来。现在的《易经》之所以叫《周易》，就是因为它是周文王当年在先天八卦图的基础上所演绎出来的。而《周易》的核心就在后天八卦图上！古传中医所说的“易”，主要指先天易，即先天八卦图所昭示的易理。但后天的易理，比如后天八卦图，事实上就包含在先天八卦图中。当然，这部分的推演历来都得有真师口诀，其传承“虽年移代革，而授学犹存”，从来没有断过。下面就讲讲后天八卦图。请见下图：

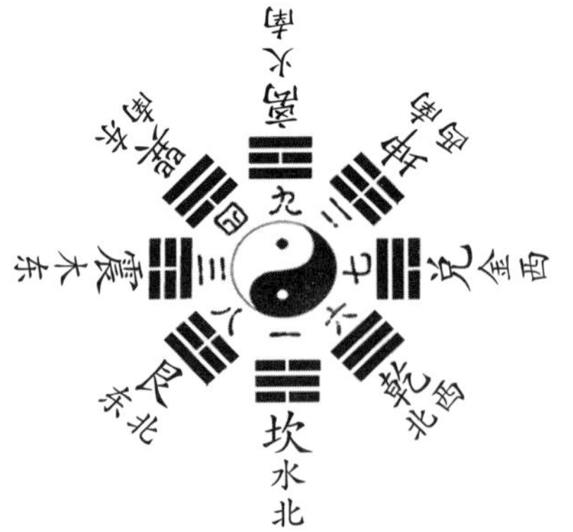

文王后天八卦图

后天八卦图，也叫作文王后天八卦图。按照《周易·说卦传》第五章的说法：“帝出乎震，齐乎巽，相见乎离，致役乎坤，说言乎兑，战乎乾，劳乎坎，成言乎艮。”这句话被普遍认为是后天八卦的理论依据。后天八卦图之所以叫作“后天”，就因为它描述的是后天的阴阳与五行，特别是五行，而先天八卦图述说的则是宇宙大道的本来面目，是先天阴阳未分的那个被老子“强字之曰道”的那个“东西”，也就是佛家所说的那个“本来面目”。医道两家有时也把它叫作“天真”“先天阴阳”。——这就是先天八卦图与后天八卦图的最大区别，即先天为“体”，后天为“用”。

后天八卦以五行相生为序，把天下万事万物同样归入五类，以“四时”的推移、运动、流动来阐述宇宙万物生长化收藏的“运动规律”，因此后天八卦图也被称为八卦流行图，并发展出后天八卦次序图，见下图：

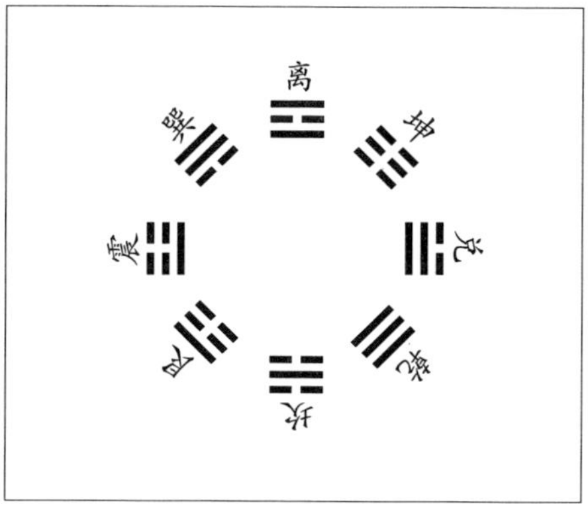

文王八卦次序

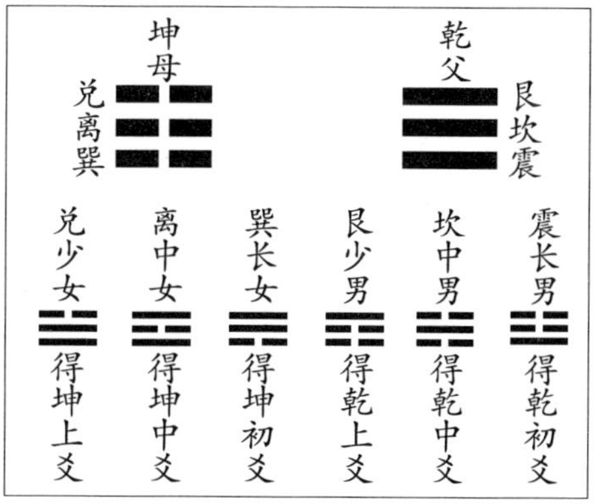

文王八卦方位

上面这个次序图，用家庭关系来比类八卦，阐述乾坤—父母—阴阳乃家庭、万物之本，万物在后天世界里无不分阴阳、无不互相依存、互相制约等规律。

在后天八卦图中，看下图：

卦	数	方位	五行	家庭
坎	1	北	水	中男
坤	2	西南	土	母
震	3	东	木	长男
巽	4	东南	木	长女
乾	6	西北	金	父
兑	7	西	金	少女
艮	8	东北	土	少男
离	9	南	火	中女

从上面这个表格归纳的情况来看，后天八卦图以离、坎定南北，震兑定东西，即南火、北水、东木、西金，其任一卦所代表的五行，顺时针旋转（从离到坎），相邻的是相生的关系，比如离为火，火生土（坤为土）。除了坤艮两卦，其他相对的任何两卦都是五行相克的关系。

医易闲话

——闲话五行

有不少读者问及传说中失传了的《连山》与《归藏》，这个问题胡涂医从来没有含糊过，世间哪来那么多失传！按照医家的千古传承,《连山》《归藏》《周易》三易大致都是一样的，只是排列次序的不同——对先后天的侧重不同而已。前面提到的先天八卦图，其实就包含了后天八卦图及各个版本的易学。再重申一遍：先天八卦图是描述“道”并指出从凡夫到觉悟证道——身心高层次彻底解放的理、法、火候等的完整、完备的天人之学，整个修道证道的“工艺流程”均在此一图中。先天图的最核心处，是坎离两卦所描述的先天世界（如果那算一个“世界”的话），及其所推导出来的阴阳学说。而后天八卦图则以四时的推移和万物生、长、化、收、藏的“动态”模拟，表述五行生克制约、化解诸关系，其侧重点是“五行”。中医处处可见阴阳五行的学问，不明阴阳五行学问，想要成为良医，几乎没有可能 —— 除非你得了古传中医的真传，学的是“先天地之生”的大道。对于想学术数的古传中医爱好者来说，五行学说只需要掌握几个要点就够了。下面就随便聊聊，反正瑞士与厄瓜多尔的球赛踢得不怎样。

首先，要明白五行学说认为世界是物质的，这个物质的世界被老祖宗们加以抽象推演，认为主要是水、木、火、土、金“五”类，这五类物质（Elements）无时无刻不在相互滋生、相互制约，因此是不断运动、变化着的，所以叫作“行”（Moving）。简言之，“五”指五类物质，“行”指运动变化。

医家用“比类取象”的方法，把人体（脏腑组织）及百姓日常生活有关的自然事物，按照其不同的属性，分别划入水、木、火、土、金这五行中。高明的中医就可以根据人体的生理、病理、外界环境、心理活动等关系来诊治疾病。我们这些受现代教育的人可能觉得世界是由一百多种元素组成的，简单划分世界万物为五行太过笼统。其实老祖宗们按照水、木、火、土、金划分的“五行”，只是抽象地、概括性地、归纳性地按照这五种物质的特点来进行“比类取象”而已。为什么是这五种物质而非其他，请参阅胡涂医著《问道中医·中医养生——因天之序，合道而行，24小时如何过12》。

关于这五类物质，作为入门知识，只需要先掌握这个表格够了：

五行	五味	五方	五气	五色	五时	五化	五行	五脏	五腑	五体	五官	五华	五声	五行
木	酸	东	风	青	春	生	木	肝	胆	筋	目	爪	呼	木
火	苦	南	热	赤	夏	长	火	心	小肠	脉	舌	面	笑	火
土	甘	中	湿	黄	长夏	化	土	脾	胃	肉	口	唇	歌	土
金	辛	西	燥	白	秋	收	金	肺	大肠	皮	鼻	毛	哭	金
水	咸	北	寒	黑	冬	藏	水	肾	膀胱	骨	耳	发	呻	水

其次要掌握“生克乘侮”的道理。五行学说的核心就是这个东西!

生，是指相生。具体是水生木、木生火、火生土、土生金、金生水。克，是指相克。具体是水克火、火克金、金克木、木克土、土克水（具体请参阅胡涂医著《问道中医·中医养生——因天之序，合道而行，24小时如何过12》一文），相生关系的任何一“行”，都具有“生我”和“我生”的“母子”关系——生我者为我之“母”，而“我生”者为我之“子”。而相克关系的任何一“行”，则都具有“我克”和“克我”的胜败关系。易学术语中，“我克”的就叫“我所胜”，比如水克火，水能“胜”火，故火为水之“所胜”。而“克我”的则叫“我所不胜”，比如水克火，火不能胜水，水为火之“所不胜”。—— 这些术语听起来很复杂，其实只要静下心来在纸上画一画就能明白。

五行相生，才有万物的生长、发展。五行相克，才有万物的制约、协调。所以《黄帝内经·素问·六微旨大论》说:“亢则害，承乃制，制则生化。”

五行相乘，就是相克得太过分了——超过了“正常的”制约程度。所谓“乘”，可以理解为“乘虚而入”。比如火气偏旺，而水又不能对火加以正常的制约、克制，太旺的火就会变本加厉地去克金，使到金更加虚弱。

五行相侮，则是偷鸡不成蚀把米——相克不成反被克，这是事物间关系失却正常协调、制约的表现。比如，本来是水克火，可是太强大的火会反过来去“欺侮”太弱的水。比如大火灾时消防车的水不如火大，喷水有时反而会加大火势。

根据五行相生、相克、相乘与相侮的规律，医家折腾出了很多具体的治疗思想。比如壮水制火、滋水涵木、扶土抑木、培土生金……如果运用象数诊治，在古传中医的传承里，对门外的外行人，用的就是这类东西，进行“逻辑推理”，根据不同的数字所携带的信息能量来进行虚则补之，实则泄之的“母子补泄”。而对于真得传承的人，则完全不需要这么麻烦，医者在诊治疾病时进入无思无为、寂然不动、感而遂通的恍惚杳冥的状态，对象与数的信息进行捕捉、分析，以推论出结果，整个过程仿佛“生而知之”般自然而然。有时若进入不了这样的“状态”，甚至可以辅助以患者的姓名、衣着、姿态、动作、邮件甚至很多“看似无关”的东西，比如当时刚好电话信号不通畅等“第一印象”——首先捕捉到的、为之心动的、有意无意地信息来做诊断。——而根据这不同的有关或看似无关的信息所得到的术数往往截然不同，一旦信息变了，术数就跟着变，这是高层次术数治疗的难懂之处。

医易闲话
——再说阴阳学

学易不能不学阴阳学说，毕竟“一阴一阳之谓道”。关于阴阳的话题，在胡涂医上一本书《问道中医》系列文章《“阴阳”他说》里已经谈到过，这里再说说大易与传统中医所说的阴阳。

先得强调一下，阴阳、虚实、寒热、表里，俗称中医诊病的“八纲”，这八纲与四诊（望、闻、问、切），是普通中医诊病的最入门也是最高深的法宝。而在古传中医的传承里，诊病有时候压根儿就用不着四诊八纲。就算治病，有时候也可以不理会这四诊八纲，糊糊涂涂就好，一任自然。当然，这是对于那些得了真传的人才能做到的，所谓“圣可如斯凡不能”，已经到了彼岸的明师们可以，普通学者则不行。所以普通学中医的，还是要老老实实学习四诊八纲的，尤其是想用象数、术数来治病的，如果你还没到达到一下子可以进入先天获得先天数字来对疾病进行预测、诊断甚至治疗的水平，而是需要通过后天的“逻辑推理”来获得象数，那就非得懂阴阳不可了，阴阳学说一旦通透，医家之理虽玄，也能基本通达了。所以明朝大医张景岳先生说“设能明彻阴阳，则医理虽玄，思过半矣”（见张景岳《景岳全书·传忠录·阴阳篇》）。

对于初学者，阴阳学说只需要掌握几个要点就足够了：阴阳对立、阴阳互根、阴阳消长、转化。

先说阴阳对立。阴阳学说认为，宇宙万事万物都存在着相互“对立”的阴阳两个方面。所谓“对立”，是指两个方面。一方面是标示事物的“对立特性”，比如寒与热、明与暗、难与易、高与低、美与丑、高价收费与完全免费等。而且阴阳是谁也离不开谁的，“对”着“立”的，所谓“孤阴不生，独阳不长”，一方的存在以另一方的存在为前提，阴中有阳，阳中有阴。八卦图中的坎离两卦便是阴中有阳，阳中有阴。另一方面是表示阴阳两种物质一直在互相制约化解着，在大宇宙如此，在人体小宇宙亦如此。比如，现在是夏季，本来是阳热很盛，但过两天夏至一过，阴气就会渐次以生，用来制约炎热的阳。又比如冬季本来是阴寒盛，但冬至一到，阳气却随之一阳来复，用以制约严寒的阴。这就是“阴极生阳，阳极生阴”。人体也无时无刻不在阴阳“对立”中。《黄帝内经》中所说的“阴平阳秘，精神乃治”，正是指人体阴阳两种物质要达到一种“平衡”，身心才能健康。

阴阳互根呢，则是指阴阳虽然相互对立，也互相依存、互相以对方为“根”本。阴阳互根可以说是阴阳对立的延伸说法，所有相互对立的阴阳双方都毫无例外互相依存着。比如没有热就无所谓寒，没有高就无所谓低，没有虚就无所谓实，没有穷就无所谓富，没有好就无所谓坏。在人体来说，阴指体内的（中医术语叫“阴在内”），阳指体外的（所谓“阳在外”）。在外的阳是在内的阴的物质运动的体现，所以中医说“阳为阴之使”。而在内的阴则是产生机能的物质基础，所以中医说“阴为阳之守”。阴阳双方若失去互相依存的条件，则会变成“孤阴”或“独阳”，那就不生不长了。

阴阳的“对立”与“互根”，一直是处于“运动”状态的，这种阴消则阳长、阳消则阴长的运动状态就是“阴阳消长”。比如现在是夏天，接着会是秋天、冬天，这就是“阳消阴长”的过程。到了冬天，慢慢过渡到春天、夏天，则是“阴消阳长”的过程。就人体来说，阳的方面，比如说各种功能活动的产生，就必然要消耗阴的方面物质——营养物质，这就是“阳长阴消”。而各种营养物质的消化、吸收、新陈代谢，又要消耗一定的能量（阳），若营养物质补充得太多，营养过剩，对人体的阳气伤害就更大，这就是“阴长阳消”。阴阳的消长必须保持处于一种相对的平衡状态，人体才能健康。如果阴阳的任何一方“势力”偏盛或偏衰都会导致疾病的产生。——这说的就是“阴阳消长”。

阴阳的“转化”呢，则是指事物的阴阳两个方面发展到一定阶段，还可能往各自相反的方向转化，阴可转化为阳，阳可转化为阴。这就是咱们老中常说的“物极必反”。

阴阳，说白了，就是两种“东西”的运动变化，它们同生同在，把阴阳说成物质说成气均无不可，但又似乎都不全面。阴阳既是物质的，又是精神的，它们可以互相转化，而把握阴阳，胡涂医在前面的文章里多次提到，就像把握光速，只是我辈凡夫，通过外求法无法超越光速，还谈何把握！ 所以老祖宗特别聪明，《黄帝内经》说“阴阳者，有名而无形”，干脆连“形”也给破了，您说，比光还快时，还有啥形呢！

阴阳的运动变化是我们的老祖宗对人体和自然认识的一大根本出发点。阴阳的运动变化，包含着量变和质变的过程。阴阳的消长就是一个量变的过程。古传中医的象数、术数治疗，就是运用先天易数的能量来影响人体后天阴阳变化，使人体达到一种阴阳平衡的状态。这就是术数、象数对治疾病的原理所在。

医易闲话

——辨别阴阳

在《黄帝内经·灵枢·病传》中，黄帝不无感叹地说“守一勿失，万物毕”。这个“守一”，正隐藏着医家的无上秘密。老子也说：“天得一以清，地得一以宁，神得一以灵，谷得一以盈，万物得一以生，侯王得一以为天下贞。”古圣前贤所说的“得一”，就是得到先天八卦图所表述的背后那个“东西”。这个东西，就是佛门著名的《中锋三时系念》中说的那个“东西”——“根蟠劫外，枝播尘寰。不经天地以生成，岂属阴阳而造化”。“一”一分出二，就是后天的世界，所以《类经》说：“阴阳者，一分为二也。”——养生修道，本来要追求的就是那个阴阳未分之前的“一”，古传中医诊治疾病之所以不需要使用四诊八纲，就是因为用的方法是“一”，所以才能做到“守一勿失，万物毕”，直接在先天状态感知阴阳分化、对待流行的状态，而不必用四诊八纲。用术数、象数来诊治疾病也如此，用的完全是先天象数。而对于无法返回先天的人来说，象数诊治就得学会辨别阴阳了。

中医从《黄帝内经》的时代开始，就已经早早懂得“引易入医”了，所以孙思邈真人说“不知易，不足以言太医”。易学的阴阳，在传统中医里几乎无处不在。对于想学习用术数、象数来把握和对治疾病的普通人，只需要掌握以下几个要点就够了。

先要明白，万事万物皆分阴阳，人体也不例外，所以《黄帝内经·素问·宝命全形论》中说：“人生有形，不离阴阳。”人体的各个部位、脏腑、经络乃至行气都可分为阴阳。大体来说，人体的上部属阳，下部属阴。体表属阳，体内属阴。背部属阳，腹部属阴。外侧属阳，内侧属阴。六腑（胆、胃、大肠、小肠、三焦、膀胱）属阳，五脏（心、肝、脾、肺、肾）属阴。五脏之中又分阴阳——心肺属阳，肝脾肾属阴。具体到每一个脏腑，照样又分阴阳，比如肾分肾阴、肾阳，心有心阴、心阳，胃有胃阴、胃阳。 此外，经络也分阴阳——经有阴经也有阳经，络也分阳络与阴络，比如手脚上各有三条阴经三条阳经。甚至气血也分阴阳——血为阴、气为阳。气还分阴阳，比如营气在内为阴，卫气在外为阳。

简言之，人体的上下左右内外表里前后各组织结构之间、每一组织结构自身各部分之间通通不离阴阳对立、互根、消长、转化的规律。中医的最入门也是最高深之处全在阴阳五行！

中医的阴阳学说认为人体的生理活动以“物质”为基础（这是多么“唯物主义”啊！），没有阴精就无以产生阳气，而生理活动的结果由于阳气的作用又不断化生阴精。如果人体的阴阳两种物质（比如阴精和阳气）不能相互为用而分离，人体也就寿终正寝了。所以《黄帝内经》中说：“阴平阳秘，精神乃治，阴阳离决，精气乃绝。”

用阴阳学说来看，人体之所以会生病，就是阴阳失去应有的平衡。疾病的发生、发展，直接关系到正气（可以理解为人体的抗病机能）与邪气（可以理解为致病因素）。正是基于这样的认识，古传中医才主张不必去分辨那么多阴阳。养生修道，最重要的就在于培育、补足、壮大人体的正气，其他皆为末技！ 而古传中医的各类养生方法，正椎、泡脚、养气、守神等无不是培育、补足、壮大人体的正气的妙法。若不能践行这些方法，那就还要啰哩叭唆去分辨正邪两气的阴阳了。

正气的阴阳，就是上面说的阴精和阳气。邪气的阴阳则分别叫作“阴邪”和“阳邪”。阴邪一般指两个方面，一指侵犯人体阳经的邪气，二指六淫病邪（即风、寒、暑、湿、燥、火六种病邪）中的寒邪和湿邪。阳邪则是指风邪、火邪、暑邪、燥邪。这些“邪”其实都是外来侵略者，所以也叫“外邪”。我们知道，外因永远因内因起作用，如果你正气足了，不管是阴邪还是阳邪都无法奈你何。所以，说到底，还是四个字：养足正气！所以《黄帝内经》才说：“正气内存，邪不可干。”

顺便说一下，普通中医常说的“阳邪致病”，意思就是阳偏盛而伤阴，为此出现“热证”。而“阴邪致病”的意思则是阴偏盛而伤阳，所以出现“寒证”。而所谓“虚寒症”，则是阳气虚制约不了阴而出现阳虚阴盛。“虚热症”则是阴液亏虚制约不了阳而出现阴虚阳亢。——疾病若如此细分则变化复杂，其实完全可以糊糊涂涂理解为“阴阳失调”就好。简言之，阳盛则热，阴盛则寒，阳虚则寒，阴虚则热。此外，阴阳的任何一方虚损到一定程度都会导致“对方”的不足，这就是“阳损及阴”或“阴损及阳”，如此这般“损”“及”下去，最后就是阴阳两虚，而阴阳两虚的最终根源，还是四个字：正气不足！

那么，明白了疾病的“阴阳”对象数、术数治疗有啥用呢？

很简单，对于普通学习象数、术数的古传中医爱好者，阴阳的道理可以用来指导自己选择主阴或主阳的先天数来达到阴阳的“再平衡”。比如，若阴盛则阳病，即阴寒盛而损及阳气，可用先天数中的主阳的象数来损其有余之阴，类似中医开药用的“寒则热之”的方法。若阴液不足不能够有效的制约阳而导致的阳亢，则必须补其阴的不足，使其达到新的“阴平阳秘”。

再说一遍，医家的术数、象数，若能明白先天八卦图的道理，则后面的东西完全可以不用。若普通不明先天八卦图“真相”的群众，则需要用到周文王的后天八卦图以及五行、阴阳等学说。而要弄明白先天八卦图这样的万古绝学，你不遇明师恐怕不行。要遇到明师，你自己不努力绝对不行。如果你努力践行了，到了一定程度，也许福德因缘就够了。

医易闲话

——取象比类

孔夫子在《周易·乾·文言》中说："同声相应，同气相求，水流湿，火就燥……圣人作而万物睹，本乎天者亲上，本乎地者亲下，则各从其类也。"孔子的这几句话，真是深得后天易理之三昧。夫子还说过，始祖伏羲在画先天八卦图之前，是上观天文，下察地理，近取诸身，远取诸物之后才做到的。（见《周易·系辞》："古者包羲氏之王天下也，仰则观象于天，俯则观法于地，观鸟兽之文与地之宜，近取诸身，远取诸物，于是始作八卦，以通神明之德，以类万物之情。"）孔老夫子的这番大易研究的心得报告，与《黄帝内经·素问·示从容论》所说的"及于比类，通合道理"，都是后天易学的思维模式。这种思维模式运用在中医上，就有了著名的中医藏象学说。想学象数、术数，必须懂得"比类取象"，懂得比类取象，藏象学说也就不在话下了。

取象比类，或叫比类取象，是我们的老祖宗在参天究地之后，为了启发后代子孙所总结出来的研究宇宙万物的思维方法。《周易·系辞》说，上古的圣人在窥见大道之后，言语道断，无法表达，只能用图像或差不多相像的东西来模拟、比拟、形容大道（见《周易·系辞》："圣人有以见天下之赜，而拟诸其形容，象其物宜，是故谓之象"）。取象比类是这各种模拟、比拟之后的再模拟、再比拟。

取象比类，简单来说就是“取用”自然界客观存在的“现象”作为媒介，通过归纳出来的各类“象”的相同、相联、相关的征象，来进行类比推理。换句话说，取象比类就是把自然界接触到的相关事物罗列出来，研究它们的共性，再通过其共性来类比、推演某一未知事物的方方面面情况。取象比类，有点类似我们今天所说的“类比推理”，但又不尽然。而其妙处，正在于“不尽然”。因为类比推理，从逻辑学上讲，得出的结论是经验结论，不够科学，所以受过现代化教育的人很难接受中国传统文化的这种“取象比类”的思维方式。事实上，取象比类，它虽然看上去相似类比推理，但是它最核心的偏偏不是类比推理，而是饱含着“通神明之德”的直觉和体悟在里面。比如在用大易之理来进行诊断疾病的时候，这种灵活性就非普通的类比推理所能同日而语。真正懂得取象比类的人，可以从患者的表情、姿态、动作、衣着、甚至患者所问的话，医者正在做的事等等信息来截取其与疾病有某种联系的信息。不说年龄性别，一个人某天所穿的衣服、所问的话和医者所做之事跟他所患的疾病看上去八竿子打不着，我们现代人会认为这哪有“类比推理”可言。但偏偏是这样无法“类比推理”的东西，在行家那里却是如此“脉络清晰”！受过现代科学教育的人可能会觉得这不科学，因为取象比类看上去是如此原始、笼统且有点儿荒谬。这里面的“灵性”部分看上去是如此“想当然”般的随机、随心，因此会让受过现代科学教育的人觉得这样的思维方式——靠当时当地的某一种直觉、体悟来看待客观世界，是明显的理性缺失。

也正是由于“取象比类”的随机、随心的灵活性，使得中医的世界里各大名家都可以尽情发挥。有时候他们的理论会大相径庭，这也是中医让现代人诟病的地方，同样是人体，有人说是阳不足，有人说是阴不足，有人说是燥热，有人说是寒凉，让西医们觉得好笑。历史上著名的金元四大家（即中国金元时期最有代表性的四位中医名家：刘完素、张从正、李东垣和朱震亨），他们的学术思想就天差地别。四大家之一的滋阴派祖师朱丹溪先生认为人体“阳常有余，阴常不足”，提倡滋阴降火。而补土派祖师李东桓先生却认为人体疾病，皆因为脾胃受损，即“内伤脾胃，百病由生”。因此提倡应该以升发脾阳为主。而攻下派祖师张从正先生却认为人体生病是由于邪气所致，因此治病就是攻邪，邪气去除了，人体元气自然就恢复，而攻邪的方法不外汗、吐、下三种。寒凉派祖师刘完素先生则大力倡导火热论，治疗上擅用寒凉药物以清热通利。这四大名家尽管中心思想不同，但他们各个学派都曾运用自己的理论治病救人、活人无数，这样的“理性缺失”并不影响中医千百年的治病救人。

取象比类如此“灵活性”，具体有何“特征”可循呢？

一般来说，就是中医的各种“本质”认知。比如天人合一的大整体观（参阅《医易闲话——大整体观》）。将人体各个部位与外界万事万物看作一个整体，从而进行类比、模拟、整合。其类比之“象”是动态的、功能性的，而非实体性的。比如说“心”，就不一定是指实体的心脏，而是指心的功能属性——心主神明，其华在面、心藏神，心开窍于舌、汗为心之液等等。所以如果硬要说取象比类的特征，那可以归纳出整体的、类比的、动态的、功能的、直觉的、体悟的、随机的、随心的。学习古传中医的，只需要知道有这么一种“思维方式”有这么一回事儿就够了，剩下的是在生活中不断实践而已。

医易闲话

——八卦思维

前面谈到的“取象比类”，让不少习惯了现代教育的人觉得几乎无从下手。取象比类如果只是单纯的类比推演，那的确是一种“理性缺失”，问题是，取象比类更多、更重要的是其思考过程（假如有这么一个过程的话）需要有足够的“灵性”。灵性的不可把握与非理性特征，使得其看上去似乎是“生而知之”般，让受惯逻辑思维、理性思维训练的人觉得学不来，因为这毕竟不科学。 这篇文章就继续谈谈这个方面的内容，希望大家能对易经、八卦的思维方式有个更深的了解。

先引用分析心理学创始人、瑞士著名心理学家荣格先生（Carl Gustav Jung，1875—1961）的一段话给大家看看这位宗师级的西方人如何看待咱们中华文明的大易思维：

几年之前，当时的英国人类学协会主席问我，为什么像中国这么有智慧的民族没有科学。我的回答是，这一定是一个视觉的错觉，因为中国确实有科学，它的代表作品是《易经》。中国的科学原则和中国许多其他东西一样，与我们的概念完全不同。《易经》的科学不是建立在因果原则基础之上，而是建立在我称为同步性原则基础之上。我对潜意识心理的研究使我多年以前就开始寻找另一种释义体系……我发现一些相互对应的心理现象不能够按因果关系相互连接，而是按事件的同时发生来连接，所以我称其为同步性。这就仿佛时间并不是一个抽象的概念，而是一个连续统一体。它可以以一种不能以因果对应原理来解释的方式同时作用于不同的地方，比如说，医师与病人之间好似碰巧出现的相同的思想、象征和心理状态。（荣格《悼念卫礼贤》）

我还记得年轻时读到这段话时的会心一笑，荣格老兄真是咱们中华文明的知音啊！荣格所说的没有“因果关系”相关联的心理状态，正是取象比类的思考过程或者说思维方式。这也正是孔老夫子所说的“同声相应，同气相求”，是对取象比类的一种总结。胡涂医在前面说过，大易的全部精华均来自先天八卦图，先天八卦图本身就是一种“图象”。可以引申来说，易经最核心的内容就是象、数、理，核心的核心则是象——取类比象！大易的象，包含了宇宙万物的动态之象以及贯通阴阳之象。这些象的“纲领”，就是乾、兑、离、震、巽、坎、艮、坤八个卦象。古人从这八个卦象，推演出错综复杂的64卦来包罗宇宙万有。老祖宗们用“以通神明之德，以类万物之情”的思维方式，把复杂问题简单化，这正是中华文明的一大闪光点。

八卦思维方式，就是用“取象比类”的方式把世间万事万物归纳入八卦中。很多人对“取象比类”可能还理解不透。象，其实可以理解为意象、表象、相象。类，则可以理解为同类、相同、有共性的。比，就是互相类比、比较。医家会将人体的生理病理之象归类于八卦之中，以便对人体阴阳消长、盛衰变化进行诊断（包括判断、追测、预测等）和治疗。

那么这种八卦思维究竟如何用呢？具体应该取啥象比啥类呢？

回答这样的问题之前，得再重复一遍胡涂医在上一篇文章《医易闲话——取象比类》里说的话：“天人合一的整体观。将人体各个部位与外界万事万物看作一个整体。”这句话也可以理解为，人体自然受制于万物受制于大道。所以《阴符经》曰：“万物，人之盗。”天人合一中医本质属性意味着，世间万事万物都在大道范围内，都在八卦场的变化中，都在自然规律的制约中。人与天，人与地，人与万事万物，每一时刻都在相互消长、相互为用、相互联系、相互渗透的阴阳、五行运化之中。说得再明白一点，在任何一个特定的时空点，都对应着人体的阴阳消长与盛衰之象。换句话说，这一特定时空点，任何一种动态、任何一种象，均可反映人体阴消长与阳盛衰状态。

医易闲话

——断易天机

孔夫子无疑是《周易》发展史上的一座丰碑，尽管他老人家玩的是后天易学。孔夫子有一次在回答学生子路如何做个好医生时说过这样的话：一个人如果没有坚持实修实证的恒心，是不可以玩古传中医的。一个没有恒心信德的人，哪怕他得了传承，也会最终失败蒙羞。这一点，不必去占卜也能知道！见《论语·子路》："子曰：南人有言曰：人而无恒，不可以作巫医。善夫！不恒其德，或承之羞。子曰：不占而已矣。"

孔子的这句"不占而已矣"，后来被荀子"发扬光大"了一番。荀子说："见之不若知之，知之不若行之。"(《荀子·儒效篇》）正信不足的人，总要装出一副言辞恳切的伪善样子。所以整本《春秋》，随处可见那些诸侯动不动就立约却没起誓，毫无约束力的立约一大堆。而《诗经》里，那些所谓的君子屡屡有盟约也不见得有遵守，所以真懂《诗经》的都不愿去评说，真懂《易》的也都用不着去占卜，真懂《礼记》的也都用不着去取啥象，因为他们都是"得一"的人，内心都明白。见《荀子·大略篇》："不足于行者，说过。不足于信者，诚言。故春秋善胥命，而诗非屡盟，其心一也。善为诗者不说，善为易者不占，善为礼者不相，其心同也。"

荀子这句“善为易者不占”，从此成为学易的人的口头禅，千百年来众说纷纭。 胡涂医相信圣人所说的“善易者”，必定是那些“得一”之人，他们懂得把握阴阳，洞悉天地阴阳变化，深谙五行制化之理，他们“通天地造化之机，察阴阳进退之变”，哪里还需要去“占”呢！“收拾乾坤归眼底，一肩担却古今愁”就好，没啥需要占的。

当然，这是对于“善易者”而言。对于普通初学者，当然还是该占就占的，否则学不能以致用，难有信心深入研究下去。只不过要把它当成一件严肃的事来把玩，不要动不动就瞎起卦。

还有一个问题就是，起卦容易断卦难。断卦，最大的天机还是先天八卦图！先天八卦图既是最入门的，又是最高深的。不得师传真诀，那就还是要学会“取象比类”。不懂“取象比类”，那就得熟悉《周易》了，尤其是64卦。所以前些年有人问我是否要背熟《周易》，我说那是后天易，不必背，后来又有人问我同一个问题，我却说要烂熟于胸。为什么如此“出尔反尔”呢？因为问的人不同，答案自然不一样。这也正是大易之理：简易、变易、不易。一切都很简单，一切都在变，一切“看着办”。

上面说的断卦，未免太过“高大上”了，普通学者该如何学习断卦呢？

一般来说，起卦得出一个卦后，要先认真、严肃阅读该卦的卦辞，细细体会该卦的卦象“精神”，再进一步根据变爻情况，细读其爻辞，从中体悟、感悟所要决断的事物。慢慢把玩，如喝好茶般，终会品出个中三昧。

医易闲话

——藏象 vs 五脏

中医的核心理论藏象学说无疑来自《周易》，现在的中医教材常把藏象学说写作脏象学说，这既对又不对。说它对，是因为藏象学说的确是关于脏腑的学说，说它不对是因为藏象学说是老祖宗们从大易之理的基础上进行比类取象而发展出来的用天象、地象、物象、人象等“类比”的方法来阐述人与自然、人体脏腑与天地万物之间的相互影响、相互制约的关系。所以藏象学说的核心内容固然与脏腑有关，但却非解剖学意义上的脏腑，而是通过类比，用五行之间的生克制化规律来了解人体的生理、病理现象。老祖宗们认为，再微小、再隐蔽的人体疾病，不管“藏”得多深，总会通过种种迹“象”显露出来。人体是一个完整的统一体，任何一个器官有病，其他器官都要受到影响而有所表露。

藏象学说的核心是按照脏腑的不同功能属性和特点与五行进行类比。简述于下：

肾：藏精，精当然属于“水”（液体）的一种，而人体不断代谢的水液，从胃开始受纳到脾来运化传输，接着肺进行通调，最后归于肾以后，肾中阳气发动，将其气化而分清浊，清者回到肺去输布于各个脏器，浊者注入膀胱排出体外，如此循环反复，靠的都是肾阳的力量。一个人如果肾阳不足，“气化”就会失常，用现代语言来说就是水液代谢障碍。一般所说的小便短少、身体浮肿都与此有关。因此医家常用的对治的办法就是补益肾阳、健脾化湿。胡涂医在《问道中医》一书中提到的“冬虫夏草法”就有这个作用（参阅《 问道中医 · 中医养生 ——因天之序，合道而行，24 小时如何过 8》）。

顺便说一下，肾阳是人体阳气的根本，对人体起着温煦和生化作用。肾阴则是人体阴液的根本，对人体起着滋养、濡润的作用。肾阴与肾阳，跟任何阴阳关系一样，在人体内也一直互相依存互相制约以维持人体的阴阳平衡（参阅《医易闲话—— 再说阴阳 》）。所以中医特别重视养肾，甚至有“肾为先天之本”之说。肾的精气盛衰，直接关系到人体的生殖生长发育强弱。故医家特别强调要寡欲保精。

肾在八卦中为坎卦，其象为水，五行属水，其先天八卦图之数为“6”。

肝：藏血，血当然也是液体，为什么肝却是五行属木呢？这是因为肝气喜条达，主升发、舒展，如树木一样，故取象比类为木性。而且肝血需要依赖肾气的滋养，这正是“水生木”之象。肝喜条达、疏泄的特性，应在人体上就是人体的气机升降与调畅。如果一个人的肝气不舒畅，就容易沉闷欲哭、郁郁寡欢，如果是女子，则容易导致月经不调，男子则多表现为消化功能不强。 肝血不足的人，容易出现手足颤抖、肢体麻木、伸张不利，这是因为肝血不足以养筋，肝气无法“喜条达”之故。肝血的盛衰，直接影响到筋的运动，所以中医书上常说“肝主筋，其华在爪”，因为“爪为筋之余”。

最养肝的方法是性格开朗，四通八达做人做事，慈悲喜舍都有一些，结合早睡、练习保肝护胆的方法（参阅胡涂医著《问道中医 · 医家秘传——保护肝胆的妙法》），最伤肝的方法是熬夜、终日郁郁寡欢，好像谁都欠你钱一样。

肝在八卦中为震卦，其象为雷，五行属木，其先天八卦图之数为“4”。

心：藏神，主血脉，其华在面。心在八卦中为离卦，其象为火，五行属火，其先天八卦图之数为“3”。

心所藏的“神”，可以理解为人体生命活动的那个“指挥中心”，即人体的精神、意识、思维等。这就是麻烦所在！因为现代生理学清楚明白地指出人的精神活动、思维能力都是大脑的功能，而中医却偏偏认为其“背后”与五脏，特别是“心”有关。如果“心”的功能正常，因为“心藏神”，所以一个人的神志就清楚，精神就正常。如果“心”的功能有问题，重则精神失常，轻则使人“六神无主”，诸如失眠、健忘、少年痴呆等等。

所谓心主血脉。血是血液，脉是血液的通道。血液运行于脉中，主要靠心气推动。所以中医有“气行血亦行”之说。心气的强弱决定脉道的盈亏，这可以从脉象和面部的色泽反映出来。血气旺盛的人，血脉充盈，其脉象自然和缓有力，面色红润。如果一个人的心气不足，必定脉象细弱或节律不整，面色恍白。所以叫作“其华在面”。

脾：主运化、统血、肌肉四肢。“运化”，用现代语言来讲就是消化吸收、输送营养物质和水液到五脏六腑、四肢百骸。脾脏负责把人体所需要的营养、水液运输分布于全身各器官组织以发挥其滋养濡润的作用，代谢后不需要的水液会经过肾脏、膀胱排出体外。这个过程主要是脾、肺、肾三家互相协调来完成。很多坐办公室的人常常可见大腹便便、头重体沉，这是脾为湿所困的原因。脾在五行中属土，喜燥恶湿。要对治这种现代病，就要健脾利湿。而健脾利湿，就不能不顾及肺、肾两家。所以高明的中医会先振奋肾阳来祛除阴邪，然后助肺气以利肃降。

脾在八卦中为坤卦，其象为地，五行属土，其先天八卦图之数为“8”。

肺：主气、宣发、肃降。这里的气包含呼吸之气和“天气”。呼吸之气不用说了，“天气”则是《黄帝内经·素问》所说的“天气通于肺”。现在的中医教材对“天气”的解释一般都是大自然的清新空气，这是错误的。这里的“天气”是指“肺朝百脉”之气，这个气就是“真气”。真气又是什么东西呢？真气不是什么东西，它是那种用来“精神内守，真气从之”的东西。如果硬要解释它，可以理解为普通所说的“肺气”——水谷之精气与肺所吸入的气相结合而积于胸中，通过心脉布散全身的那个“肺气”。老百姓所说的“有气无力”，在中医看来就是肺气有一点儿，但太虚弱了，导致身倦无力、语言低微、呼吸无力。

我们知道，肺气推动全身气血津液散布全身四肢百骸，内达经络脏腑，外通肌肉皮毛，无处不到，这就是“肺主宣发”。咳嗽、喘气、鼻塞、胸闷等都是肺气得不到宣发所致。医家治疗这类病，一般都要振奋肺脏宣发的功能。肺在五行中属金，而金生于土中，所以要振肺气，必佐以健脾。肺在八卦中为兑卦，其象为泽，五行属金，其先天八卦图之数为“2”。我第一次听北方人骂人很“2”的时候觉得很有道理，估计他们是骂人肺气太虚，宣发肃降都不行，所以很傻吧。

肺气虚的人，皮肤不固，容易受凉感冒，容易出汗。原因就是肺把水谷精微散布于人体各个角落包括皮肤、毛发，而皮肤的汗孔也有散气以调节呼吸的作用，若肺气虚弱，皮肤毛发得不到应有的温养而无法抵御外邪的侵袭。

上面也提到了，人体水液代谢的作用，要有肾、脾、肺三家来协调完成。而肺的“做法”就是通过宣发和肃降来完成。宣发与肃降是相辅相成的。一个人如果能做到呼吸均匀，则肺气出入自然通畅，这就叫“宣降正常”，若肺气不宣或肺失肃降，则会引发咳嗽、喘息、胸闷、肋骨胀痛、小便不利、水肿等问题。所以胡涂医前面介绍过的“养气法”，通过慢慢练习，会慢慢达到呼吸细、柔、长、均、匀，如此，可养肺气，更可养五脏六腑之正气。

以上谈的，是五脏的五行“藏象”。事实上，藏象学说表明，每一个脏腑既是独立存在的，又是密切相关的。肝肾水木同源，心肾水火既济，肝肺气血升降……总之，五脏除了有水火气血的阴阳互根关系，还有金木水火土五行的制约化解的关系。所以《黄帝内经·素问·玉机真藏论》说：“五脏相通，移皆有次。”

医易闲话

——八卦人生

《周易》常常被当作用来占卜的书。为什么易经能够占卜——判知或预测事物呢？这当然有很多解释方法，比较能让人接受的解释就是任何事物都有其发展变化的规律，大易之理正是用其简易、变易、不易的原理来把握、分析、判断事物的发展情况。毕竟任何事物都有其发展规律，这是“不易”，而发展就意味着有各种各样的变化，这是“变易”，不变的那个主宰是先天八卦图所要揭示的那个“东西”，变化也有其规律可循，那么就可以用简简单单的八个卦来推演，这就是简易。当然，如果要再 morden（现代）一点，可以解释为万事万物都有全息性。全息，简单地讲就是每一个小的局部（比如单个的信息元）都包含着一个大的时空整体全貌，所以任何事物都可以从其一个局部层面看到它的发展趋势，因此不难“预测”其未来。比如刚才大头娃娃同学在我家包饺子，我在旁边沏茶，抬头看到她在数包了几个饺子，我就说不用数了，是 51 个，结果她数到最后真的是 51 个。她哈哈大笑问我怎么知道，其实这都是八卦预测、判知的道理（当然，您也可以理解为这是“瞎猫撞到死耗子”）。

现代的全息概念是 1947 年由匈牙利的物理学家 Denise Gabor 发现，他于 1971 年因此获得诺贝尔奖。后来的全息照相术就是全息概念的应用，全息照所照到的是物体的光波而不是物体的形象，即使那件物体已经不在了，只要有这样一个照相记录，就能使原来的物体“形象”再现（参阅互动百科“全息”词条）。而中国的全息概念早在伏羲画八卦的时候就被应用得淋漓尽致了。一部《易经》就蕴藏着丰富的全息概念！大易的每一个“卦”都是一个宇宙全息元，后天八卦图就是宇宙全息图的缩影（而先天八卦图则是宇宙生成之前的道的缩影），浓缩着宇宙阴阳运动的互根、消长转化等规律。所以古圣不无感叹地说：“夫易，广矣！大矣！以言乎远则不御，以言乎迩则静而正，以言乎天地之间则备矣。”（见《周易·系辞》）。中医经典《黄帝内经》中更是处处可见全息概念的运用。比如在《黄帝内经·灵枢·五色》中就提出人体的鼻子、明堂、面部就包揽着全身的全部信息，并指出端正、宽阔、饱满，在十步之内都能看得清楚的明堂，可以活一百岁以上。见《黄帝内经·灵枢·五色》：“明堂者，鼻也……其间欲方大，去之十步皆见于外，如是者，寿必中百岁……明堂骨高以起，平以直，五脏次于中央，六腑挟其两侧，首面上于阙庭，王宫在于下极，五脏安于胸中，真色以致，病色不见，明堂润泽以清，五官恶得无辨乎。”——中医从鼻子、眼睛、面部、人中、舌象等能够看出一个人的五脏六腑健康状况的诊法就是典型的全息信息应用。

《周易》所谓“一阴一阳之谓道”，说的是宇宙万物，无论大小宏观微观，一切的一切都含阴阳，八卦图就是阴阳相互运动的征象，这个阴阳理论可以说是大易全息律的体现。为什么这么说呢？大易的阴阳运动理论，描述的是宇宙统一的全息律，宇宙万事万物都蕴含着这样的一个规律，即阴阳互根、阴阳消长转化乃至阴阳平衡。换句话说，八卦就是宇宙万物阴阳运动的全息描述，所以宇宙万事万物都存在着八卦信息。正如《黄帝内经·灵枢·宝命全行论》所说的：“人生有形，不离阴阳。”在医家的千年秘传里，没有那么多现代名词，都笼笼统统地叫“卦气”，用现代的话来说，就是八卦场、八卦能。天地万物无不有一个八卦场，无不受大八卦场的能量影响、制约。所以八卦的“数”才能影响到人体的生理、心理活动。这也是八卦术数、象数能够治病的道理。

人体不仅在“表面”上每个部位存在着宇宙阴阳全息，而且人体所发出的信息也包含着整个生命体的阴阳全息，所以医家才能做“千里诊病”。参阅胡涂医《问道中医》一书中的文章《医家秘传，千里诊病——兼答“中医修正”网友》。如果这些太玄太难以置信，那么就这样说好了，人体所表现出来的神态、神情，所呈现出来的脸色、声音，所表现出来的脉搏跳动，所分泌出来的体液、浊物等等，都包含着人体的全部阴阳全息。所以明朝的张介宾先生才说“设能明彻阴阳，则医理虽玄，思过半矣”。而如果从藏象学说的观点看，人体的每一个信息元都包含着一个藏象全息，比如五脏六腑，气血运行等等的变化都可以通过藏象全息的集中点——寸口脉象上反映出来。人体存在着无数个全息信息区，高明的中医，能够从任意一个信息元“捕获”所需要的信息来作诊断，而更高明的中医则压根儿就不需要那么多“信息”，宇宙在手，万化生身，身心自在。

总结一下，从大易之理看，八卦是整个宇宙的全息缩影，人体又是整个八卦的全息缩影，而人体的每一个信息元——全身的任何一个部位、任何一点东西都是人体八卦的全息缩影，成语“息息相关”说的就是这回事儿。为什么术数、象数能够用来预测、诊断和疗愈疾病？就是因为不同的数的组合对应着不同的八卦能量场，有反观内察能力的人可以观察到，不同的数字会发出不同的“信息波”和不同的颜色等，这些信息波会向人体各个脏器输出能量，自动调节偏盛或偏衰的阴或阳，使人体达到“阴平阳秘，精神乃治”。

人的一生都活在八卦场的阴阳变化中，真是人生何处不八卦。得，这就去八卦世界杯！

医易闲话

——道 vs 器

大易之理不好懂。现代人若要学易，最应该“学习”的就是对“道”的认知。而“道”这东西，用老子的话来说是“迎之不见其首，随之不见其后”，无形无相，未明道的普通人无法“认知”，明道者也无法描述，这就是佛家所说的“言语道断”。《周易·系辞》则给我们提供了一个认知道的“思路”：“形而上者谓之道，形而下者谓之器。”

所谓“形而上”之道，就是无形无相，看不见摸不着，但高高在上，主宰着万物的道。而“行而下”之器，则是有形有相的世间万物。形而下的世间万物，受形而上的规律所制约。因此若要学易，就要学习如何掌握一种符合“形而上”规律的思维方法，或者说世界观与方法论。只有方法论解决了，我们才能更灵活地去认识、把握形而下的世间万物。比如学习中医，就得先学习形而上的思维方式才能学得通，这正是胡涂医一再宣称的“学中医就是学道”的原因。一直有人问我，自学中医要读些什么经典，我一般会把那篇《自学中医——明师就在经典中》(参阅胡涂医著《问道中医·自学中医——明师就在经典中》) 提到的经典随便说上几部。事实上，从汉朝到清末民初，中医典籍光有统计的就有五十万卷以上，这么多医书，就算一个人从娘胎里开始读起，每天读它十来八卷（且别说一卷往往有很多册），一辈子也读不完，更别说近些年各路中医养生大师们汗牛充栋的中医书籍了。所以古传中医的学法，干脆就从实修实证——以身证道开始。换句话说，实修实证就是古传中医的学法！当然，实修实证，还包含“形而上”的思维方法的学习。

《周易·系辞》所讲的“形而上”和“形而下”，就是要我们懂得“化而裁之”与“推而行之”，即懂得灵活“变通”。就像上面说的，从古到今的医书浩如烟海，一个人一辈子也读不完。但所有的医书几乎都在谈论人体与自然的阴阳变化与五行生克！学习中医，不应只是学习四诊八纲等诊治技术，更应该学习其“形而上”的思维方法。一个真正的中医，必定是一个把中医当成道来领悟的人。一个真正的良医，必定是一个躬身证道的人。因此，一个人若想得医道之至极，非得以身证道、明道不可！

悟道、明道，对普通学习中医的人来说实非易事。但中医基本的“哲学”均从大易阴阳之道发挥而来。也正因此，中医各个“派系”有时看上去针锋相对，却都能济世活人，这是西医所不能理解的。比如著名的“经方派”，在用方药治病的过程中，只要能“对症”，即准确判断病症的症候群，使用同一个药方固然可以治疗疾病，使用不同的方子也能治疗疾病。而“时方派”则是根据不同时期的不同个体采用不同的治疗方案，照样能够达到治疗效果。所以胡涂医常常调侃说中医就像经济学，怎么忽悠都有道理——只要明了大道之理，诊治疾病大可谈笑用兵。

说到底，除了实修实证，古传中医别无圣法。

医易闲话

——易理三原则

《易经》的英文名常被翻译成 The Book Of Change，直译就是“改变之书”。这正是《易经》的三个核心原则之一：“变易”。想学象数、术数，就得先明白易学的三大原则：变易、简易、不易。

所谓“变易”，说的就是 change 或 uncertainty。医家对大易象数的理解认为，宇宙万物都是在发展变化的，任何事物“发生”“产生”的同时就预示着它的变化、终结、演变。用易学的“行话”来说，事物产生，就是“本卦”，事物的变化，则是老百姓常讲的“变卦”（易学也叫“之卦”），事物的终结，则是“对卦”（也叫“错卦”）。易理认为，一个事物终结的同时，也预示了新的事物产生，而新生的事物又预示着其发展变化乃至转化或消亡。这就有点像现代科学所说的“物质不灭”。如果一个人能深通易理，自然就可以见微知著，从某个看似毫不相关的“信息”推断出事物的未来发展方向。因此《易经》自古被人们认为是可以用来预测、占卜、算命之书也就不奇怪了。在《易传》中，关于“变易”的道理，几乎俯拾皆是。比如：“易之为书也，不可远；为道也屡迁，变动不居，周流六虚；上下无常，刚柔相易；不可为典要，唯变所适。”这句话的意思很明白，说的是《易经》这本书，是最切近我们的日常生活的。

所谓“不可远”，就是老子所说的“大道泛兮，其可左右”，它前后左右东南西北上下时时处处都“在”！学易之道贵在懂得“屡迁”，懂得其常常变迁、变化之道。因为大自然万物时时刻刻都在变化。观察事物的角度不同，得出的结论就会迥异。“上下”固然“无常”，“刚柔”也可以“相易”、变化。时间、空间总在变化着。所以学易要谨记“唯变所适”。大易的核心原则之一就是“变易”，用“变”的思维方式来看待及处理一切事物，才是学易最要紧的原则。这种思维方式应用在象数、术数治疗上，就是要懂得疾病的变化之道，才能做到“透过现象看本质”，对症施治。

所谓“简易”，说的就是simple或simplified。大道至简至易。不管事物如何错综复杂变化多端，只要能够把握其规律，总能把复杂的问题变简单。好比对传统中医所说的阴阳、虚实等的把握，只要明白是“正气不足”就可以变得非常简单。老子曰：“吾言甚易知，甚易行。”

至于“不易”，则说的是unchanged或certainty。尽管天地万物时时刻刻都在变化中，但其背后的“主宰”却是不变的、不易的！这就是老子说的“独立而不改”的那个东西！如果能够窥见那个“不易”的大道，何愁不了解其所主宰的一切呢！问题是，我们这些未明道的凡夫，不可能窥见大道。怎么办呢？那就要拓宽思路，别被事物变化的表象忽悠了。比如在先天八卦图中，乾卦之数为“1”，乾为天、为金、为首、为大肠等等，这么多“表象”看起来都在变化，似乎也都不简易，但其“不易”之处就是，乾为“江湖老大”的地位不变！

医易闲话

——十传

医易之学，是天人之学的一部分。若能弄明白先天八卦图，一切易理自然冰释。可是我们普通人不可能获得如此稀有难得的传承，怎么办呢？那就只好老老实实从最基础的学起了。这个基础，可以从孔夫子所作的“十传”学起。“十传”也叫“十翼”，是孔夫子亲身学习《易经》的心得报告，以便启迪后人更好的效法、学习大易。孔夫子的这十篇心得，就像给《易经》添上了十个翅膀，可以帮助后学飞得更高，看得更远。所以学易，应该先把“十传”中的哲理、思维方式、方法论等做一个深入的探究，而不应该一开始就把自己扔进那些“仁者见仁，智者见智”的经文中去。

十传分别是：

1.《系辞上传》

2.《系辞下传》

3.《彖上传》

4.《彖下传》

5.《象上传》

6.《象下传》

7.《文言传》

8.《序卦传》

9.《说卦传》

10.《杂卦传》

上述“十传”，十篇心得报告，其实是谈七个内容。下面胡涂医就简略谈谈。

先说《系辞传》。这个传分上下两个部分。《系辞上传》谈的是为什么创立八卦以及整个易学的世界观、方法论。而《系辞下传》则具体引用《易经》中的爻辞来做例子，用以讲解易学的世界观、方法论、人生观以及自古以来人们如何利用《易经》指导生活的方方面面。简单来说，这个《系辞传》是想告诉我们《易经》的世界观、宇宙观以及如何用易理看待、对待宇宙万事万物。其核心内容是整部《易经》的本体论思想——“一阴一阳之谓道”的真理。这个思想可以说是奠定了易学最根本的“辩证观”，类似于现在人们所熟知的“对立统一规律”，但远高于那个对立统一规律。

再说《彖传》。所谓“彖者，断也”。上下两部《彖传》都是用“阴阳”之理来“断”定、判断某一个卦是什么意思，表达什么内涵。换句话说，《彖传》是以阴阳学说和《系辞传》中所论述的世界观、宇宙观来评判六爻卦的具体卦名、卦意和卦德。卦名，是指一个卦的名字的含义。卦意，这是孔夫子从儒家创始人的角度对某一卦的意思进行更靠近儒学定位的解释。卦德则指其所表示的事物及规律。《彖传》的功用，就是用来“断卦”。要判断、说明 64 卦中的每一个卦的作用，必须依据“彖”辞。这一点在《系辞传》中也有强调：“知者观其彖辞，则思过半矣。”

《象传》则是被大儒们忽略，但却是被医家运用得淋漓尽致的内容了！事实上，“象”才是易学的真传！中华文明中的诸多神奇象数、术数，离开“象”几乎免谈。对于象的重视，整部《周易》几乎俯拾皆是。比如大家耳熟能详的“易者，象也。象也者，像也”，“观象系辞，圣人则之”，“八卦成列，象在其中”……学易最该先掌握的就是易象！那么《象传》具体有什么作用呢？——它不仅能够用来解释一个卦中的“局部特性”，而且能用来解释卦辞和爻辞。如果说“彖”是解释一个卦的整体意义的话，那么《象传》则是解释这个卦的局部、个体意义、原因和根据。

《文言传》呢，则专门解释“乾”“坤”两卦到底表示什么意义。《文言传》的要点主要有四个：

1. 比类、分类、类化及其调查、统计、归纳的方法论。所谓“本乎天者亲上，本乎地者亲下，则各从其类也”。在医家看来，就是心心相印的传承。

2. 共振、谐振的趋同思想。所谓“同声相应，同气相求”。在医家看来，就是一种“气场”效应。

3. 积极主动、乐观进取的人生观。所谓“天行健，君子以自强不息”。在医家看来，就是躬身实修实证。

4. 勇于承担、忍辱负重的品性。所谓“地势坤，君子以厚德载物”。

《序卦传》则是说明 64 卦先后排列顺序及其为何如此排列的道理。在 64 卦顺序排列方面，医家秘传的内容与孔夫子拟定的差别太大，不便公开谈论。

《说卦传》则是解释组成64卦的那8个基本卦（即“八卦”“经卦”“八经卦”）的具体（或抽象）含义和组合结构。简单来说，《说卦传》要“说”的就是八卦主要的意义及其所指的具体事物、状态、构成、分布等的内涵意义。古传中医的象数、术数的最基础的“表述思想”、方法基本上都要具备《说卦传》中的内涵基础知识。

最后一篇《杂卦传》呢，则似乎要打乱《序卦传》说提倡的 64 卦排列顺序，它归纳了任何两个互为“反”“对”卦的卦义，使后学更容易记忆、比较 64 卦中各卦的总体意义。这部分的内容是学习古传中医者必须烂熟于胸的。

以上“十传”，若能全面掌握，则学易会变得十分轻松。所以难怪要叫作“十翼”，让人学起来如虎添翼！当然，要烂熟于胸的内容，并不是要大家变成书呆子，只懂得死记硬背。而是说通过熟记这些内容，使我们能够慢慢深刻学习、体认易学的“精神”，以期最终掌握一种研究、分析、认识、表述事物及其规律的思维方式及方法，学以致用，才是最“涨姿势”的学易方法！宋代易学大家邵雍先生说“人能用易，是为知易”。可见，与其背熟《易经》《十传》，不如懂得运用它。而这，正是古传中医的强项。

医易闲话

——象

佛经《涅槃经》中讲了一个故事：

有王告一大臣。汝牵一象来示盲者。大臣受王敕，多集众盲，以象示之，时众盲各以手触。大王及唤众盲各各问言：“汝见象否？”众盲各言：“我已见。”王言：“象类何物？”触其牙者即言：“象形如萝菔根。”触其耳者言：“象如箕。”触其头者言：“象如石。”触其脚者言：“象如臼。”触其脊者言：“象如床。”触其腹者言：“象如瓮。”触其尾者言：“象如绳。”善男子：如彼众盲不说象体，亦非不说，是众相若悉非象者，离是外更无别象。

这就是著名的“瞎子摸象”的故事。这个故事的寓意不用我说了。我们现代人学易，也很容易变成故事中的盲人。因为易理的“象”，是学习《易经》的最根本的基础，弄不明白“象”，若无缘获得医家秘传的先天八卦图真传，医家的象数、术数疗法就无从学起。所以这篇文章还是来谈谈“象”。

象，简单来说包括卦象、爻象以及其所包涵的“数”“阴阳”“五行”

性质的定性之“象”。万事万物的“象”与其“体”是相互对应的。医易的核心之一，就是力图通过以抽象的（或具体的）“象”来判定其相对应的“数”，以期使“数”与人体发生“同声相应，同气相求”的和谐共振气场，从而促进人体阴平阳秘。

《易传》中，多处提到“象”：

“易者，象也。象也者，像也。”
“八卦成列，象在其中矣。”
“天垂象，见吉凶。圣人象之。”
“君子居则观其象而玩其辞，动则观其变而玩其占。”
“圣人有以见天下之赜，而拟诸其形容，象其物宜，是故为之象。”
“在天成象，在地成形。”
“观象系辞，圣人则之。”

八卦的八个卦象看似简单，但是很多人无法学通，原因恰恰是因为其太简单！胡涂医在前面的文章《医易闲话——先天八卦图》中列出的表格，八个卦的“自然物象”简单得很。但若不懂得“取象比类”来进行“观象系辞”，在日常生活中压根儿无法真正应用。你说iPhone、Wi-Fi、股票、标普500、飞机、导弹、高血压、糖尿病……这些现代东西是八卦中的那个卦象?

医家秘传中的“观象系辞”法的“观”，不仅仅是肉眼所见的看得见摸得着的事物，还包括我们的六根（眼、耳、鼻、舌、身、意）所“感知”到的信息、能量、数量、质量、状态、结构等等一切相关（或不相关）信息。在“观”到这个“卦象”之后，这个卦象还是“死”的，还得借助一定“时间”条件下的那个具体事物来确定所指向的内涵 ——“爻象”的变化。不同时间的变化，对应着不同的变爻位置，这也解释了同一个问题，在不同的时间问，会出现各种不同的答案。这段时间有个亲戚摔坏了骨头，问我要一组象数治病，不同的时间问我，我给他的数字都不同。他觉得我可能太忙，随便说个数字“蒙”他。其实这是因为他不懂得卦象中爻象的变化之理。我只能边开玩笑边给他解释啥叫“蒙”他！《周易》64卦中的《蒙》卦正好可以说明这个道理。《蒙》卦说：“亨。匪我求童蒙，童蒙求我。初筮告，再三渎，渎则不告，利贞。”

所谓“蒙，亨”，相当于说既然你来找我要象数治病了，这个病就可以治好，还敢说我“蒙”你，“哼”！

“匪我求童蒙”，意思是说你居然敢把我当封建迷信或土匪似的，其实是你自己蒙昧无知像个孩子似的不懂大易之理，摔伤了就来求我。“初筮告”，就是说我第一次告诉你的就是最厉害的象数了，你偏不听。“再三渎”，就是你一而再再而三地问我，想求证象数疗效等等，这就是相当不严肃的事儿了，简直是在亵渎我嘛！“渎则不告”，意思就是你再敢问我我就不告诉你了。“利贞”，哎，反正是亲戚，既然找到我了，那组象数还是管用吧！

在大易之理看来，时间与空间（“象”所表现出来的结构算作“空间”吧）之间有着非常紧密的关系。在古代的天文学中，时空关系是一种不可分割的统一体。八卦象数反映的正是事物（当然包括人体）的时空对应关系以及事物与先天八卦场之间的激惹、共振等场能状态。卦象、爻象的“结构”、状态，正是其所对应的时空组合的“本来”状态。空间会相对固定，时间却分分秒秒在“变”，所以要“唯变所适”。

医易闲话
——大象

上一篇文《医易闲话——象》出来后，很多人都反映看不太明白。实在对不起大家，胡涂医没有足够的智慧让大家一看就明白。下面就深入谈谈八卦之大象，希望有心学易的人，可以静下心来，好好揣摩、感悟，举一反三。太上曰："执大象，天下往。"掌握了八卦的大象，细细揣摩，终有明白的一天。

所谓"大象"，说的是先天八卦图里的"八卦之象"，因其表示的是万事万物的广象、大象、抽象（有时具体）的形象。这八个经卦中的任何一卦，都由三个爻组合成，在《十传》中，孔夫子用了专门一篇文章——《说卦传》来论述这八个经卦（就是大家俗称的"八卦"）的内涵、结构、状态等等。

在前面的文章《医易闲话——先天八卦图》中，胡涂医其实已经列出了这八个卦的大象了。大家可以回去看看该文表格中的"自然物象"。这里再重复一遍：八卦的"大象"，分别指：乾为天，坤为地。兑为泽，艮为山。震为雷，巽为风。坎为水，离为火。

问题就是，这个"象"太"大"，尤其在现代社会，我们受惯了细分的、微观的、精细的、精密的科学教育，很难把日常生活中的事物对上这个“象”。比如我们上一篇文章说的iPhone、Wi-Fi、标普500等等如何“划入”这些卦呢？下面就结合这八个经卦具体谈谈。

1. 乾卦

乾卦的“大象”，我们的老祖宗很简单地说乾为“天”，并画了三画来表示（所谓“乾三连”）。要理解这个“大象”，就得弄清楚“天”是啥，“天”有何特征，有何“象征”意义，并据此进行“取象比类”。古人认为“天圆地方”，所以在形态上，天为“圆”，这样讲大家能理解吗？若能理解，那就再继续“发挥”一下。乾为圆满、纯净、充实、健全、最重要、最根本的“东西”。这是乾卦的卦德（功能属性）——“健”之所在。

如果从“方位”上看，乾为西北，右后、右下方。这样在人体上看，乾为首（即脑袋）、大肠、手阳明大肠经、右足、右下腹、任何脏器的右下侧。

如果以上还好理解，那么现代的东西，哪些可以归入乾卦呢？那就想想啥东西是圆的，是健全的，是重要的呗。比如，足球（哎呀，男人就是爱足球啊，在卦象上必定如此嘛）、手表（尤其是珍贵的名表）及各种珍珠玛瑙、金银珠宝。此外，比如眼镜、帽子、五星级酒店、飞机的头等舱、最新的iPhone 12、《问道中医》（珍藏版）、私人飞机等高档奢侈品也属于乾卦。——请大家冷静下来想想，找找这些东西与乾卦的卦象之间的关系，智商中等的人就能够一下子举一反三出更多东西来。下面我只谈谈跟身体疾病有关的“大象”。

一切头部疾病、骨头疾病、硬化性疾病、伤寒之病、变化异常之病、急性暴病、大肠、结肠疾病、便闭壅结以及老旧的病根，都可以归入乾卦。为什么呢？大家自己根据以上说的思维方式揣摩吧，自己揣摩出来的才是自己的，否则光靠死记硬背自己固然会累个半死，教你的人也遭罪。

事实上，大道至简，根器较佳者，把上面这些悟通了，剩下的七个卦都不用我讲了。下面就再简单讲讲吧，想到啥说啥。

2. 兑卦

兑卦的大象为“泽”。那么“泽”有啥特点呢？大家想想沼泽地吧，就如兑卦的卦象（兑上缺），上部有缺口，象征着残缺不全、破烂、容易变形，故可引申为表层、轻、小之类的含义。当然，上部有缺口，也可以象征开口笑，故兑的“卦德”（功能属性）是“悦”！所以学易要怀着特别开放的心态，很多东西看上去完全相反，却恰恰是同一个卦象。

在方位上，兑为正西、右方。

在人体上，兑为“口”（所以咱们中文说话的“说”就是“言”字旁加个“兑”），老子所说“塞其兑，闭其门”，就是嘴巴闭起来收视返听的意思。兑还为右手臂、右耳朵、身体五脏六腑的右边以及肺部和气管、手太阴肺经、咽、喉、痰、涎等等。

日常事物呢，比如杯子、碗碟、啤酒瓶、玩具、五金用具、餐厅、迪斯尼等皆可归入兑卦。此外，洞穴、洼地、沼泽地、交易场所、培训学校等也可以归入兑卦。

与健康有关的呢，包括一切与口腔有关系的疾病（比如口齿舌咽喉的毛病），金属伤到、割到（兑属金，“兑上缺”），膀胱、尿道口方面的疾病，皮肤方面的疾病等等。

3. 离卦

离卦的大象为“火”。离卦的卦象是一个阴爻陷于两个阳爻之中，这就是所谓“离中虚”。老祖宗借此表达内柔顺而外刚强，以及事物由内往外释放能量的态势。怎么理解离卦属火呢？我们知道，火一旦附着在燃烧物上，火必“离”其原火种，而且古人认为火苗从内向外燃烧，但火的核心本身却是冷的（若实在理解不了，就想想冷冷的汽油被点火烧起来吧），它由内往外、由此往彼，故曰“离”。其功能属性为“丽”，即美丽、明亮，仿佛火烧起来一样。

从离的大象来感悟，其卦意所指的人事物体就很好推断了。比如外强中干的人士，虚荣的美女，文艺青年、中年，画家、摄影师，美容师，没啥学术水平的女博士，火柴，打火机，望远镜，电视机等等。

在方位上，离卦为正南、前方、上方。

在人体上来说，心脏、小肠，眼睛、视力，上焦，喉咙等都可以归入离卦。

在疾病上来说，所有心脏疾病、眼部疾病，烫伤、晒伤，发烧，妇科病，扩散性的疾病等等，都可以归入离卦。

4. 震卦

震卦的大象为“雷”，其卦象为“震仰盂”，一个阳爻潜伏于两个阴爻之下，蠢蠢欲动，跃跃欲试，象征着向上、向外发展的态势，仿佛种子埋于地下要在春天生根发芽往上长，故比类于“木”。故震卦的功能属性为“动”！其卦意为奋勇向上，勇往直前，不甘落后，不墨守成规。我们今天的网络词语说被“雷”到了，其实也很有意思，就是被“震”到了，这也算“百姓日用而不知”吧。

在方位上，震卦为正东，为左边。

在人体上来说，肝脏（我有几个朋友肝脏不好，恰恰其姓名中有个“雷”字，这绝不是巧合），足，神经，左臂，左肋。

在疾病上来说，肝脏疾病，神经衰弱，神经过敏，容易受惊吓，突发性疾病（尤其是变化很快的疾病），严重咳嗽等等。

5. 巽卦

巽卦的大象为“风”，所谓“巽下断”，是指一个阴爻潜入两个阳爻之下，其卦意为深入向下、向内发展，其渗透性无孔不入，故比类为“风”。其五行属木。为什么震卦属木，巽卦也属木呢？它们一个是向外、向上发展，一个是向内、向下渗透，怎么就同属木呢？这就是易学的妙处。若理解不了，就想想树木固然需要向上、向外发展，可是树木也要往下长才根深蒂固吧。

在方位上，巽卦为东南，左前、左上。

在人体上来说，胆、呼吸道、股、淋巴系统、血管、筋等都可以归入巽卦。

在疾病上来说，伤风感冒，中风，淋巴系统疾病，胆囊的疾病，哮喘，抽筋，坐骨神经痛，抑郁症（或其他精神上的疾病），神经炎等等都可以归入巽卦。

顺便说一下，修习古传中医的人，一般可以归入这个巽卦。盖因巽卦代表能量传递，且极具灵能、灵性。此外，巽为“长女”，所以咱们这个“古传中医论坛”美女大妈比帅哥大叔多。

6. 坎卦

坎卦的大象为“水”。坎卦的卦象为两个阴爻在外，一个阳爻陷于内（所谓“坎中满”），其卦意为外柔顺，内刚健。其功能属性为“陷”。其卦意引申开来就是“劳苦”“坎坷”，再引申下去就是多疑、困惑，算计、聪明，智慧、狡猾、诚实，仁慈、狡诈、重义气，诸如此类，大家举一反三吧！

在方位上，坎为正北，为后、为下。

在人体上，肾脏、膀胱等泌尿系统、生殖系统、血液循环系统、腰部、耳朵、背脊骨等都可以归入坎卦。

在疾病上，肾脏、膀胱等泌尿系统疾病，糖尿病，血液病，腰背痛，疲劳过度引起的各类毛病，性病，耳朵相关疾病，中毒，拉肚子，等等疾病都可以归入坎卦。

7. 艮卦

艮卦的大象为“山”。其卦象为一个阳爻在两个阴爻之上，所谓“艮覆碗”，仿佛一个碗反过来盖着似的，故比类为“山”。其功能属性为“止”。为什么是“止”呢？如山不动就是止。故其卦意可以引申为事物发展到一定程度，必须停下来，细细思量下一步怎么走，因势利导，才能确保成功。

在方位上，艮卦为东北、左后、左下。

在人体上，艮卦包括鼻子、胃、背、手背、脚背、手指、脚趾、各个关节等。

在疾病上，脾胃病、手脚病、关节病、各类痘疹、皮肤过敏、肿瘤、结石、不食、营养不良症等都可以归入艮卦。

8. 坤卦

坤卦的大象为“地”。所谓“地势坤，君子以厚德载物”。可见坤卦的卦德为“顺”，为忍辱负重，为柔顺。所谓“坤受乾德”，说的就是坤卦的大象“地”承受着乾卦的大象“天”的“德”，用现代语言来说，就是天体能量场对地球能量场的激惹、影响、干扰与“照顾”。古人常用“天干”和“地支”来表述时空关系来算卦，其实所谓“天干”，说的是天体在某时某刻对地球万物（当然包括人）的“干扰”，而“地支”就是地球母亲对万物的照护、支持。所以精通易学的人才可以通过一个人的天干、地支来推算其一生的运程。

坤卦随顺众生，难忍能忍的慈悲“母性”，类似佛门所说的“安忍如大地，静虑可秘藏”的地藏王菩萨的精神。实在值得我们效法、感恩！

坤卦在方位上为西南，为右前、为右上。

在人体上，坤卦为脾脏、腹部、消化系统、右肩、足太阴脾经。

在疾病上，腹部疾病、消化不良，饮食停滞，湿气沉重，皮肤湿疹，中气虚弱等都可以归入坤卦。

以上谈的，都是根据先天八卦图来说明八卦之大象（方位则是采用后天八卦图的方位，以方便初学者理解）。先天八卦图为医家之至秘，我不敢公开妄谈。有心学习古传中医者，可以从以上文字反复推敲、参悟，带着“玩易”的心态学易，不断发挥联想才能学得很快乐。

医易闲话

——数

在先后天八卦图中，每个经卦都配上了与其相对应的一个数字，传统易学上管这些数字叫作“卦序数”。在医家的千年秘传里，这些数压根儿不是简单的序数，而是有不同“气场”、不同“场能”、不同“场态”的，而且这些“数”所反映的排列顺序还包含着卦场之间的生克制化关系。所以医家若知道一个“卦”，就知道其所对应的“病象”与相对应的治病用的“数”，或者知道病象就可知道其卦象，从而知道其治病的象数。因此就能用不同的数字组合（即八卦象数）来治病。在今天各种中西药都可能有副作用的时代，八卦象数治病，或许会为未来人类对付各种疾病时提供一条“节能环保无公害”的坦途。学一学，总是有好处的。这篇文章就简单谈谈。

我们先来看看先天八卦图中各个“卦”与“数”的情况（见下图并参阅《医易闲话——先天八卦图》）：

乾为1，坤为8。乾在正上方、正前方（正南），坤在正下方、正后方（正北）。这叫作“天地定位”。

兑为2，艮为7。兑在左上方、左前方（东南），艮在右下方、右后方（西北）。这叫作“山泽通气”。

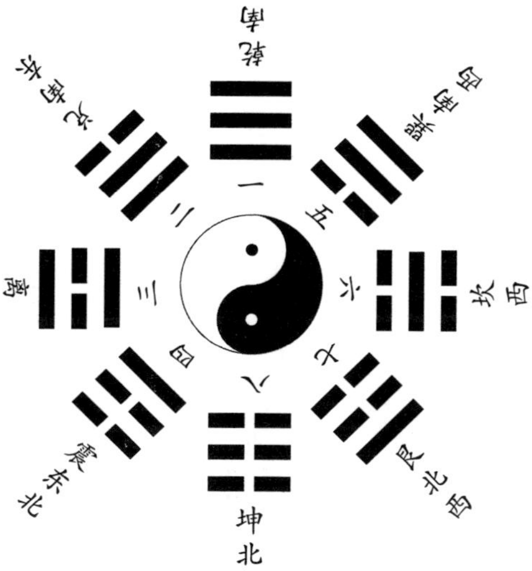

伏羲八卦图

离为3，坎为6。离在左（正东），坎在右（正西）。这叫作“水火不相射”。

震为4，巽为5。震在左下方（东北），巽在右上方（西南）。这叫作“风雷相薄”。

显然，任何一组相对应的方位上的卦数相加都是“9”。这是一个稳定的、平衡的、完整的组合结构系统。其各个方向上的“能量场”均在系统内的“相应”运动中互相抵消。遗憾的是，我们普通人只能感知到各个卦的表“象”而不能直观感知其实体状态的存在，所以古人很聪明，干脆就说是“在天成象”，反正它浑然天成，描述的是先天地之生的那个“东西”。这个“东西”，老子“强字之曰道”。大道无形象，唯觉悟者自知。我们凡夫就把它理解为一种“能量”“波”吧。有内证经验的人，可以观察到先天八卦图的卦数由1到2，由2到3，由3到4……由7到8再从8到1看，呈现一种波动性的共振协调。

后天八卦图的方位、数均与先天八卦图不同（见下图并参阅《医易闲话——后天八卦图》）：

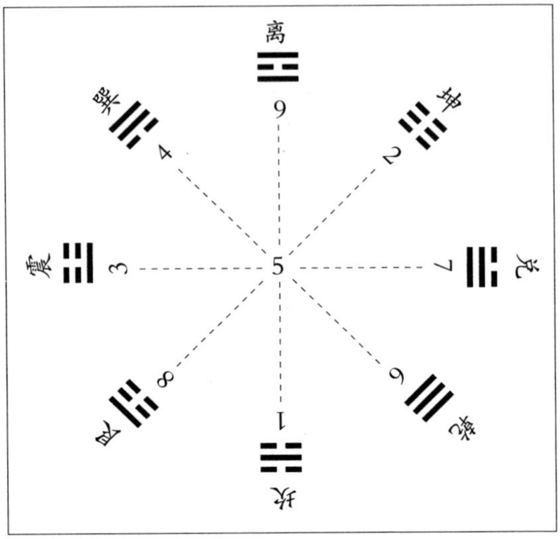

后天八卦图

离为9，在正南、正上、正前方。坎为1，在正北、正下、正后方。这叫作“戴九履一”。

震为3，在正东、正左。兑为7，在正西、正右方。这叫作“左三右七”。

巽为4，在东南、左前方。坤为2，在西南、右前方。这叫作“四二为肩”。

艮为8，在东北、左后、左下方。乾为6，在西北、右下、右后方。这叫作“八六为足”。

后天八卦图中，每个对应的卦，其卦“数”相加为10。即：

离卦之9对应坎卦之1。

震卦之3对应兑卦之7。

巽卦之4对应乾卦之6。

坤卦之2对应艮卦之8。

其中间部分还有一个“中央土五”或叫“五土居中”。这些“数”的分布构成了一个三阶幻方，横竖斜对着相加都是15。这个后天八卦图也是一个相对平衡、稳定的系统表述模式（参阅胡涂医著《问道中医·略说河图洛书》)。有内证经验的人，可体察其能量传输路线与先天八卦图的波动性共振协调不同，是呈粒子性的碰撞传输能量。

古人说“在天成象”，实际上指的是先天八卦图，说“在地成形”，则指的是后天八卦图。明白了这些道理，细细揣摩，再加些实修实证，很多看上去神秘莫测的“术数”诸如九宫八卦、玄空风水、奇门遁甲等往往就可以了然于胸……

知道了先、后天八卦图的“数”，对我们学习古传中医有啥帮助呢？这个以后有机会再讲。

医易闲话

——无方无体

我今天又看了一下上面的回复。觉得如果我是初学者，恐怕也会觉得云里雾里学不来。其实这是胡涂医的智慧不够，无法更直白地把大易之理讲清楚！思来想去，还是再谈谈这里面的道理，希翼能对大家有所启发。我们学易，一定不要以为高深莫测，自己智商、能力不足学不了。其实《易经》说难也不难，也有规律可循，而且大道至简，把表面上错综复杂的东西梳理梳理，很容易就能“上道”的。其实不外乎就是八个经卦所演变出来的64卦而已嘛，远没当年高考难。

我们来看看孔夫子在《周易·系传》中的一段心得报告：

易与天地准，故能弥纶天地之道。仰以观于天文，俯以察于地理，是故知幽明之故。原始反终，故知死生之说。精气为变，是故知鬼神之情状。与天地相似，故不违。知周乎万物而道济天下，故不过。旁行而不流，乐天知命，故不忧。安土敦乎仁，故能爱。范围天地之化而不过，曲成万物而不遗，通乎昼夜之道而知，故神无方而易无体。

这段话的意思非常明白：大易之理涵盖宇宙大道，宇宙万物，无不在道中，故无不在易理之中。因此大易之理一旦冰释，则幽明之故、死生之说、鬼神之情状，尽可了然于胸！天地效法大道效法得最好，所以大易之理，看上去与天地完全相似，因此谁也无法违背易理。也正因此，明道之后，能生起无边智慧——“知周乎万物”，宇宙一切，悉知悉见！悟道至此，自然能够“乐天知命”而不忧，敦仁能爱，解脱自在。

偶尔会听到佛教界的人批评孔子悟道不彻底，那是因为他们自己读书不多！“没文化，真可怕”，孔夫子的正统思想，在这段话中表露无遗。孔夫子的这番话，虽说是其学易的心得报告，但这明明就是大乘佛教的道理嘛！——这也是易学的正统道理！

这段话的重点，固然是胡涂医上面的解释。但关键的关键，却是结尾这句——“神无方而易无体”！

所谓“无方”，就是没有条条框框、没有固定的方位、方向，亦即无处不在！这相当于基督教说的“上帝无处不在”，也是太上所说“大道泛兮，其可左右”。所谓“易无体”，说的是《周易》所表述的“东西”是“道”，因为大道无形、无体。故易理不可人为“设限”。——这一点，正是学习医易之道最需要谨记在心的。比如上面的问题，巽卦是人体的胆、股没错，可是我们千万不能人为设限，以为巽卦就只能比类人体的这两个部位。巽还可以为风、为气、为木、为学习古传中医的美女大妈。——若真要问我当时起卦、断卦的思维过程（即该网友所说的“如何取舍思维的步骤”），我其实压根儿没这么一个过程！好比你跟我讲英文我不需要在头脑里“翻译”成中文一样，是“同时明白”的。而要做到这一点其实也不难，大家只要拿出当年高考的那股劲儿，冲刺一两个月，应该足够了！

这个“神无方而易无体”，在医易来说，就是“不可人为设限”，要秉持“专业忽悠”般的“玩”的心态，拓展思维，大胆忽悠。

医易闲话

——七损八益

前几天有网友问到《黄帝内经·素问·阴阳应象大论》中的“七损八益”做何解释。这个问题其实是中医的千古悬案之一。历代注家各有各的看法，有阴阳说，有术数说，有房中说……莫衷一是。直到长沙马王堆出土了一本西汉墓葬竹简古医书《天下至道谈》，该书详述房中（即夫妻性生活）的七损八益。考古的发现，让学界喜出望外，似乎坐实了七损八益为房中术之说。

那么《黄帝内经·素问·阴阳应象大论》中的“七损八益”真的就是房中之术吗？我们且来看看原文怎么说：

黄帝曰：阴阳者，天地之道也，万物之纲纪，变化之父母，生杀之本始，神明之府也，治病必求于本。

……

阴阳者，万物之能始也。故曰：阴在内，阳之守也；阳在外，阴之使也。帝曰：法阴阳奈何？岐伯曰：阳胜则身热，腠理闭，喘粗为之俯仰，汗不出而热，齿干以烦冤，腹满死，能冬不能夏。阴胜则身寒，汗出，身常清，数栗而寒，寒则厥，厥则腹满死，能夏不能冬。此阴阳更胜之变，病之形能也。

帝曰：调此二者奈何？

岐伯曰：能知七损八益，则二者可调；不知用此，则早衰之节也。年四十，而阴气自半也。起居衰矣；年五十，体重，耳目不聪明矣；年六十，阴痿，气大衰，九窍不利，下虚上实，涕泣俱出矣。故曰：知之则强，不知则老，故同出而异名耳。

上面的《黄帝内经》原文，千百年来的注家，都认为说的是阴阳的概念和规律，这不能说不对，因为整篇《阴阳应象大论》的确多处论述了阴阳的基本概念和规律。但其“核心”却非谈论阴阳的基本概念和规律！篇名叫作《阴阳应象大论》，说的固然是“阴阳”，但重在“应象”！

何为“应象”？

取象比类是也！ 经文中，黄帝与岐伯广泛地将“阴阳”的概念“应象”于自然界、人体生理、病理变化的诸多“征象”。显然，黄帝与岐伯所讨论的阴阳的基本“象”是为了论述那个“天地之道”，那个“万物之纲纪”，那个“变化之父母”的大道。与男女两性关系（性生活）八竿子也打不着！

那么，“七损八益”究竟说的是什么呢？为何西汉时期的古医书《天下至道谈》又如此详尽地解释为房中术呢？

下面我们就来看看何为“七损八益”。

看过胡涂医前面的文章《医易闲话——先天八卦图》的读者应该都留意过这句话：

此先天八卦图，道尽天人之学的全部奥秘，古传中医的一切奥秘，均从此图出！此图一旦诀破，即可迅速明道，诸家经典立即在胸中冰释！

这句话可能听起来很玄，但真的不是吹牛皮。我们现在就来看看在先天八卦图中，“七”和“八”究竟是啥。

七为艮卦之数。艮卦“应象”为山、为土、为胃、为手，其功能属性为“止”。

八为坤卦之数。坤卦“应象”为地、为土、为脾、为腹，其功能属性为“顺”。

在《黄帝内经·素问·阴阳应象大论》中，黄帝向岐伯请教的“调此两者奈何”，问的是如何调摄人体的阴阳。岐伯回答得很干脆：如果能够知道、执行七损八益，就可以调摄人体阴阳，否则就会是早早衰老的节奏了（“能知七损八益，则二者可调。不知用此，则早衰之节也”）。

从黄帝与岐伯两人的对话看，何谓“七”何谓“八”都是“常识”，不需要解释。针对人体阴阳两种“物质”的调摄，关键在于“七损”“八益”。

那么“七损八益”究竟是什么?

无须再绕什么弯了。“七损”就是“止损”于“七”之数所对应的“胃”。“八益”呢，则是“增益”“顺益”于“八”之数所对应的“脾”！换句话说，调摄阴阳，对于中老年人最重要的是不要增加脾胃负担，保护好这个后天之本的脾胃。——这一点在营养过剩的现代社会尤其如此！

顺便解释一下什么叫作“后天之本”。传统的中医学说认为，肾为先天之本，脾胃为后天之本。一般的解释是，肾藏先天之精、元气，为生命的最原始物质所潜藏，故说肾为先天之本（延伸阅读：胡涂医著《问道中医·中医扫盲——“肾”vs“精”》）。脾胃负责运化全身所需的营养、水谷精微，故为后天之本。古传中医则认为，所谓“脾胃为后天之本”，传统中医所讲的“脾胃”在古传中医的真传里不仅仅指的是脾胃“本身”，而更重要的是脾胃所“应象”的功能。人出生以后生活在“后天”的世界里，要遵循着生、长、壮、老、已的后天世界的规律。脾胃在人体中的消化功能、运化功能，从食物下肚子到其被慢慢消化、吸收、运化、排解等等功能正“应象”着整个人体的生、长、壮、老、已，也浓缩了一年春、夏、长夏、秋、冬的时序变化。在先天八卦图里，胃脾的象数为“7”和“8”。七损，就是要止损，停止、减少胃的负担，如山般安静、稳健、能担当。八益，就是要顺应天地的规律，善用阴柔，顺从、承受天的法则，遵天之序，合道而行，堪负堪载，运化不息。简言之，在饮食上，要节食。在行为上，要节制，在一切思想行为上，要合道而行。此为真正的“七损八益”，舍此别无圣解！

那么为什么古医书《天下至道谈》却又在夫妻房中之术用“七损八益”的说法呢？胡涂医相信这只是古人对《黄帝内经》中的经典用词进行“引用”“套用”而已。好比我们今天许多喜欢书法的朋友爱引用或套用《易经》的词语诸如“厚德载物”“自强不息”等来写书法作品一样，没啥稀奇。

以上，为胡涂医的一家之说，不见得广大中医专家学者们会同意，那就各损各的七，各益各的八吧。

医易闲话

——神明之德，万物之情

前两天Sophie在“古传中医论坛”的“江湖”里提问:《系辞》曰:“乾之策二百一十有六，坤之策百四十有四，凡三百六十，当期之日。二篇之策，万有一千五百二十，当万物之数也。”完全让人摸不着门。

我让她先去把《黄帝内经》的七篇运气论以及《易纬乾凿度》看完再来问。其实这些问题，就算看了七篇运气论，没有明师“诀破”也是不会懂的。当然，有了运气论的知识，理解起来就容易些。要解释为何“乾之策”是“二百一十有六”，而“坤之策”为何是“百四十有四”，就不能不先“科普”一下古天文学的知识。

无论是中医圣典《黄帝内经》，还是《易经》，都与天文历法有着紧密的关系。至于其具体“关系”如何，千百年来的医易典籍所述不多。只有孔老夫子在《周易·系辞》里透漏了点儿消息说：“古者包犧氏之王天下也，仰则观象于天，俯则观法于地，观鸟兽之文，与地之宜，近取诸身，远取诸物，于是始作八卦，以通神明之德，以类万物之情。”孔子这段著名的“十言之教”，常常被历代注家注解得一塌糊涂，以始祖伏羲（包犧氏）的英明神武，他老人家哪里需要通过仰观俯察才能“始作八卦”呢！在一个明道的圣人那里，天象人文，地理鸟兽，远近诸物，无一不是道的显化（所谓“溪声尽是广长舌，山色无非净法身”）。但是为了让后代子孙一众凡夫理解、领会，却不得不借助“近取诸身，远取诸物”来类比。如此这般“取象比类”的目的，就是为了“通神明之德，类万物之情”。

那么“通神明之德，类万物之情”又是说啥呢？

千古以来众说纷纭。其实无须再绕什么弯了，“神明之德”，就是天地万物化生之源——具备生化天地万物之“德”（attributes）的那个神奇莫测的东西！这个化生万物之源，只能是宇宙大道（或者基督教所说的那位叫“上帝”的老兄）！所以老子在《道德经》里说：“道生之，德蓄之。”

“通神明之德”，就是通道、明道，从而自然明了“道”所附之“德”，于是对宇宙万物如《金刚经》里说的“悉知悉见”。而“类万物之情”呢，则是“随类得解”，明白天人之理、性命之理——对生命乃至宇宙万物如何产生、演化完全明白。

那么如果无法“明道”、无法“通神明之德”，就无法“类万物之情”、无法明了性命之理，后代的子孙还怎么能了解“万物之情”——万事万物发生、发展、演化呢？

唯有通过八卦和历法！——通过八卦推演，结合上古、中古等时期老祖宗们留下来的古天文学，后代子孙才有可能一窥古圣明道的世界。

从伏羲始祖的画八卦、作甲历（即宇宙生化历），到黄帝“且战且学仙”时多方寻师访道，从仪和、常仪、鬼臾区、伶伦、大桡、隶首、容成公等明师处所学到的占日、占月、占星、律吕、甲子、算数、历法等，终于完善了中华文明中“顺天地之纪”的天文历法。有了天文知识，养生修道乃至治病疗疾就更容易。所以《黄帝内经·素问·举痛论》说：“善于天者，必有验于人。”

本文开头，Sophie所提问的“乾之策”与“坤之策”，正是古天文学里的东西。乾坤之“策”，其实说的是乾坤之“数”。乾坤者，天地也。

乾坤之数，即为天地之象数、节律。不明八卦象数以及古天文学的历代注家，自然不可能解释这个乾坤之策。

按照医家的千年秘传，乾坤即天地，天地运行，有其各自的“数”、各自的“节律”。在《黄帝内经·素问·天元纪大论》中，鬼臾区先生告诉黄帝说他老人家稽考了天文学典籍《太始天元册》所说，我们星球所在的太阳系里，九星七曜，均按一定的数理、节律运转，并按各自的阴阳刚柔进行着生生化化。(《黄帝内经·素问·天元纪大论》：“鬼臾区曰：臣稽考《太始天元册》文曰：太虚寥廓，肇基化元。万物资始，五运终天。布气真灵，总统坤元。九星悬朗，七曜周旋。曰阴曰阳，曰柔曰刚。幽显既位，寒暑弛张。生生化化，品物咸章。”）这个“数”，乾坤各自不同。乾所指的太阳，其节律之数为天文历法上的“天干”。说到“天干”，一般人都会想到是“甲、乙、丙、丁、戊、己、庚、辛、壬、癸”十个，这固然没错，可是这十个天干究竟是啥，千古以来知道的不解说，解说的不知道。在医家的“真传一句话”里，十天干就是太阳系的“十”大“天”体对地球万物包括人体的“干”扰！用现代语言来说，就是来自太阳系的天体的辐射。明白了这一点，再结合《黄帝内经·素问·六节藏象论》里所说的“天以六六为节……天有十日”，上面所说的“乾之策”的问题就可冰释！

读过胡涂医前面文章《医易闲话》系列的都应知道，“乾为天”，其爻有六，若以“六六为节”，六六三十六，乘以乾卦六爻，36×6=216。所以说“乾之策二百一十有六”！

那么“坤之策百四十有四”又是怎么算的呢？我们知道，“坤为地”，中华民族的老祖宗们知道，地球的节律按照十二“地支”运行。所谓“地支”，并不仅仅是大家耳熟能详的“子、丑、寅、卯、辰、巳、午、未、申、酉、戌、亥”这十二个“时辰”，其真正的意义是“地”球母亲为了“支”撑、保护地上的万物减少来自天体的辐射干扰（天干）而在不同时辰发出不同的能量！这十二个时辰（即一天的24小时）。一年之中，地球顺行周天二十四节气，坤卦六爻乘以二十四，即 $24 \times 6=144$，这就是为何“坤之策百四十有四”。最后乾坤之策相加，即 $216+144=360$，所以说“凡三百六十”。

而“二篇之策”呢，指的是乾坤二篇之和，怎么不是三百六十而是“万有一千五百二十”呢？因为这里说的已经不是乾坤两卦本身了，而是说的“万物之数”！这个“万物”，就是乾坤、阴阳两者交合所化生，或者说乾坤、阴阳二气主宰着天地万物的生长、发育、发展、变化。也就是《易经》里，由乾坤两卦之卦象所演化出来的六十四卦所代表的宇宙万事万物。我们知道，每个卦有6爻，64卦总共 $64 \times 6=384$ 爻。这384爻中，阴爻阳爻各占一半，即各192个。上面说了，乾为天，天以六六为节，坤为地，地按地支所支撑的二十四节气运行。所以这个“二篇之策”或者“万物之数”就是：$192 \times 36+192 \times 24=11520$。故说“二篇之策，万有一千五百二十，当万物之数也”。

不得医家真传者，见不及此焉。

医易闲话
——六六九九

在上一篇文章《医易闲话——神明之德，万物之情》的评论中，有网友问到“六六为节”和“九九制会”的问题。三言两语无法讲完，干脆专门写篇文章谈谈这个问题。

原文见《黄帝内经·素问·六节藏象论》：

岐伯曰：天以六六为节，地以九九制会，天有十日，日六竟而周甲，甲六覆而终岁，三百六十日法也。夫自古通天者，生之本，本于阴阳。其气九州九窍，皆通乎天气。

这段话历代注家也莫衷一是。要真正明白这段话，非得同时懂《易经》和古天文历法不可。胡涂医在上一篇文章里说过，老祖画八卦、作甲历诸目的，无外是希望后代子孙可以通过这些知识的指引了知悟道后的世界——宇宙万物的实相，也就是“通神明之德，类万物之情”。《易经》与《黄帝内经》，其实都是在阐明同一个东西——那就是天人之学、性命之理！要知天，得明白天文历数。要知人，就得明白化生的气数。只有知天知人，才能做到《阴符经》所说的“天人合发，万化定基”。

古代的天文历数，是以日月运行周期为依据的，所以说“悬象莫大于日月”，老祖宗传下来的天文历数，是描述我们所处的太阳系的天体时空运化过程。而所谓化生的气数，则是以黄道周天十二星次、十天干为依据，以日躔二十八宿三百六十度为标志，描述的是人体的生命节律。古书的难读就难读在古人太智慧，很多他们认为是“常识”不需解释的东西混杂起来讲，而我们如果没有获得如何“诀破”它的“传承”，就会不知就里，所以难免读得云里雾里。

在古天文历法里，有三种不同的历法：太阳历、太阴历和阴阳合历。这三种历法，每一种的历数均不同。

太阳历讲的是“岁”和“日”，即它的两项历数：太阳年（“岁”）和太阳日。一个太阳年为今年的冬至到明年的冬至，即“复卦”的“一阳来复”的“回”与“归”。这样的回归年为 365 又 1/4 日。 而太阳日呢，就是以太阳的视运动为一周天，也就是地球自转一周为一个太阳日。太阳年与太阳日有自己的周天节律，《黄帝内经》中常用“天度”“气数”来表达这个周天节律，而易学则习惯用十天干来表示。《黄帝内经》里的 360 日其实表示的是太阳黄道周天 360 度。老祖宗们懂得太阳及其他星体对地球上万物（包括人体）的影响极大，故有“天干”之说。十个天干（甲、乙、丙、丁、戊、己、庚、辛、壬、癸），除了表达天体对人体的“干扰”，还表达了“干扰程度”。这也是中文这种神奇语言的魅力，好比“方便”两字，既可以表达“有空的时候”（比如“您方便的时候我请您吃个饭”），也可以表达“上厕所”（比如“您坐着，我去方便一下”），这么简单的两个字，中国人一听就明白，外国人就容易被整晕。——同样的道理，古人的很多用词、说法，在他们的时代可能是“常识”，在后人看来就像天书，这也一点儿都不奇怪。所以传说中的诸多“秘传”，说破了也许就是一句普通无比的话，没啥神秘的。言归正传，这个“干扰程度”，其实就是不同的太阳年、太阳日中太阳的阳气气数对地球万物（当然包括人体）的影响。

太阴历讲的是“月”和“时”，即它的两项历法数：塑望月和时辰。一个塑望月是29.53058日，一年有12个塑望月，所以一年有354.37日。时辰不用说了，大家都知道是十二个。

阴阳合历，则是《黄帝内经》里常用的历法，说其“常用”，就意味着有时也“不用”或“混用”太阳、太阴历法。为何《黄帝内经》“常用”阴阳合历呢？因为太阳、太阴分统天阳、地阴。阴阳根本律是《黄帝内经》的理论基石。阴阳合历的基本内容，古人常说得十分神秘，其实其核心内容也很简单，就是回归年多了五天多，太阴年（十二个塑望月）算起来少了五天多，这样太阳太阴相差差不多十一天。为了避免这相差十一天所可能导致的寒暑失序，古人在历法上就进行了“积余气盈润”的调整，这个调整就是我们熟知的“闰年”。在今天的潮州地区，还有习惯闰年闰月要避免的事件（婚嫁、置业等），这是古人传下来的智慧。

那么天文历法如何解释地球上万物的化生过程呢？这就得“引进”天干和地支了。上面《黄帝内经·素问·六节藏象论》的那段话，就是说的这个。这段话其实说的与《周易·系辞》所说的道理一脉相承，即“阴阳合德”“天地之撰”的生化作用。

我们现在就来解释一下这段话真正的意思。

“天以六六为节”的“天”就是《易经》里的乾卦，也代表太阳系的十个天体（十天干）所挟带的“天阳”（可以理解为“能量”“引力”“磁场”“辐射”或者黑子活动）与地球所挟带的“地阴”（可以理解为地球的“引力”“磁场”）在一年之中的“阴阳消长”。具体来说，就是日躔（solar equation）以十二星次为一周天，一个太阳年（一岁）360日，是36轮十天干，所以说“天以六六为节”。顺便说一下，为何是36轮天干？黄帝派其臣仪和测日，测到了太阳自转一周，黄道公转十度（这比欧美声称的“首次测日”早了N多年。所以才用“十天干”（也正好与太阳系的十个星体对应）。如果太阳自转36周天，就正好是黄道公转360度。那么，测定了“天”的节地之策，即前文所说的乾坤二策有啥意义呢？这是要让我们了解天地阴阳两气的“变数”——数值变化。天地阴阳的刚柔变化、能量的消长等情况了解之后，无论是养生修道还是炒股投资，都可以得到助益。所以《周易·系辞》说：“圣人设卦观象……而明吉凶。刚柔相推而生变化……变化者，进退之象也。刚柔者，昼夜之象也……君子居则观其象，而玩其辞；动则观其变，而玩其占。是以自天佑之，吉无不利。”

而“地以九九制会”，却说的完全是另外一回事儿。指的是地球以九州、九野回应天的“六六”之“节”所进行的“制”约。节是节度，制是制约。我们日常所说的“节制”“节约”，恐怕就来源于此。换句话说，“地以九九制会”，说的还是“地阴”如何制约、支撑、应对由于天体（特别是太阳）自转所产生的“天阳”的或过或不及的干扰、辐射。具体如何制约法呢？在医家的秘传里有专门的传承，此处不赘。

“天有十日”，已经解释过了，十天干。

“日六竟而周甲，甲六覆而终岁”，这里的“日”还是指乾卦所代表的十个天干，“日六”就是六十（$10\times6=60$），六十为“花甲”之数（即十天干与十二地支分别按《黄帝内经》所说“天数六，地数五”相乘：（10×6或$12\times5=60$）。故说“日六竟而周甲”。“甲六覆而终岁”呢，则是花甲之数六十与“天数六”的乘积，即$60\times6=360$，正好是一个太阳年的数。所以说此为“三百六十日法也”。顺便说一下，太阳历的一年叫作一岁，太阴历的一年叫作一年。所以“年年岁岁花相似，岁岁年年人不同”。

“夫自古通天者，生之本，本于阴阳”，老祖宗黄帝他们那个时候说的“自古”，应该是始祖伏羲的时代了，“通天者”，那些深明天道从而懂得天文的人，“生之本”，其养生修道使得生命获得重生的根本，“本于阴阳”，就在于能够把握了阴阳（参阅胡涂医著《问道中医·阴阳他说》）。

“其气九州九窍，皆通乎天气”，他们身上的“九窍”（两眼、两耳、两鼻孔、一口、前后两阴）与他们所生活的这个地球的九州（咱们中华大地别称神州或九州）上的气机完全同步，而且“皆通乎天气”——与乾天之气机息息相关、相通。

医易闲话

——五运六气之天干、地支、节气、甲子

前两天应一位远嫁瑞士的中国舞蹈家之邀赴宴，在她家里与她先生老雷闲聊，颇多感慨。老雷是瑞士人，讲一口流利的国语，而且还带有明显的北京儿化音，我的一个朋友评价老雷说他的标准京片子发音“掩盖了他汉语词汇量的不足”，等到他和我聊起中国医家的修行，我那位汉语“词汇量极足”的中国朋友压根儿听不懂我们在聊啥。老雷在北京留学生活了十年，他留学学的是中医，回来瑞士也是从事中医工作，自个儿开了一家中医诊所，据说“生意”不错。我本来不怎么爱跟在瑞士开中医诊所的中医们来往，毕竟那不是我所学的中医。但是老雷是个爱茶如命的家伙，他有一次到我办公室蹭茶喝，一喝几乎不肯走，一款款试下来才心满意足离开，我觉得这个瑞士人比很多中国人都懂中国文化。这次到他们家，他把家里的普洱生茶、熟茶、龙井、红茶等轮番拿出来给我“品鉴”，我们边喝边吹牛，发现老雷是个好道之徒，他在北京留学期间发现学校所教的中医有严重缺陷，遂四处寻访高人，居然被他拜到一位高人的徒弟。因为那天晚上我是带着孩子去，得把孩子们带回家睡觉，我匆匆告辞了。回到家里安顿好孩子们，雷太太来电说他们还想过来我家喝茶。我知道喝茶是假的，聊医道是真的。本来我子时是不会见

客的，他们这么热情，还是让他们过来我的茶室煮茶论道。这一聊不要紧，老雷一坐下来就问我，为何北宗的祖师们都不长寿？我一听就知道是内行人的话题。

所谓“北宗”，是指北派丹法的宗派——王重阳真人创下的道家全真道正宗。其门下的七位弟子，即著名的“全真七子”在金庸先生笔下变成了武林人物。北宗的这些祖师们，总被后人“质问”为何不长寿。那天晚上老雷一问我这个问题，我就将他一军说，这些祖师们既然已经从此岸到了彼岸，早已解脱自在了，长寿不长寿对他们已经没有差别了。当然，我这样回答有点儿像“狡辩”。事实上，北宗的祖师们基本都是年纪很大了才开始修道，他们追求的目标也真的不是健康长寿，而是在有生之年成就道业，证悟宇宙人生的真理。当然，北宗强调“三分命功，七分性学”，把重点放在修习明心见性的功夫上了，明心见性之后，若不好好练习命功，锻炼好身体，就很容易干脆一走了之。这在佛门密宗里也不少见，许多人悟道之后，特别是开顶之后，没有修长寿法，就容易舍报而去。当然，健康长寿必定是修道有成的副产品，一些祖师们的不长寿“业绩”或许只是对解脱之道的一种“示现”，不懂行的人可以质疑，但是不应该“妄议中央”。

闲聊时我问老雷，从中医的角度，你觉得几千年前的人生病，跟几千年后的人生病，其致病原因一样吗？老雷说，人类几千年的进化压根儿就不明显，不管是瑞士人还是中国人，不管是古人还是现代人，生病的原因大体相同。不外阴阳不平衡，正气不足。我给他竖了个大拇指！我说你肯定是名家子弟，老实交代，你的老师是谁。他老老实实跟我聊起了他的师承，真是大水冲走龙王庙，他师父的师父的师父，拜过很多高人，其中一位正是我的授业恩师！后来我们从人体生病的原因，聊到五运六气，这位老外才一头雾水起来，说真东西肯定失传了。我说这么好的东西，既然在人间传开了，老天爷不会让它失传的。五运六气，散布于《黄帝内经》的七篇大论中。七篇大论即《天元纪大论》《五运行大论》《六微旨大论》《气交变大论》《五常政大论》《六元正纪大论》《至真要大论》，论述的是老百姓所说的“天文地理”，由于现代得到这方面的完整传承的人极其稀少，所以这方面的知识也就几乎成了绝学。

五运六气的五运究竟是啥呢？就是五行的运行！即木、火、土、金、水五种物质在不同时间（年份）的运行、推移、生化制克所产生的特定能量场。这个能量场从太空到地球对人体产生影响，是人体致病的关键因素。简单点儿理解，五运就是老百姓所说的每年的五行年运，或者说天象、天气、气候变化对人体的影响。

学习五运六气之前，必须要先具备一定的古天文知识。先复习、扫盲以下几点：

首先是古人对我们所在的星球进行的宇宙的时空能量的探索：天干、地支、五合、四冲。

天干地支，之前已经扫盲过了，大家回去看系列文章。这里简单复习，天干指这十个：甲、乙、丙、丁、戊、己、庚、辛、壬、癸。地支指这十二个：子、丑、寅、卯、辰、巳、午、未、申、酉、戌、亥。

以上的天干地支，是大家耳熟能详的，但是要弄明白五运六气，还得知道天干地支的五行属性以及五行的运行，即五运属性。

先看天干：

天干	甲	乙	丙	丁	戊	己	庚	辛	壬	癸
五行	木		火		土		金		水	
五运	土	金	水	木	火	土	金	水	木	火

再看地支：

地支	子	丑	寅	卯	辰	巳	午	未	申	酉	戌	亥
五行	水	土	木		土	火		土	金		土	水
五运	君火	土	相火	金	水	木	君火	土	相火	金	水	木

当天干、地支被“赋予”了五行、五运属性之后，就可以运用生克制化的道理来理解了。这些留到后面再说。先看五合和四冲。

五合，是指前五个天干与后五个天干依序同属一五行，即甲己合土，乙庚合金，丙辛合水，丁壬合木，戊癸合火。见下表：

天干	甲	乙	丙	丁	戊
	己	庚	辛	壬	癸
相合五行	土	金	水	木	火

四冲是指十天干中有四对是相冲的，即甲冲庚，乙冲辛，丙冲壬，丁冲癸。见下表：

甲	乙	丙	丁
冲	冲	冲	冲
庚	辛	壬	癸

地支也有六合，即子丑合土，寅亥合木，卯戌合火，辰酉合金，午未合土（日月、太和），巳申合水。见下表：

子	寅	卯	辰	午	巳
丑	亥	戌	酉	未	申
土	木	火	金	土（日月，太和）	水

补充说一下，十二个地支，阴阳各六个。子、寅、辰、午、申、戌为阳，丑、卯、巳、未、酉、亥为阴。阴阳地支之间生克所产生的力叫作“合力”，所以叫作“合”。为什么子丑合土，寅亥合木……巳申合水呢？老祖宗们在研究天人之学时，是站在地球的角度看，他们认识到子丑两个时辰，土星对地球的能量辐射最强，寅亥则是木星，卯戌是火星，辰酉是金星，午未则是太阳和月亮，所以叫作“太和”“日月”，但因为我们所处的地球万物生于土、终于土，所以就以“土”为其合。巳申则是水星的力量。

地支的六冲呢，则是子冲午，丑冲未，寅冲申，卯冲酉，辰冲戌，巳冲亥。见下表：

子	丑	寅	卯	辰	巳
冲	冲	冲	冲	冲	冲
午	未	申	酉	戌	亥

此外还有两个基础知识，就是二十四节气和六十甲子。

二十四节气很多人都懂，这里也简单扫盲一下。二十四节气是古人观察天象推算气候而划分的二十四个时间段。古代医家认为不懂根据二十四节气来养生修道，难成大器。《黄帝内经素问·六节藏象》说：“五日谓之候，三候谓之气，六气谓之时，四时谓之岁，而各从其主治焉。五运相袭而皆治之，终期之日，周而复始，时立气布，如环无端，候亦同法。故曰不知年之所加，气之盛衰，虚实之所起，不可以为工矣。”古代医家，早早就知道人体的脊柱是由二十四节独立脊椎骨构成，每一节都对应着一个节气。所以《周易参同契》说“消息应钟律，升降据斗枢”，意思就是说人体小宇宙的先天真元的运动，就像脊柱上一节一节对应着二十四节气般，与天体大宇宙的运动息息相关，比如子时一阳来复。练功有素者会懂得在尾闾附近引爆先天元气并与天体大宇宙产生类似于同频共振的快感。李时珍老爷子还教其后人用“节气水”养生，在其笔记中说“一年二十四节气，一节主半月，水之气味，随之变迁，此乃天地之气候相感，又非疆域之限也”。

所谓“节气”，是“节”和“中”两气的合称。每月前十五天为一“节”气，后十五天为“中”气。分开来说，节气是：立春、惊蛰、清明、立夏、芒种、小暑、立秋、白露、寒露、立冬、大雪和小寒。中气是：雨水、春分、谷雨、小满、夏至、大暑、处暑、秋分、霜降、小雪、冬至和大寒。老百姓说一个人说话听起来中气不足，医家认为就是他在“中气”时常年没有养好。一年二十四节气，大家最好都能背诵下来。我小时候背的“歌诀”是：

正月立春雨水，二月惊蛰春分。三月清明谷雨，四月立夏小满。

五月芒种夏至，六月小暑大暑。七月立秋处暑，八月白露秋分。

九月寒露霜降，十月立冬小雪。子月大雪冬至，腊月小寒大寒。

当年的《新华字典》上的附录还有一个二十四节气歌诀，不知道现在还有没有：“春雨惊春清谷天，夏满芒夏暑相连。秋处露秋寒霜降，冬雪雪冬小大寒。上半年逢六二一，下半年逢八二三。每月两节日期定，最多相差一二天。”

最后说说六十甲子。

《黄帝内经素问·六微旨大论》中说：“天气始于甲，地气始于子，子田相合，命曰岁立，谨候其时，气可与期。”这段话的意思很明白，天体气机始发于天干的“甲”，地球的气机始发于地支的“子”，观察甲子轮回，谨遵天时地利来用功，就可以洞悉五运六气的道理了。

六十甲子，简单来说就是十天干（甲、乙、丙、丁、戊、己、庚、辛、壬、癸）和十二地支（子、丑、寅、卯、辰、巳、午、未、申、酉、戌、亥）按顺序相匹配，从甲子开始到癸亥为一周，刚好六十个，所以叫作“六十甲子”。中国人形容一个人六十岁了常说“六十花甲”或“花甲六十”，就是说的这个。见下表：

甲子	乙丑	丙寅	丁卯	戊辰	己巳	庚午	辛未	壬申	癸酉
甲戌	乙亥	丙子	丁丑	戊寅	己卯	庚辰	辛巳	壬午	癸未
甲申	乙酉	丙戌	丁亥	戊子	己丑	庚寅	辛卯	壬辰	癸巳
甲午	乙未	丙申	丁酉	戊戌	己亥	庚子	辛丑	壬寅	癸卯
甲辰	乙巳	丙午	丁未	戊申	己酉	庚戌	辛亥	壬子	癸丑
甲寅	乙卯	丙辰	丁巳	戊午	己未	庚申	辛酉	壬戌	癸亥

必须先掌握以上基础知识，五运六气才可以深入学习。

医易闲话

——五运六气之岁运

掌握了天干、地支、节气、甲子等基础知识，接下来相关五运六气的东西才看得懂。这篇文章开始谈谈天干纪运。

上文提到《黄帝内经·素问·六微旨大论》有这么一句话："天气始于甲，地气始于子。子甲相合，命曰岁立，谨候其时，气可与期。"在传统中医里，天干和地支配合着来纪年，六十甲子就是天干在上，地支在下，依序排列。比如天干的第一位是"甲"，地支的第一位是"子"，所以干支纪年的第一年就是"甲子"。从甲子推到癸亥，共六十年，所以叫作六十甲子。见《医易闲话——五运六气之天干、地支、节气、甲子》"六十甲子"表。《黄帝内经·素问·六节藏象论》说"天以六六为节，地以九九为制"，《黄帝内经·素问·天元纪大论》则说"天以六为节，地以五为制"，如果不懂古人如何用天干地支纪年就会一头雾水。关于"天以六六为节，地以九九为制"，在胡涂医的前面文章《医易闲话——六六九九》里已经解释过了，这里就点破啥叫"天以六为节，地以五为制"。其实很简单，这句话的"天"是指"天干"，而"地"则指"地支"，就这么简单！在六十甲子中，十"天干"来来回回了六次（10天干 ×6次 =60甲子），十二"地支"反复轮转了五次（12地支 ×5次 =60

甲子），这就是“天以六为节，地以五为制”。过去师父带徒弟，没到讲该讲的内容的时候，总给你绕，绕到你云里雾里，是时候该得真传了再给你三言两语点破，点破之后，平淡无奇。

明白了这个道理，有什么用呢？

明白了这个道理，就可以彻底理解《黄帝内经》里的相关论述了！《黄帝内经·素问·天元纪大论》说：“……五六相合而七百二十气，为一纪，凡三十岁，千四百四十气，凡六十岁，而为一周，不及太过，斯皆见矣。”这里的“五六相合”得先整明白了才好谈五运六气！所谓“五六相合而七百二十气”，说的是六十甲子的前三十年，根据“天以六为节，地以五为制”排列下来的这三十年叫作“一纪”，一纪之中，共有七百二十个节气（即 30 年 ×24 节气 =720 气），加上后面三十年的七百二十个节气，六十年里共有一千四百四十个节气，这样一个“大数据”观察下来，五运六气究竟是“不及”还是“太过”，就都清清楚楚了！

具备了这些基本知识，我们就可以往下谈谈“五运六气”了。

所谓五运，我在上一篇文章《医易闲话——五运六气之天干、地支、节气、甲子》里谈到是指五行的运动。这里再深入谈谈。

五运，具体指木、火、土、金、水这五大类“物质”（也可以理解为行星）的运动所携带出来的能量辐射，它们与地球万物的生活息息相关。所以《黄帝内经·素问·天元纪大论》说“五运阴阳者，天地之道也”。那么五运究竟如何运呢？我们伟大的老祖宗用天干地支纪年的方法把其简化为三大类来供后代子孙学习。这三大运是：岁运（大运）、主运、客运。

先讲“岁运”。

岁运是主管全年的大运，所以岁运也叫“大运”。由于人类生活于天地之中，所以有些医书也叫“中运”，以后大家看古书，要懂行，“岁运”“大运”“中运”其实是一个东西——统主一岁的五运之气！其统主的具体是：土主甲己，金主乙庚，水主丙辛，木主丁壬，火主戊癸。参见《医易闲话——五运六气之天干、地支、节气、甲子》里的“天干五合”表。这就是《黄帝内经·素问·五运行大论》所说的“土主甲己，金主乙庚，水主丙辛，木主丁壬，火主戊癸”。只有明白了这一点，才能明白《黄帝内经·素问·天元纪大论》中所说的这句话：“甲己之岁，土运统之；乙庚之岁，金运统之；丙辛之岁，水运统之；丁壬之岁，木运统之；戊癸之岁，火运统之。”这句话说的是，每逢甲己之年就是土运，乙庚之年就是金运，丙辛之年就是水运，丁壬之年就是木运，戊癸之年就是火运。

仔细参悟“岁运”之理（参阅胡涂医著《问道中医·辨列星辰——〈黄帝内经〉点滴 5》），所述的辨列星辰也可豁然开朗，有兴趣者不妨细细推究。

补充一下，上面说到阳干太过与阴干不及，其实太过就是阳干的主气、本气流行，不及就是阴干的克我之气流行。

医易闲话
——五运六气之主运

所谓主运，是讲五运的岁气分主一年“五时”，每运主一时，由于各“时”（也叫“运季”）每年的时间固定不变（“一时”就是大约73天零5刻），各个运季的气候变化也是每年都基本相同，所以叫作“主运”。主运之岁气，依五行相生的顺序，从木运开始，到火运、土运、金运、水运结束，年年如此。五运所主时间，约为365日零25刻，这正是周天之数。

主运所分主的五时，虽然年年不变，但是每年却都有其太过或不及，这就需要推算得之。

从每年的“大寒”（参阅《医易闲话——五运六气之天干、地支、节气、甲子》）开始，按照上面说的五运次序推算，即木运为初运，火运为二运，土运为三运，金运为四运，水运为终运（每年都一样），可知火运从来年的春分后第十三日开始，土运在芒种后十日开始，金运在处暑后第七日开始，水运起于立冬后第四日。

那么如何推算太过或不及呢？我们的老祖宗在《黄帝内经》里用的是“五音建运”的方法。《黄帝内经·素问·阴阳应象大论》中说：“其在天为玄，在人为道……在地为木……在音为角……在地为火……在音为徵……在地为土……在音为宫……在地为金……在音为商……在地为水……在音为羽……故曰：天地者，万物之上下也。”老祖宗们通过运用“五音”（即宫、商、角、徵、羽）来建于“五运”之上，根据五音的太、少，来推算主时五运的太过或不及（所以古琴最初只有五弦）。见下图：

甲→乙→丙→丁→戊→己→庚→辛→壬→癸

阳土 生→ 阴金 生→ 阳水 生→ 阴木 生→ 阳火 生→ 阴土 生→ 阳金 生→ 阴水 生→ 阳木 生→ 阴火

太宫→少商→太羽→少角→太徵→少宫→太商→少羽→太角→少徵

五音建运图

具体是，以“角”音属木，建于木运，徵音属火，建于火运，宫音为土，建于土运，商音属金，建于金运，羽音为水，建于水运。这样一“建”，主运始于木角音，循五行相生之序，终于水羽音，年年如斯。但是始于木角音的这个初运，究竟是太角还少角（即是太过还是不及），则需要以当年天干来推。这就需要前文文章《医易闲话——五运六气之天干、地支、节气、甲子》里的知识来看看该年的年干究竟是“阳干”还是“阴干”。阳干为“太”（过多、有余），阴干为“少”（过少、不足）。如：丁壬木角音，阳木壬为太角，阴木丁为少角。老祖宗依照太少相生的顺序，把十天干的阴阳配五音的太少依序推算，这就是五音建运法。请见下图：

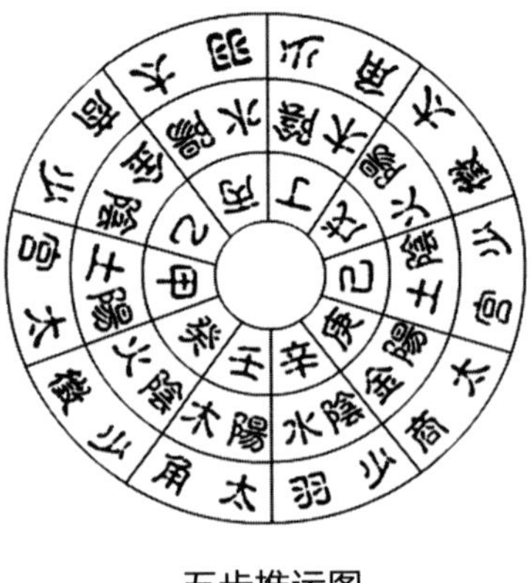

五步推运图

我们以 2016 年为例来解释一下。2016 年为丙申年，丙年为阳水，岁运为太羽用事，即为水运主事。 因其为阳干，为太过，故为太水，即水运太过，《黄帝内经·素问·气交变大论》中说：“岁水太过，寒气流行”，所以明年得病寒浮肿乃至肺部和肩背痛等病症的人会较多。因天之序，合道而行的方法就是“损有余，补不足”，于立春当日起用先天八卦象数以镇之。具体方法到时候再说。

再以 2016 年丙申年为例，丙年为阳水，岁运为太羽用事，生太羽的是少商，生少商的是太宫，生太宫的是少徵，生少徵的是太角。故 2016 年的初运为太角，二运为少徵，三运为太宫，四运为少商，终运为太羽。主运必始于角终于羽。其他各年以此类推。无论哪一年，总是从年干的起推，逐步上推至初运木角，便可得出（丁、壬两年除外，因其本身就是“角”运开始）。

医易闲话
——五运六气之客运

前面两篇文章介绍了干支纪运中的岁运（也称大运、中运）和主运，这篇文章就谈谈最后一个——客运。有些网友反映说前面两篇文章看不太懂，胡涂医再试着用比较好懂的扫盲级语言复习一下。

岁运是每年一运。岁运从土运开始，按五行相生顺序（即土运—金运—水运—木运—火运）沿着六十甲子轮流统岁，比如今年2015年是乙未年，为金运统岁，明年2016年是丙申年就是水运统岁，以此类推，很简单。为什么是从土运开始呢？大家还是得回头去看这一系列的第一篇文章《医易闲话——五运六气之天干、地支、节气、甲子》，六十甲子从“甲子”开始，甲为土，故从土运开始。主运呢，则是把一年分为五时（每时约73日零5刻）——初运（木、角运）、二运（火、徵运）、三运（土、宫运）、四运（金、商运）、终运（水、羽运）。这五运年年如斯没有变化，仿佛家里的主人一样，不曾离开，所以叫作主运。但是主运有太（太过）和少（不及）两种情况，其规律是“太少相生”。我们的老祖宗用当时老百姓所能懂的五音（角、徵、宫、商、羽）来“建运”，叫作五音建运，并根据太少相生的规律来确定一年中五时（其实就是五运）是太过还是不及。比如五运图中的太角就是木运太过，少角就是木运不及。岁运和主运有何不同呢？如果要说不同，岁运研究的是全年的气运大局，主运则是研究一年中五个不同阶段的“局段性”的气运、气候面貌，而且主运主一年五时的“正常气运、气候”状况。

所谓客运，则是相对于主运而言，主一年五时的异常气运、气候情况。所以客运也是把一年分成五时（或者理解为五节吧），但是它并非像主运那样从初运到终运总是从木运到水运来运行，而是根据岁运（大运、中运）来定初运。初运确定后，再按照与主运一样的“太少相生”规律来确定二运、三运、四运和终运。 客运十年之内年年都不一样，像客人一样来来去去，所以叫作客运。 客运与主运的区别在于，客运随着岁运的变化而变化，年年不同，而主运则总是始于木角运，终于水羽运。

客运的推算方法很简单，首先要看年干来确定岁运的阴、阳、太、少。然后以当年的岁运为初运，再依据五行的太少相生规律来推算二运、三运、四运和终运。比如今年 2015 年乙未年，岁运为阴金少商（见《医易闲话——五运六气之主运》五步推运图）。

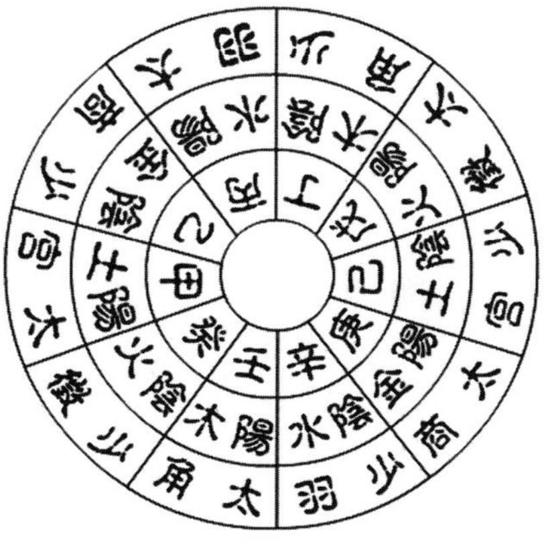

五步推运图

所以 2015 年客运的初运就是少商，根据太少相生的规律，二运就是太羽，三运就是少角，四运就是太徵，终运就是少宫。以此类推，每一年的客运都可以这样推算。不想自己动手动脑的，就自己查下面的表格吧：

年干	初运	二运	三运	四运	末运
甲	土	金	水	木	火
乙	金	水	木	火	土
丙	水	木	火	土	金
丁	木	火	土	金	水
戊	火	土	金	水	木
己	土	金	水	木	火
庚	金	水	木	火	土
辛	水	木	火	土	金
壬	木	火	土	金	水
癸	火	土	金	水	木

为了便于广大数学逻辑推理是体育老师教的网友学习，现举例说明一下。以2015年乙未年为例，我们来看看今年的运气变化：

2015 乙未	初运	二运	三运	四运	五运
主运	太角（木）	少徵（火）	太宫（土）	少商（金）	太羽（水）
客运	少商（金）	太羽（水）	少角（木）	太徵（火）	少宫（土）

主运推演过程：简单的方法是查阅上面的五步推运图，若自己推，也很简单，具体是：主运总是始于木角终于水羽，乙未年的年干为“乙”，“未”为“阴”，乙庚合金，故为“阴金”。阴金为少商，故可以从少商倒推，少商为太宫所生，太宫为少徵所生，少徵为太角所生，故2015乙未年始于太角，历经少徵、太宫、少商，终于太羽。

客运推演过程：上面说了，客运的初运以当年的岁运为初运，2015年乙未年的岁运为阴金少商，故2015年客运的初运为少商，根据太少相生的规律，二运必为太羽，三运为少角，四运为太徵，终运为少宫。

至此，天干纪年的五运基础知识介绍完毕。大家先把这些知识烂熟于胸，才能谈其应用。

医易闲话
——五运六气之六气阴阳

上几篇文章介绍了五运，这篇开始讲讲六气。

六气，简单来说就是指寒、暑、燥、湿、风、火六大类天气变化所带来的“气”，所以古书有时称其为“在天之气”，有时称其为“在天阴阳之气”，或者干脆以“三阴三阳之气”等称之。《黄帝内经·素问·天元纪大论》上说：“天有五行御五位，以生寒暑燥湿风。”《阴符经》也说：“天有五贼”，可见寒暑燥湿风，皆为天上五行运行所产生。胡涂医在以前的诸多文章里都强调，古传中医、真正的中医研究的是天人之学，一个明道的中医，必定是学究天人的宇宙大道的见证者、实践者。天上的这“五贼”，需由人体的五脏之气来转化。而转化之功，当然是人体的先天功能，“百姓日用而不知”，若能有针对性的修炼，就可望“同于道”。《黄帝内经·素问·天元纪大论》说“人有五脏化五气”，医家有秘传的五脏内炼法门专门训练运化五行。所以《阴符经》才说“见之者昌……知之修炼，谓之圣人”。

这寒、暑、燥、湿、风、火六气中，暑和火，其实都是“热”气、“火”气，所以在五运六气学说中，一般说六气往往用寒、（少阴）君火、（少阳）相火、燥、湿、风来代替，有时也作君火、相火、燥金、湿土、木风、寒水。这六气又分三阴三阳。三阴是指厥阴、少阴、太阴。三阳则是指少阳、阳明、太阳。《黄帝内经·素问·天元纪大论》说："阴阳之气，各有多少，故曰三阴三阳。"这句话的意思就是，阴气有多有少——厥阴、少阴、太阴，阳气也有多有少——少阳、阳明、太阳，层层递进。厥阴为一阴，少阴为二阴，太阴为三阴，少阳为一阳，阳明为二阳，太阳为三阳，因为阴阳的"多少"或者说"程度"不同，所以才分为三阴三阳。这三阴三阳之气，可正可邪。若其在该产生的时候产生，则是正气，叫作"六元"或"六元正气"；若其在不该产生时产生，则是邪气。所以《黄帝内经·素问·五运行大论》说："非其位则邪，当其位则正。"所以人体致病因素，在古传中医看来，不外就是正邪两气的博弈而已，不明道者，见不及此！

那么明白六气运行有啥用处呢？对于明道者，可以作为修炼的助缘，因天之道，合道而行。对于普通医者，则可以用来推算一年的气候的"常"与"变"，从而指导养生、防病、治病。

具体如何运用呢？用六气的三阴三阳结合"地支"（参阅《医易闲话——五运六气之天干、地支、节气、甲子》）来推算。老祖宗们想出了一个办法，把六气分为主气、客气、客主加临三种，结合十二地支，叫作"地支化气"（有些医书也叫"十二支化气"）。

怎么个化法呢？见下表：

六气	君火	湿土	相火	燥金	寒水	风木
地支	子午	丑未	寅申	卯酉	辰戌	巳亥
阴阳多少	少阴	太阴	少阳	阳明	太阳	厥阴

很简单，就是十二地支配上六气。在《黄帝内经·素问·五运行大论》中，鬼臾区先生向前来问道的黄帝解释说："土主甲己，金主乙

庚，水主丙辛，木主丁壬，火主戊癸……子午之上，少阴主之，丑未之上，太阴主之，寅申之上，少阳主之，卯酉之上，阳明主之，辰戌之上，太阳主之，巳亥之上，厥阴主之。”这段话对我们现代人来说已经不太好懂。先说第一层意思：每逢子午年，都是少阴君火之气当老板（即为“主”），每逢丑未年，都是太阴湿土之气当老板，每逢寅申年，都是少阳相火之气当老板，每逢卯酉年都是阳明燥金之气当老板，每逢辰戌年，都是太阳寒水之气当老板，每逢巳亥年都是厥阴风木之气当老板。

这样一来，子和午都是少阴君火，哪一个才是“正”牌的呢？得了真传的王冰真人在注释《黄帝内经》时引入了“正化”和“对化”的概念。所谓“正化”，就是指六气本气、本位所在。而“对化”则是指本气所影响、制约的所在。举例来说，十二地支中，寅、卯、辰的方位在“东”，申、酉、戌在“西”，巳、未、午在“南”，亥、子、丑在“北”。那么子和午按照上面这段话所说皆为“少阴主之”，都是少阴君火所主，当“午”为“南”方，南方属“火”，而“子”为“北”方，北方属“水”，显然，只有午才是正牌的，所以午为“正化”。当“午”在南方主君火的时候，“子”在北方水位正与“午”相对，所以此时“子”也成了“午”的君火之“主”，这个“子”就叫作“对化”。再比如说，丑与未，都是太阴湿土，当丑在东北，未在西南。未在西南，月份在六月，时值长夏，而土在长夏为旺，所以未为太阴湿土的“正化”。而与其相对应的丑则是“对化”。同理，寅与申，同是少阳相火，寅为东方，属木，而木生火，故寅为少阳相火的“正化”，而申则为其“对化”。再如，卯与酉都是阳明燥金，当酉在正西方，西方属金，故酉为阳明燥金之“正化”，卯为其“对化”。以此类推——宋代医家刘温舒大夫曾说：“渭厥阴木也，木生于亥，故正化于亥，对化于巳也。虽有卯为正木之分，乃阳明金对化也，所以从生而顺于巳也。少阴所以司于子午者，何也？谓少阴为君火尊位，所以正得南方离位，故正化于午，对化于子也。

太阴所以司于丑未者，何也？谓太阴为土，土属中宫，寄于坤位西南，居未分也，故正化于未，对化于丑也。少阳所以司于寅申者，何也？谓少阳相火，位卑于君火也，虽有午位，君火居之，火生于寅，故正化于寅，对化于申也。阳明所以司于卯酉者，何也？谓阳明为金，酉为西方，西方属金，故正化于酉，对化于卯也。太阳所以司辰戌者，何也？谓太阳为水，虽有子位，以居君火对化，水乃伏土中，即六戌天门戌是也，六己地户辰是也。故水虽土用，正化于戌，对化于辰也。" 顺便说一下，今天中国人还管医生叫"大夫"，似乎就是从宋朝开始，当时刘温舒先生曾经官至"朝散大夫"——古代的名医似乎都有治病救人之外的好工作啊。

明白这个对化的道理有啥用呢？就是为了后面的主气、客气、客主加临的推断。

---

ps. 讨论正化与对化的问题，请参考：

子与午均为君火，但午之方位在南，在月建为五月，南方与五月仲夏均属火，所以午为正化；子为十一月月建，居正北方，与正南方的午遥遥相对，故子为对化。

未与丑均为湿土，未为六月月建，六月为长夏，正当湿土旺季，所以未为正化；丑为十二月月建，未在西南方，丑在东北方，东北方十二月的丑，与在西南方六月的未遥遥相对，故丑为对化。

寅与申均为相火，正月建寅，在时令为孟春，正当木气旺时，木能生火，为火之母，所以寅为正化；申为七月月建，七月初秋属燥金，是下半年的第一月，与上半年的第一月正月遥遥相对，故申为对化。

酉与卯均为燥金，酉为八月月建，正是西方金气旺盛的季节，所以酉为正化；卯是二月月建，八月仲秋，二月仲春；仲春卯月与仲秋酉月遥遥相对，故卯为对化。

戌与辰均为寒水，九月建戌，为秋金隆盛之时，金能生水，为水之母，所以戌为正化；辰为三月月建，三月为季春，与季秋戌月遥遥相对，故辰为对化。

亥与巳均为风木，十月建亥，为水令之孟冬月，水能生木，为木之母，所以亥为正化；巳为四月月建，属孟夏月，与孟冬月遥遥相对，故巳为对化。

具体看下图：

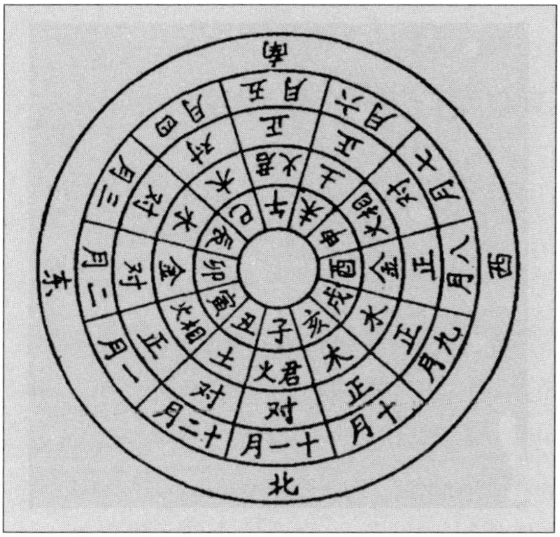

医易闲话

——五运六气之六气三类

所谓主气、客气和客主加临，是古人对六气的“分类”。每年的六气，一般就分这三种，以主气和客气为主。主气用来测“常”，客气测“变”，客主加临综合测常变。下面具体讲解。

主气，有些医书叫作“地气”，是指如大地般恒久不变，每年固定如此的六气：风木、君火、相火、湿土、燥金、寒水。主气属地。主气主啥呢？主一年二十四节气！简单理解就是把二十四节气按照六气来分步，每一步管四个节气（参阅《医易闲话——五运六气之天干、地支、节气、甲子》）。我们知道，一年四季从春天开始，从大寒至春分（即从大寒、立春、雨水、惊蛰到春分之前，从12月中旬到2月中旬之前），由六气中的第一气“风木”（即厥阴风木）之气所主，也叫“厥阴初气”“初之气”或叫“风木”。接着，从春分、清明、谷雨、立夏到小满之前（即从二月中旬到四月中旬），由少阴君火第二气所主。从小满、芒种、夏至、小暑到大暑前（即从四月中旬到六月中旬之前），由第三气少阳相火所主。从大暑、立秋、处暑、白露到秋分前（即从六月中旬到八月中旬），由第四气太阴湿土所主。从秋分、寒露、霜降、立冬到小雪前（即从八月中旬到十月中旬之前），由第五气阳明燥金所主。从小雪、大雪、冬至、小寒到大寒之前（即十月中旬到十二月中旬之前），由第六气太阳寒水所主。第六气太阳寒水，也叫“终之气”。这六气的“次序”，年年如此，这就是《参同契》说的“周流行六虚”。如图：

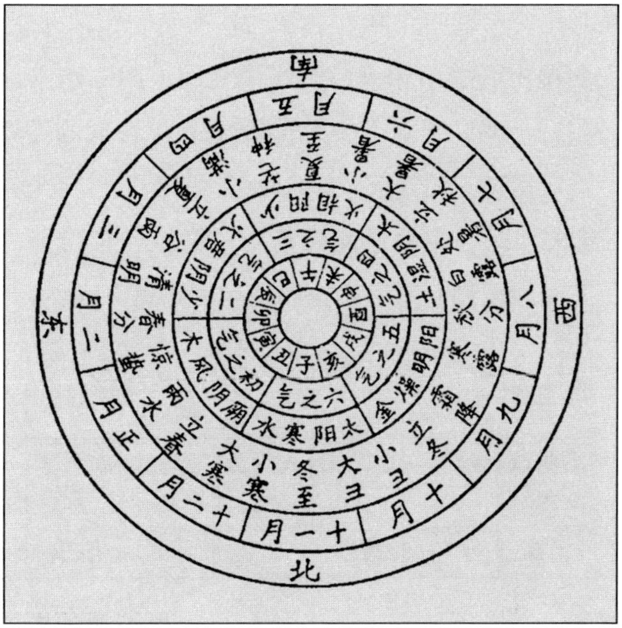

这六气之间，有个承制、制约关系，维持着一年二十四节气的气候变化。《黄帝内经·素问·六微旨大论》说：“相火之下，水气承之；水位之下，土气承之；土位之下，风气承之；风位之下，金气承之；金位之下，火气承之；君位之下，阴精承之。”

用主气来阐明一年二十四节气的气候变化的道理，与用四季、主运的道理相同，只是主气把二十四节气分成了“六步”，更加具体、细致。记住：主气说明一年气候的常规变化。所以说“主气测常”。

顺便说一下，这里的“步”字要注意，一步为四个节气，一个节气15天多一点儿，所以一步为60天又87.5刻（一年为一周天，一周天为365天又25刻，一年分六步，故亦可算出一步为60天又87.5刻）。这与前面文章里主运五步推算法的“步”不同（主运五步的一步为73天又5

刻），有心深入学习的请回头去看之前的文章。

客气，则是指各年气候的异常变化，所以说“客气测变”。客气属天。为啥叫“客气”呢？因为在天的三阴三阳之气客居不定，与主气的年年不变形成对比，所以叫作客气。客气和主气一样，也分为厥阴风木、少阴君火、太阴湿土、少阳相火、阳明燥金和太阳寒水六种。显然，三阴在前，三阳在后，即以阴阳多少为先后次序。客气的推算方法有点儿老实不客气，要根据这三阴三阳，配上地支（12个）、五行（5个）和六气（6个）一起来，以当年的地支为基础，推算各年司天、在泉、左右四间共六气。下面的表格有助于比较和理解，请见下表：

寅 卯	午 巳	辰戌丑未	申 酉	子 亥
木	火	土	金	水

厥阴风木	少阴君火	少阳相火	太阴湿土	阳明燥金	太阳寒水
巳亥	子午	寅申	丑未	卯酉	辰戌

要推算客气，还必须扫盲一下几个术语。所谓司天之气，是指主管上半年的客气。而在泉之气，则是指主管下半年的客气。左右四间之气，则是指在司天左右和在泉左右之气。下面详解。

三阴三阳：胡涂医在前面的文章《医易闲话——五运六气之六气阴阳》里说了，这里再重复一遍：三阴指一阴——厥阴、二阴——少阴、三阴——太阴。三阳指一阳——少阳，二阳——阳明，三阳——太阳。各年的三阴三阳司天都不同。

司天之气：司天的“司”，与我们今天所讲的“司机”的司意思差不多，就是掌管上半年气候变化方向盘的人，当然，这个司字还有值班领导（轮值上司）的意思。怎么知道司天之气啥时候上班呢？得看每年的纪年地支。每逢子午之年，为少阴君火之气司天。丑未之年，由太阴湿土之气司天，寅申之年，由少阳相火之气司天。卯酉之年，由阳明燥金之气司天。辰戌之年，由太阳寒水之气司天。巳亥之年，由厥阴风木之气司天。司天之气，位于正南方主气的第三气之位上。

在泉之气：与司天之气正好相对。可以根据司天之气来确定在泉之气，所以比较省事儿。具体来说就是多少阴司天对应着多少阳在泉，比如一阴司天，则对应着一阳在泉，二阴司天，则二阳在泉，三阴司天，则三阳在泉。反过来也一样（一阳司天，则一阴在泉……），两两相对，互为天泉。比如，子午少阴君火 vs 卯酉阳明燥金，丑未太阴湿土 vs 辰戌太阳寒水，寅申少阳相火 vs 巳亥厥阴风木，依此类推。

古圣编了个歌诀："子午少阴君火天，阳明燥金应在泉。丑未太阴太阳治，寅申少阳厥阴联。卯酉却与子午倒，辰戌巳亥亦皆然。每岁天泉四间气，上下分统各半年。"

司天与在泉之气总是阴阳相对上下相交。这就是《黄帝内经·素问·五运行大论》所说的："厥阴在上，则少阳在下，左阳明，右太阴；少阴在上，则阳明在下，左太阳，右少阳；太阴在上，则太阳在下，左厥阴，右阳明；少阳在上，则厥阴在下，左少阴，右太阳；阳明在上，则少阴在下，左太阴，右厥阴；太阳在上，则太阴在下，左少阳，右少阴，所谓面南而命其位，言其见也。"

左右间气：《黄帝内经·素问·至真要大论》说："司左右者，是为间气也。"可见间气是指位于司天或在泉的左右的气。上面说了，客气的六气是司天之气、在泉之气、左右间气六个，所以间气有四个，分别是第一气，即初之气、二之气、四之气和五之气（为什么没有三之气呢？因为凡主岁的气为司天，位当三之气）。那么问题来了，从哪个方向来确定是左还是右呢？若要确定司天之气的左右，要以面北而定。而在泉的左右，则以面南而定！左右间气，随着司天与在泉之气的运动而运动。在左右间气中，六气分六步推移，司天之气为一步，其左边一步叫作"司天左间"，其右边一步叫"司天右间"。在泉之气也为一步，其左边一步叫"在泉左间"，其右边一步叫"在泉右间"。司天之气的左间、右间和在泉之气的左间、右间加在一起，就是左右四间气。司天在泉两气加上左右四间气，共六气，这就是客气的所谓六步算法（六步就是一年）。《黄帝内经·素问·至真要大论》说："主岁者纪岁，间气者纪步。"这里的"主岁"是指主一年的岁气，是啥呢？就是上半年的在天之气和下半年的在泉之气。若弄不清楚这些"基本概念"，读起经书来就会云里雾里。 而"间气者纪步"，就是说一间气用一步来算。古人似乎很爱用空间来表达时间啊。

司天之气在上，自上而右，不断往右转，最后降于地。而在泉之气在下，自下而左，不断往左转，最后升于天。这就是《黄帝内经·素问·五运行大论》说的："上者右行，下者左行，左右周天，余而复会。"六气互为司天、在泉与左右间气，按照十二支次序运转，所以《黄帝内经·素问·六微旨大论》说："上下有位，左右有纪。故少阳之右，阳明治之；阳明之右，太阳治之；太阳之右，厥阴治 之；厥阴之右，少阴治之；少阴之右，太阴治之；太阴之右，少阳治之。"司天左间，在主气的四之气上。司天右间，在主气的二之气上。在泉左间，在主气的初之气上，在泉右间，在主气的五之气上。如图：

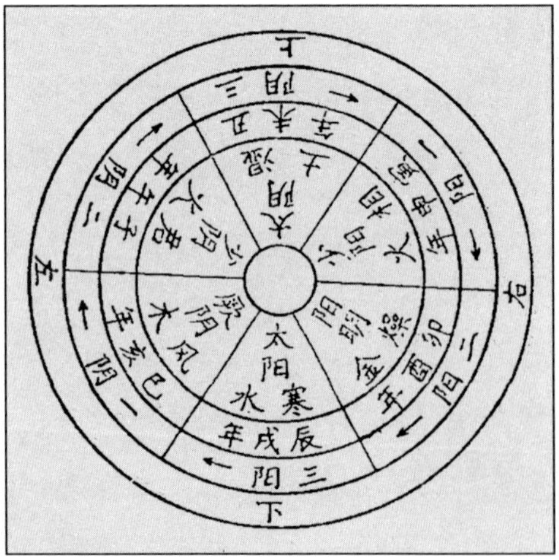

客气的司天之气、在泉之气、左右间气每六年一循环，年年有转移。

司天、在泉、左右间气弄明白了，客气司天的气候变化规律就可以和“六气”一起确定了。《黄帝内经·素问·至真要大论》总结说：“厥阴司天，其化以风；少阴司天，其化以热；太阴司天，其化以湿；少阳司天，其化以火；阳明司天，其化以燥；太阳司天，其化以寒。”这里的风、热、湿、火、燥、寒就是六气。上面说了，各年的三阴三阳司天都不一样，所以化生了各年不同的气候。

那么要怎样看出客气的异常变化呢？其异常表现有两种：胜复和不迁不退。

所谓胜复，胜是偏胜，复是报复。有压迫的地方就有反抗，若上半年（别忘了，司天之气）有异常的胜气，下半年就会有报复性的复气，比如上半年若热气偏胜，下半年就会有相反的寒气来复。其实有时候压根儿不需要半年。去年冬天大家都在抱怨暖冬，广州深圳的朋友在抱怨立冬中暑，没多久寒流到来，还百年不遇下起雨雪来。这就是胜复之气。胜气，一般指上半年司天之气“主政”时（初气到三气）的气候偏胜，复气则是指下半年的在泉之气“主政”时（四气到终气）的天气有与上半年的胜气相反的气候。有胜有复，阴阳平衡，不会有大的灾害、疾病。有胜无复，阴阳不平衡，就容易有大的灾难和病变。这就是《黄帝内经·素问·至真要大论》说的“复已而胜，不复则害”的道理。这些道理不明白，《黄帝内经》读起来就不明就里。

所谓不迁不退，就是不迁正和不退位。啥意思呢？我们上面说了。客气的司天、在泉、间气每六年一循环，每一年都有转移迁徙，若“升之不前，降之不下”时，就会有气候异常。怎么会这样呢？就是因为应值司天之气不足，不能按时主值，本来应该运转的值年司天之气没有转到，导致司天之气或在泉之气的“至而不至”（Arriving but not arrived）。而不退位呢，则是指反过来，应该离开值班岗位的气流连忘返不肯离开，旧的司天或在泉之气太过，“去而不去”（Going but not gone），这就是不退位。司天、在泉之气的不迁不退，必然影响左右间气的升降，从而必然导致客气失常。

重复强调一下：主气“主”一年气候的常规变化，客气“主”一年气候的具体变化。

那么若要看一年气候的“实际”变化（即常与变）呢，则需要结合主气、客气一起来分析，这就是“客主加临”。具体就是把每年轮转的客气，加在固定的主气之上来推算。

客主加临的推算方法是：将值年的司天之客气固定地加之于主气的三气之上——加在少阳相火之气上。因为初之气（厥阴风木）、二之气（少阴君火）、三之气（少阳相火）、四之气（太阴湿土）、五之气（阳明燥金），终之气（太阳寒水）。——相加之后，主气六步固定不变，而客气六步则每年依三阴三阳的次序推移，六年一周期，循环不息。

举例来说，子午年少阴君火司天。阳明燥金在泉：初气的主气为厥阴风木，客气则为太阳寒水：二气的主气为少阴君火，客气则为厥阴风木。三气的主气为少阳相火，客气则为少阴君火，四气的主气为太阴湿土，客气亦为太阴湿土。五气的主气为阳明燥金，客气则为少阳相火：六气的主气为太阳寒水，客气则为阳明燥金，其他各年，依此类推。见下图：

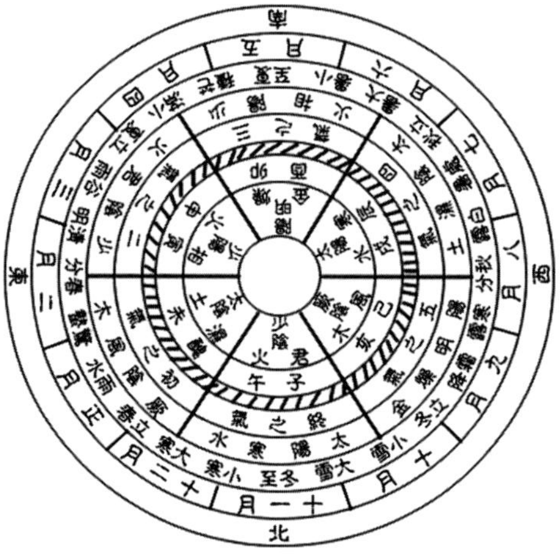

客主加临之后用来干啥呢？用来看其相得与否、顺逆与否。

所谓相得，是与通过卦象的五行看吉凶类似。若出现这三种情况就叫作相得：（1）客气与主气的五行相生；（2）客气与主气五行比和（即一样）；（3）客气的五行克主气的五行。注意：若主气克客气就不相得！所以《黄帝内经·素问·六微旨大论》说：“主胜逆，客胜从。”若能够“相得”就是好事，不相得就是坏事。所以《黄帝内经·素问·五运行大论》说：“气相得则和，不相得则病。”

所谓顺逆，也是以客气为主，这一点要注意。如果客气克主气，或者客气生主气，就是顺。如果主气克客气，或者主气生客气，就是逆。顺则气候平和，人体少生疾病，哪怕发病也是温和的、缓慢的。逆则气候反常，容易生病。

举例，如果客气是少阳相火，加临的主气也是少阳相火，两者相同，无生克，无君臣，这叫作比和，是相得。

再如，子午少阴君火司天之年，初气的主气是厥阴风木，客气是太阳寒水，水能生木，是客主之气相得。二气的主气是少阴君火，客气是厥阴风木，木能生火，客主之气仍然相得。三气的主气是少阳相火，客气是少阴君火，同一火气，而君相相从，仍然相得（不过须要防其亢盛）。四气的客气和主气，同为太阴湿土，同气相求，为比和，故仍是相得。五气的主气为阳明燥金，客气是少阳相火，这里相火克燥金，客气克主气，但正如上面《黄帝内经·素问·六微旨大论》所说：“主胜逆，客胜从”。客气的相火克主气的燥金，正是“客胜从”，所以此时还是“相得”，这一点上很多现代人都弄不明白，市面上不少讲解中医的都不懂。六气的主气是太阳寒水，客气是阳明燥金，金生水，也是相得，所以子午年客主气六步都是相得。顺便说一下，为何是“主胜逆，客胜从”呢？难道不该是主胜更好，客胜不好吗？这其实也很简单，主气是地气，客气是天气，老子曰：“人法地，地法天”。地要法于天才好，此其一。其二，主气为地，为岁气之常，是恒常不变的，客气属天，为岁气之暂之变。如果恒常的主气胜过短暂多变的客气，则客气无法发挥司令之功。

气候的阴阳多少，即盛衰变化，可以影响人体血脉的运行，所以古传中医的一些修炼方法，要求在特定时空点上进行就是这个道理。《黄帝内经·素问·八正神明论》说："天温日明，则人血淖液而卫气浮，故血易写，气易行；天寒日阴，则人血凝泣而卫气沉。月始生，则血气始精，卫气始行；月郭满，则血气实，肌肉坚；月郭空，则肌肉减，经络虚，卫气去，形独居。是以因天时而调血气也。"这些话都是练功的秘诀！

至此，五运六气的扫盲基本完成了。剩下的运用，需要大家把这系列文章细细研读，边研读边对照着相关图文比划，才能慢慢融会贯通，这需要一个过程。

医易闲话

——略说“精、气、神”

精气神是生命三大要素，古来炼养大家都特别注重积精全神。翁象川先生在注释《悟真篇》时说：“养生之士，先宝其精，精满则气壮，气壮则神旺，神旺则身健，身健则少病。内则五脏敷华，外则肌肤润泽，容颜光彩，耳目聪明。”我们现代人精气神耗得早、耗得多，而没有几个懂得好好炼养，所以亚健康的人特别多。

一般谈论精气神这个问题，都是从“精”开始，再谈“气”和“神”。在医家真传里，却正好倒过来，总先谈“神”，因为“神”与“心”两个概念太相近！—— 学习古传中医或者走养生修道的路，如果不明白“心”与“神”，终将如盲人骑瞎马！各家各派，说到底都是在想方设法明心、见性。北宋张伯端真人在《悟真篇》自序里说：“欲体至道，莫若明乎本心。心者，道之枢。”这真是明师之言！《黄帝内经》多次论及“心”与“神”，我在前面的不少文章里尤其是《实修结束，谈谈“心”》里提到了一些。这里随便捡几句重温一下：

《黄帝内经·灵枢·邪客》：“心者，五脏六腑之大主也，精神之所舍也。”

《黄帝内经·素问·灵兰秘典论》："心者，君主之官，神明出焉。"

《黄帝内经·素问·六节藏象论》："心者，生之本，神之变也。"

《黄帝内经·灵枢·本神》："所以任物者谓之心，心有所忆谓之意。"

按照古传中医的观点，万病由心起，治病必治心。心是最根本的，神是由心而生。古传中医认为心的本体是无为的、静寂的、不动的，是"普遍如此""本来如此""必然如此"的。很多人都知道中医经典里常说"心藏神"，却少有人知道心与神的主次。古传中医有一句千古不传的秘诀，叫"寂然不动为心，感而遂通为神"。心他老人家亘古长存、如如不动，她生成万物而不占有万物！太上在《道德经》里说："少则得，多则惑。是以圣人抱一为天下式。"为什么"少"反而能"得"，而"多"反而就迷"惑"呢？这不就是说的别耗那么多神，胡思乱想越少越容易"明心"吗？所以太上教导我们说，那些已经从此岸到达了彼岸的圣人们，懂得"抱一为天下式"。啥叫"抱一"？我在文章《独立守神——〈黄帝内经〉点滴 7》里讲"独立守神"的方法时引用了这句话，"抱一"就是为了将"心"专注于"一"处，以起到独立守神、收心止念的目的！

整个古传中医的修习过程，说到底，就是修心和炼命。修心之说，与佛家的说法如出一辙！炼命，则是分阶段将精、气、神三宝凝化。所以"精"和"气"这两宝也就特别重要了。

同样先说"气"。古传中医所说的"气"，是有不同层次的。对于一般的人，明师们往往只说"呼吸之气"，对于门人弟子，则说"内气""真气"，甚至"先天一气"。

在 20 世纪八九十年代曾经兴过气功热，当年的不少"大师"，忽悠来忽悠去其实都在"呼吸之气"上折腾，让内行人笑掉大牙。古传中医在收心止念开始时就用正呼吸进行调息，叫作"调真息"，到了神、气、精渐渐合凝、合炼时，此时之"气"叫作"真气"，古字写作"炁"。这个炁的运行，与祖气相连，如磁吸铁。不像我们普通的人呼吸，只从口鼻随咽喉而下至中脘而回。所以庄子在《庄子·大宗师》里说："真人之息以踵，众人之息以喉。"参阅《医家秘传——"玄关"vs"先天一气"》。

如何做到"真息"呢？真息即无息。《道藏·洞真部·玉诀类》说："心不动念，无来无去，不出不入，自然常住"，这就是方法！

最后说说"精"。

我在前面的文章《中医扫盲——"肾"vs"精"》里说过这段话，大家不妨重温一下：

古传中医所说的"精"，并不单指男性排泄出来的那个精，那是后天之精所转化。古传中医认为精有两种——后天之精和先天之精。后天之精很好理解，就是交媾之精、血、津、液等。所谓先天之精，则是"元精"，就是本文刚开始时提到的"自家水"，它是人体的"真药"。我在前面的文章里提到"活子时"的概念，其实人体在"活子时"时所产生的"精"，就是先天之精。先天之精，可以藏于人体的每一个角落，换句话说是"全身无处不藏精"，但主要藏纳于丹田及内外肾，当然，五脏六腑皆有先天之精。元精无形，寓于元气之中，受外感则与元气分别，成为后天凡精。

在古传中医的真传里，有个说法是，精在先天时，藏于五脏六腑，氤氲而未成形，后天念头一动就成为后天之精（所以要时时正身、内省、止息）。古传中医所说的"精"，是人体大药，是神和气用来凝炼内丹的原材料。在人体静到极点，微觉有动而非动，纯而明心，气足源清，可"以神炼之"的东西。这就是吕洞宾真人说的那个东西——"息精息气养精神，精养丹田气养身。"

精、气、神三者，古传中医认为应该以神为主。神、气、精常常

“相恋”，六世达赖的很多“情诗”，在内行看来，都是写的这回事儿，与男女情爱无关。

真有实修实证的人看到以上文字多半会豁然开朗，看不懂的，就在以后的实修历程中多问问自己这些问题：

“神”守住了吗？

“心”静到极点了吗？

平时有注意节欲保精吗？

那个呼吸之气“以踵”了吗？

念头越来越少了吗？

日子越过越简单了吗？

今天比昨天轻安、快乐了吗？

如果以上都没有，拜托不要到处说自己在修行学佛啥的，都是自欺欺人！

最后引用一首陆放翁的诗结束本文：

存神止虑自长年，

黄老遗书汉尚传。

妙语虽传人不省，

却从丹灶觅神仙。

祝福大家身心轻安，暑期愉快。

医易闲话
——当下即是

前两天心笛问我："泽风大过、雷山小过、泽水困这些卦名看上去好像是负面的，但是卦辞看着（怎么）都是吉利的呢？都说断卦靠第一直觉，这几个卦一看卦名第一直觉就不好，但一看卦辞，就跟第一感觉截然相反了。"我回复她："那还是按第一感觉来！"并答应她有空写篇文章讲讲这个问题。

《易经》的命运有点儿"悲惨"——好端端的天人之学总被人当成用来算命的工具。大易之理，描述的是大道之理——本来至简至易，却被人们理解得相当复杂。不过秦始皇焚书坑儒的时候，《易经》倒也因为其被看作占卜的书而躲过一劫。所以《易经》用自己的命运阐释了万物有阴必有阳的大道之理，这就是"一阴一阳之谓道"吧。

在《易经》的64卦里，几乎每一卦都有"好"有"坏"，这也是一阴一阳。某一卦看上去很好，却未必真的好，另一卦看上去不怎么好，却不见得真不好。比如被历代易学大家所推崇备至的"谦卦"，无论是卦象、卦辞、卦义都是非常吉利的。地山谦是六十四卦里唯一只吉不凶的。请看：

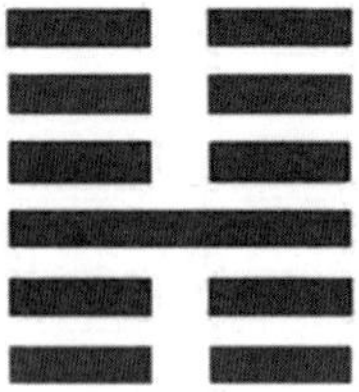

谦：亨，君子有终。

彖曰：谦，亨，天道下济而光明，地道卑而上行。天道亏盈而益谦，地道变盈而流谦，鬼神害盈而福谦，人道恶盈而好谦。谦尊而光，卑而不可踰，君子之终也。

象曰：地中有山，谦；君子以裒多益寡，称物平施。

初六：谦谦君子，用涉大川，吉。

象曰：谦谦君子，卑以自牧也。

六二：鸣谦，贞吉。象曰：鸣谦贞吉，中心得也。

九三：劳谦君子，有终吉。象曰：劳谦君子，万民服也。

六四：无不利，㧑谦。象曰：无不利，㧑谦；不违则也。

六五：不富，以其邻，利用侵伐，无不利。象曰：利用侵伐，征不服也。

上六：鸣谦，利用行师，征邑国。象曰：鸣谦，志未得也。可用行师，征邑国也。

从地山谦卦看，都是吉无不利的。历代先贤均以此教育后辈做人要做“地山谦”。做一个谦虚谨慎的人当然是再应该不过的。有一位网友曾写信称赞胡涂医是“地山谦”，这当然是对方过誉的溢美之词，我也不为所动，毕竟我深知，哪怕是地山谦卦也没啥了不起嘛，地和山，友谊的小船也可以说翻就翻的。

很多占卜的人一占到地山谦就很高兴，那么是不是占到地山谦就真的吉利呢？其实未必！前不久我的一位外甥去日本，他在朋友圈发照片时我一时心动起了个卦，得地山谦，我就跟家里人说，这家伙这回肯定要碰到地震了。果不其然，就在他离开日本前一两天，日本熊本果然地震了。为什么地山谦这么好的卦会跟地震灾害扯到一起呢？看看上面的卦象，山岭都跑地下去了，这不是地震是啥？——当然，你也可以理解为高高的山岭谦卑地躲到地下面去了，做人应该谦虚。

讲上面这个地山谦卦的例子，是希望提醒大家，天下万物，无不“负阴而抱阳”，没有绝对的好，也没有绝对的坏，难得糊涂最好。——用在断卦方面呢，还是要看自己的第一感觉，就是禅师们所说的那个“当下”直下承当了即是。学习古传中医，要大气磅礴，不可墨守成规，在起卦断卦上亦复如是。《金刚经》云：“知我说法，如筏喻者，法尚应舍，何况非法。”信然！

医易闲话

——玩索有得

历代易学大家都是爱玩之人，《史记》说：“孔子晚而喜《易》……读《易》，韦编三绝。”意思多半就是说孔老夫子晚年的时候太喜欢玩《易》，把拴卦的牛皮绳子都玩断了三回。可见夫子玩心有多重啊！——当然，儒家的解读是夫子做学问特别认真。

那么怎么个玩法呢？

医家秘传的学易方法，是玩“忘记”——忘记固定的卦义。也就是尽量要忘掉各个卦所代表的一切意义、含义。比如乾卦代表天，在人体为头部，五行属金，在家为父……所有这些最好都在“玩”的时候忘记得一干二净。——大家可别一听说要“忘记”就干脆不去记了。玩忘记是你已经记得滚瓜烂熟之后才有资格玩儿的！要把记得滚瓜烂熟的东西忘掉其实并不容易，这就是“功夫”了。而这功夫也是“功夫在功夫之外”！“忘记”其实就是“放下”，不要执着于一时一物一象，不要着相！对于功夫未到家的普通人来说，“玩”的就是发呆，你呆住了的那一刻就可以暂时忘掉，这就是“得意忘形”——微微有真意，暂时忘却其卦形、卦义，这样才能获得真知。如果做不到“众人皆有以，而我独顽似鄙”的呆萌状态，那就要放下各种原有的“知识”的枷锁，充分发挥想象。这就是学习《易经》的“取象比类”！

比如：为什么离卦明明是“火”为何是“血管”呢？这就要充分发挥取象比类了。离卦为两个阳爻里面夹着一个阴爻。如下图：

火

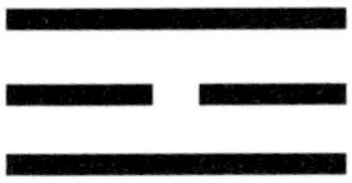

离中虚

离卦属火，是因为取象于太阳。若取象于河流，两个阳爻可以是两岸，中间阴爻就是水。同理，血管里的血自然就是离卦了。这就是把复杂的万象简单化，是简易的道理，也是变易的道理——明明是火是太阳，也可以是水是河流。胡涂医在前面的文章里提到，易理三原则：简易、变易、不易（参阅《医易闲话——易理三原则》）。想学好象数治病的话这三大原则要深入去玩索、思索。大道至简至易，整复杂了肯定就离道了。问题是我们在未明道之前，咋整都不可能真的简易，有时觉得自己已经整得够简易了，明眼人一看还是太复杂。那怎么办呢？尽量往简单处整呗！所谓“运用之妙，存乎一心”，关键还是看“一心”——“运用”时那个当下的一念！这个，恐怕只能通过自己多玩索才能有所得，别人怎么讲都是“纸上得来终觉浅”的。

《周易·系辞》曰：“君子居则观其象而玩其辞，动则观其变而玩其占。”学习象数治病，也得用“玩”的心态，心无挂碍，才能无有恐怖，远离颠倒梦想，从而得出最好的心法药方。

顺便说一下，孔夫子所说的“玩索而有得”可不是瞎玩玩，而是要“有得”才行。如何才能“有得”？要虔诚、自然，而不是做作瞎玩。

医易闲话

——固发生发

脱发、掉发是很多中年人都面临的问题。今天就谈谈这个话题。

《黄帝内经·素问》说："清阳出上窍，浊阴出下窍。清阳发腠理，浊阴走五脏。"现代人的脱发原因，基本都是脾肾之气不足，清阳不升而肌肤毛发失养，故而脱发。有些人头油极多，就是由于浊阴不降，泛逆于头，溢于肌表，影响毛发生长。有这些症状的人，往往也伴有耳鸣、腰痛、面黄唇淡、舌淡有痕之征。对治的方法就是调补气血，补充正气。而调补气血，补充正气最好的方法就是养气法！

除了养气法，还有什么方法呢？梳头！用十指梳头或用梳子梳头。

我们知道，头为"诸阳之会"，人体的手三阳经和足三阳经均在头部交汇，此外，手少阴心经、足厥阴肝经也缘于头面。练功后用十指梳头，就是用手上的气对头部进行按摩，以加快头部气血运行，从而起到打通堵路，贯通各条经络相关的血脉，散风祛湿的作用。古人养生，讲究"头宜常梳"，梳头除了能养出一头秀发，还能提高记忆力，防治脑部疾病，延缓大脑衰老。 十指梳头的要领，是指尖触及头皮，从前往后梳，若用梳子，则宜从后往前梳。每次梳 12 的倍数。最佳的梳头时机有三个：每年的冬至午时、每年的正月初十午时、每年的生日，在这三个时间，医家一般会要求门人弟子们梳1200下头。为什么是1200下呢？12的倍数！为何是12的倍数呢？学过象数的就会明白，1为乾卦，主头，为头发之象，2为泽卦，使头发有光泽。1有平衡阴阳的作用，可以使清阳上升，浊阴下降。2有平行、波动、启动的作用，故有助于头发生起。明朝医家焦漪园先生在《焦氏类林·卷七·摄餐》中说："郡夭袖灵旨：冬至履午时，极头一千翊百以赘阳……使五脉之气，终岁流通。"宋朝的文学家陆游、苏东坡等都深谙此法，他们的诗文中多有记述。陆游在《闲记老境》中说："谢事久悬车，为农懒荷锄。破裘寒旋补，残发短犹梳。"他还在《述闲》中说："客稀门每闭，意闷发重梳。赖有盆山树，幽情得少摅。"陆放翁得享高寿，恐怕跟他喜欢梳头和泡脚有关，他在《泛舟过金家埂赠卖薪王翁》一诗中说："老人不复事农桑，点数鸡豚亦未忘。洗脚上床真一快，稚孙渐长解烧汤。"

下面把医家的固发生发梳头法做一个介绍：

准备：一把黄杨木做的梳子，无则用普通木梳子代替，牛角梳也可以，梳子注意不要买尖刺者，以梳刺整齐圆润为佳。

体态形式：站、坐均可。

呼吸方式：自然呼吸。

意念活动：啥也别想，若做不到啥也别想，就把注意力放在脚心涌泉穴。

动作：一手执梳子，梳理头发，先从头正中的"后顶穴"沿着督脉往百会穴、神庭穴一路梳到前发际，120下。然后以督脉为界，把脑部分为左右两半，从后往前梳左鬓120下，再梳右鬓120下。若是长头发的女士，梳起来就不要这么讲究，顺着长发梳理就好，关键是每梳一下都要触及头皮。

医易闲话

——其时物也

梅花心易，之所以易学难精，在于我们凡心妄动。在每一个当下，若能了了分明，则宇宙万物，无不了然于胸。这就是老子说的“善数不用筹策”。既然凡夫总是妄念不断，怎么才能一窥梅易堂奥呢？——那就得深入研究象数的道理了。

象数的道理，最核心的，就是“天人合一”的中医本质属性、宇宙法则！象数里所说的天人合一，可以理解为万事万物都是“一”个整体，时间与空间也是“一”个东西。万物互相作用、互相渗透、互相消长、互相 connect（连接）着。人间万象，无不互相“昭示”，无不在悠悠宇宙大道的“管辖”下运化。时空在易道中是“圆”的，观其一点，即可知其全貌，梅花心易的真传，只有这么一句话：“心念一动处，正是天机时”。我们的真心，本来寂然不动，心念一动处，便是“卦”是“象”是“数”。所谓心念一动，就是心有所感。在心有所感的瞬间，时空消失，感而遂通，则事物本来面目现前，还有啥不能知道的呢！所以圣人才说大易精髓在于“无思也，无为也，寂然不动，感而遂通”。

孔夫子在系辞里说：“易之为书也，原始要终，以为质也。六爻相杂，唯其时物也。”夫子的意思是说，《周易》这个学问呀，讲的又是卦又是爻，又是辞又是传的，其实自始至终，这一切都是表面上的东西，其内在本质，压根儿就没有变化。表面上的“变易”，正好掩藏了内在本质上的“不易”。其不易，就是因因果果，如是因，如是果。任何一个六爻卦，其变化看上去都错综复杂，但是其内在最本质的东西，却是每一个当下的直下承担。唯有在每一个当下、每一个时机，抓住事物的本质，才能破迷知真。这自然是一番大道理，问题是，结合这个临时上山的事儿看，哪里可以看得出啥“因果”来呢？这就“功夫在功夫之外”了。若有机会见面，再给大家讲讲这里面的“天机”。

其实最大的天机早已跟大家讲了又讲了，就是要修持心性，无思无为，恬淡虚无，真气从之，精神内守，舍此，别无圣法！

医易闲话

——卦德

上一篇文章《医易闲话——其时物也》里有这么一句话："象数的道理，最核心的就是'天人合一'的中医本质属性、宇宙法则！" 正是由于有了"天人合一"的认知，我们才可以从任何一件看似毫不相关的事物上窥见其他想要判断的事物。天人合一的哲思在这方面的应用，也并不是毫无根据的瞎联想。其背后有每一大类事物（即每个"卦"）的共同特性，这个所谓的特性，就是各个卦的"卦德"。从卦德联想、推理出来的，才叫"比类取象"，才不是毫无根据的瞎联想。孔夫子在《系辞下传》中说："古者包羲氏之王天下也，仰则观象于天，俯则观法于地，观鸟兽之文与地之宜，近取诸身，远取诸物，于是始作八卦，以通神明之德，以类万物之情。"这种"近取诸身，远取诸物"，就是基于天人合一的宇宙观来进行取象比类。 梅花易数的精髓，就在于心有所动时的感而遂通。普通人在走上"寂然不动，感而遂通"的康庄大道之前，要么不要太有文化，这样就比较容易进入恍惚杳冥的状态。要么就得非常有文化，识见非凡。生活在今天这样信息爆炸的时代中的人，通常来说都是文化不高不低，说有文化，却对啥也没有真知，说没文化，又对啥都了解一点儿。哎，我们真是生活在一个最好的时代，也生活在一个最坏的时代啊。我们这个时代的人学《易》最容易，啥知识一百度都能找到一大堆。但是这个时代的人学《易》也最难，知识太多，纷繁复杂，心静不下来反而无所适从。比较靠谱的学法恐怕是先把八个经卦的卦德先弄清楚。

所谓卦德，过去一些老学究会说卦德是指某个卦的“刚柔”是否“得中”，或者“得位”（即一卦中的阳爻得阳位、阴爻得阴位），其实简单来说就是指各个卦乃至各爻所“代表”的性能、特点、特性。卦德就是“功能属性”，也可以说就是“大象”（参阅《医易闲话——大象》和《医易闲话——先天八卦图》）。对于各个卦的卦德，得做好知识积累。比如乾卦，其卦德为“健”。所谓“天行健，君子终日乾乾”，代表的是天体运行，四时更替，周而复始，独立不改，刚强而稳健。懂了乾卦的这个卦德，就可以放开眼界，把更多卦德、卦意包揽进来。比如圆的、满的、大的、神秘的、运行不息的、高高在上的、生命力强大的等等，都属于乾卦！比如网络流行词语“有钱任性”，这就是乾卦。在人体上来说，头部、骨头、男性生殖器都是乾卦。所以头部疾病、骨病乃至老人的伤寒病，也都是乾卦。若要“近取诸身”，可以就近取一时心“动”的身上某个部位，也可以取近身之物，若与乾卦的卦德一致，就是乾卦，若与其他卦的卦德吻合，就是其他的卦。

医易闲话

——吉星高照

在我的文章《老子略说 35 ——胜而不美》中有网友提问：“看了先生的解释忽然想到家里的厨房适合在西边，宜用刀兵，孩子们的卧室宜在东方，象征欣欣向荣。不知道对不对。”

这个大方向基本没错。对于学习古传中医的人，修道的人，行菩萨道的人，要大气磅礴些看待万事万物。“日日是好日，处处是好地。”德全不危，啥时空都是助缘，都好，都没有关系。——这一直是胡涂医在不少文章里所强调的。当然，对于普通人或者对于刚刚开始养生修道的人来说，自身磁场还比较弱，就应该尽量让自己的起居之地符合大自然的磁场，符合了时空的磁场，也是合道而行，能使自己的修炼事半功倍。在佛门里，药师法会上往往师父们会诵一个《药师赞》：

药师佛延寿王，光临水月坛场。悲心救苦降吉祥，免难消灾障。忏悔众等三世罪，愿祈福寿绵长。吉星高照沐恩光，如意保安康。吉星高照沐恩光，如意保安康 。

“赞”是“赞呗”之一，《药师赞》就是赞叹、歌颂药师佛的偈颂。

这个偈颂中有一句“吉星高照沐恩光”。所谓“吉星高照”，咱们中国人常说的一句祝福语，究竟是啥意思呢？一般的理解是祝福人们有lucky stars照耀，给人带来好运。什么样的星是“吉星”呢？

在古传中医的秘传里，认为人受吉凶气场的影响主要有两个：一个是个人内在的业力，另外一个就是来自我们所在的太阳系里的九大行星和北斗九星等星体的相互作用所产生的气场对人体的干扰、影响、磁化、激化。

个人的“业力”，普通人看不见，而且它是“既成事实”。我们能做的是积德行善以化解、转化。来自星体的吉凶气场，则要懂得趋吉避凶。其中最关键的是看“北斗九星”。北斗九星是由我们熟知的“北斗七星”加左辅、右弼两星。北斗七星，在天气好时，没有雾霾的地方，可以清晰看到，像一把大勺子似的。现代天文学叫作“Big Dipper”，意思就是长柄勺。属于大熊座，是大熊的臀部及尾巴。

北斗七星的前四颗（斗一至斗四）组成斗形，中国古天文学管这个斗形叫作“璇玑”（有时也叫作“斗魁”“魁星”），后三颗星（斗五至斗七）像斗柄、勺子柄，叫作“玉衡”。司马迁在《史记·天官书》里引用《尚书》所说的“璇玑玉衡，以齐七政”，说的就是北斗七星。再加上两颗左辅右弼刚好九颗。兹列表于下：

中文名	英文名	现代名	传统名	堪舆名	五行	颜色	吉凶
天枢（斗一）	Dubhe	α UMa	贪狼星	生气	水	白	吉
天璇（斗二）	Merak	β UMa	巨门星	天医	土	黑	吉
天玑（斗三）	Phecda	γ UMa	禄存星	祸害	木	碧	凶
天权（斗四）	Megrez	δ UMa	文曲星	六煞	木	绿	凶
玉衡（斗五）	Alioth	ε UMa	廉贞星	五鬼	土	黄	凶
开阳（斗六）	Mizar	ζ UMa	武曲星	延年	金	白	吉

（续表）

中文名	英文名	现代名	传统名	堪舆名	五行	颜色	吉凶
摇光（斗七）	Alkaid	η UMa	破军星	绝命	金	赤	凶
左辅（斗八）	这两颗星只有咱们老祖宗看到		左辅星	伏位	土	白	吉
右弼（斗九）			右弼星	伏位	火	紫	吉

所以“吉星高照”，就是生气、天医、延年、伏位诸星高照。古人有一套“瞻星礼斗”的方法来祈求吉星高照，医家秘传的“向天借寿法”有点儿像《三国演义》里诸葛亮瞻星礼斗向天借寿的功夫。胡涂医不愿意修习这个法门，但作为古传中医的传人又不能不学这个。我一直想把这个秘法传授给道门的出家人，可惜一直找不到好的因缘。

古人说“若非符契天缘事，故把天机诀与君”，又说“一诀便知天外事”，可惜这些学问得到真传的人不多，社会上靠点儿皮毛招摇撞骗的却不少。祈愿大家吉星高照，趋向大道！

医易闲话
——慎用安宫牛黄丸

今天在微信传承群里，charlie、大头娃娃等人问起安宫牛黄丸。正好胡涂医被安排参加一个无聊的投资分析会议，闲着没事就顺手写了一下回答。没想到写了那么多，干脆就搬来这里分享给大家吧。

安宫牛黄丸出于清代乾隆、嘉庆时期名医，温病学派重要代表人物之一的吴瑭先生的《温病条辩》，该书成书于1798年，模仿《伤寒论》编立条文，以“三焦辨证”为经、以“卫气营血”为纬，论述温病的辨证论治。他曾应朝廷邀聘负责检校《四库全书》中的医书。坦白说，胡涂医不怎么认可其很多学术观点。但是吴先生毕竟是名医叶天士先生的弟子，还是有两把刷子的，特别是乾隆五十八年的北京大瘟疫，吴先生奋力抢救病人，功德无量。

安宫牛黄丸由牛黄、郁金、犀角、黄连、黄芩、山栀、朱砂、雄黄、冰片、麝香、珍珠等11味药研末，炼蜜为丸，金箔为衣。安宫牛黄丸的“宫”指的是心包——心的宫城。《黄帝内经·灵枢·邪客篇》说：“心者，五藏六腑之大主也，精神之所舍也，其藏坚固，邪弗能容也。容之则心伤，心伤则神去，神去则死矣。故诸邪之在于心者，皆在于心之包络。”当心脏受到温毒热邪侵犯时，心包起保护作用，代君受过，代心受邪。

当温毒热邪入心包时，人体会出现神昏谵语等神志症状，此时安宫牛黄丸可以清热镇惊安神，这就是“安宫”。吴瑭先生这味药的君臣佐使配伍还真是可圈可点，不愧是叶天士先生的弟子。11味药配伍，颇合象数之理，也算难得。顺便跟大家扫盲一下中药的君臣佐使。

君臣佐使是中药方剂的配伍（formulation）原则。古人用药十分谨慎，不像今天的西医动不动就让人打吊针。开药方如安邦治国如带兵打仗般，要十分谨慎。每个药方里的每一味药之间的“关系”要合理安排才能战胜病魔。《黄帝内经·素问·至真要大论》说：“主药之谓君，佐君之谓臣，应臣之谓使。”君臣佐使之间的从属关系、重要程度要合理才行。君药一般味少量大，整个方子以君药为主。臣药味多量轻，以匡君之不迨。佐使之药味多味少均可，但是量必更轻更少，因其主要为通行向导、辅佐之“使”。简单来说，君药对治病起主要作用，臣药起次要作用，佐药起到辅佐“向导”作用，主要是平衡和抑制不良反应，使药相当于药引。《黄帝内经》多次提及君臣佐使的指导原则，甚至依此提出七种中药配方形式：

1. 大方：药味多、用量大，治疗邪盛病重的方剂。

2. 小方：药味少、用量小，治疗病轻邪微的方剂。

3. 缓方：药性缓和，治疗病势缓慢需长期服用的方剂。

4. 急方：药性峻猛，治疗病势急重急于取效的方剂。

5. 奇方：单味药或药味合于单数的方剂。

6. 偶方：药味合于双数或由两味药组成的方剂。

7. 重方（即“复方”）：两种或两种以上的药物混合制剂。

这七种形式又依据不同用药需要划分为大小、奇偶、缓急、重佐四大类：

1. 依据药物多少定大小。《黄帝内经·素问·至真要大论》：“君一臣二，制之小也。君二臣三佐五，制之中也。君一臣三佐九，制之大也。

所治为主，适大小为制也。”

2. 依据药物单双、作用定奇偶。《黄帝内经·素问·至真要大论》：“君一臣二，奇之制也；君二臣四，偶之制也；君二臣三，奇之制也；君二臣六，偶之制也。”

3. 依据药物峻缓定缓急。《黄帝内经·素问·至真要大论》：“急则气味厚，缓则气味薄，适其至所，此之谓也。”

4. 依据方剂配用定重方、反佐。《黄帝内经·素问·至真要大论》：“奇之不去则偶之，是谓重方；偶之不去则反佐以取之，所谓寒热温凉，反从其病也。”

我们来看看安宫牛黄丸的君臣佐使。

君：两味。

· 牛黄味苦性凉，清心解毒，熄风定悚，豁痰开窍。

· 犀角清热凉血，解毒定惊；可惜现在没有犀角了，因为犀牛是保护动物，现在用的一般是水牛角，其作用天差地别。现在外面卖的安宫牛黄丸，犀牛角这一味药都换成了水牛角，能不能算君药就很难说了。

臣：多味。均有芳香之性，使心包络邪热温毒一齐由内到外，豁痰开窍。目的是消秽浊，复神明。

· 珍珠、朱砂助犀角善清心热，定惊镇心。

· 冰片芳香开窍。

· 雄黄劫痰解毒。

· 麝香开窍辟秽（也有中医将麝香作君药，将犀牛角作臣药的）。

· 郁金清热凉血。

佐：

· 蜂蜜调和诸药。

使：

· 金箔入心经，镇心坠痰。

以上君臣佐使配伍，颇为合理。整个安宫牛黄丸的方子，若各味药都是真的（比如牛黄是真牛黄，犀牛角是真犀牛角……），则肯定有清热解毒，镇惊开窍之功效。但是也不是所有中风症状都可以用安宫牛黄丸。

具体来说，若中风发生时，出现突然意识障碍、偏瘫，同时伴有烦躁不安，面红身热、口臭、大便秘结，舌苔黄腻等，这就是“邪热内闭”，此时用安宫牛黄丸正好对症。但是由于安宫牛黄丸的方子里有朱砂和雄黄等伤肝肾的药物，因此不宜过量久服，肝肾功能不全者更加应该慎用，不能把它当保健品用。国内很多土豪家里都配备安宫牛黄丸，其实很多人由于应酬多，肝肾都不好，更不该拿安宫牛黄丸当保健品用。

此外，诚如清代著名医学家王清任先生在《医林改错》里谈到诸多名家对于中风的治疗时指出的：“以一亏损五成元气之病，反用攻发克消之方，安得不错？”下述两种中风症状不能错用安宫牛黄丸：

1．若中风发生时，大汗淋漓，四肢冰冷，这就是古人说的“汗多肢冷”，一般此时还伴有小便失禁，这是“中风脱症”，此时就不能用安宫牛黄丸，而要用大补回阳之药。

2．若中风发生时，患者面色苍白，静卧不烦，舌苔白腻，也不能用安宫牛黄丸，一般用诸如苏合香丸等。

总之，安宫牛黄丸是中风的急救药，神志清醒后当停用。

对于体内多痰湿、湿热、瘀血之人，倒是可以在惊蛰、夏至、霜降、冬至四个节气时服用半颗安宫牛黄丸以荡涤体内痰湿瘀血，重整阴阳。

医易闲话
——医易同源

医易同源的道理，在古代是“常识”，是不需要讲的。但是咱们现代人普遍缺少传统文化的积淀，还是得讲一讲。

很多人都说医易同源是因为“医”和“易”讲的是同一个“源头”——阴阳！这对不对呢？这当然对。明朝大医张景岳先生就持此说，他老人家说易“具阴阳动静之妙”，而医则“合阴阳消长之机”，并言之凿凿地说：“医易同源者，同此变化也。”（见张景岳《类经·图翼·医易》）老张的这话，也没全对。宇宙万事万物生生不息，不断发展变化，遵循的是宇宙大道，大道当然包含阴阳，所谓“一阴一阳谓之道”嘛。可是除了阴阳的互根互补互用，还有五行的生克制化呢！所以老张的“同此变化”应该指阴阳变化与五行生克制化才全面。医易同源，是指医易同理——同此大道之理！人体与天体，是人体小宇宙与天体大宇宙“天人合一”的关系。“人法地，地法天，天法道，道法自然”。人与天，是一不是二。医与易，是一不是二。天人之间，没啥差异。天人之间，同声同气，同序同构，相关相通，相联相应。天地万物，虽然千差万别，但是却不外阴阳两种物质所造化。时也好物也罢，其动静消长，看似千变万化，其实也无外乎五行生克制化而已。医理必合易理，因为两者是“同一个道理”。故孙思邈真人云“不知易，不足以言太医”。

天人之理相通，表现在“三观相同”——整体观、运动观、平衡观相通。所谓整体观，体现在中医认为人体本身固然是一个整体，但人与自然、社会也是一个整体。而在易理上，人与自然、社会同样是一个整体。《周易》所讲的八个卦，每个卦的三个（或六个）爻之间是一个整体。在医家看来，人体各个部位、各个脏腑、各条经脉之间也是一个整体。这个“整体”互相作用、互相制约、互相影响、互相激惹、互相联系，缺一不可，是不可分割的“整体”。

所谓运动观，说的是万事万物的运动发展，都遵循着阴阳五行的发展、运化规律，“独立而不改，周行而不殆”。天体的日月往来，寒来暑往等诸多运动变化，人体都在跟着一起运动变化。

所谓平衡观，是指易理所看重的中和、均衡，比如十二消息卦的阴阳对称和均衡，与中医运气学、藏象学中所说的人体内的阴阳平衡、人体外的阴阳平衡等都是相通的。医易同源，还指“思维模式”的相通、相同与一脉相承。《周易》的思维模式，与中医的思维模式是一脉相承的。因为医易同理，所以都可以通过“远观诸身，近取诸物”来进行比类取象。比类取象的思维模式重“直觉”与“灵性”，轻逻辑与推理。大易之理通过先天八卦图、象数、易经、易传、易术等构成一个多层次多侧面的整体巨系统。中医的藏象学说也充分体现了这种思维方式上的多层次多侧面。

此外，医易同源，还指在诊治疾病的方式方法上完全相通。比如传统中医诊病，一般通过四诊八纲来诊断。而古传中医则可以完全不用四诊八纲，而用大易之理就可以准确诊断。“以卦解医”的准确诊断、判断正是基于医易同源之理才能做到。

最后，医易同源，还表现在医易可以“对接”上。通过以易入医，用八卦象数来分析与诊断和疗愈疾病，简单、环保、无副作用，而且一个病可以用 N 个不同的象数来疗愈，不同病可以用同一个象数来疗愈——这也符合易理的简易、变易、不易之理，这也是医易同源的体现。

医易闲话

——生辰八字

昨天在“古传中医传承群”里问了个问题，要群里的人解释“五行相生”。答案千篇一律——以“照抄”咱们论坛里的文章为主，这样学古传中医可不行！今天又问了他们一个问题：天干地支是啥？看看明天这群人是否急急忙忙来论坛找答案。

天干，就是“天”体特别是太阳、木星等对地球上万物的“干”扰、“干”预。我们的老祖宗用这十个字来表示：

1.甲；2.乙；3.丙；4.丁；5.戊；6.己；7.庚；8.辛；9.壬；10.癸。

这十个字，其实都有深意的。比如,“甲”有“拆”破“铠甲”之意，古人用来指万物破壳而出、植物种子破土萌芽而出。“乙”有“轧”之意，意为万物出生，抽轧、弯曲而出。“丙”有“炳”之意，意为万物炳然著见、长势良好。“丁”有壮丁之意，意为万物不仅长势良好而且已经到了青春期般强壮、壮实了。“戊”通“茂”，这个戊字和戌字现代人容易读错，哈哈，所以特别标了汉语拼音。戊显然意为万物茂盛，已达生长顶峰。“己”有“起”和“纪”之意，意为万物长到最顶峰之后容易屈曲其形乃至有形可纪识，好比人老了弯腰驼背体型都容易变了。“庚”通“更”，意为万物变更得收敛有实乃至容易枯萎衰亡。“辛”通“新”，意为万物在“更”的基础上又“更新”了，新的生命力要重新开始了。“壬”通“妊”，意为此时阳气潜入地中开始妊娠期，孕育万物。“癸”通“揆”，意为万物闭藏于土中但是却也可以揆度、萌芽。

这十个天干，表达的是天体特别是太阳“出没”（其实太阳是恒星，哪有啥出没）的周期不同对地球上万物生长周期的不同影响。天干的“干”字，除了表达天体对地球万物的干扰、干预，还有“主干”的意思。

地支，则是“地”球母亲针对着天体干预特别是太阳、木星等对地球上万物的干预、干扰所做出的“支”持、“支”撑。地支的“支”，还有“分支”的意思——把木星轨道切割为十二个分支。老祖宗用这十二个字来表示：

①甲子	②乙丑	③丙寅	④丁卯	⑤戊辰	⑥己巳	⑦庚午	⑧辛未	⑨壬申	⑩癸酉
⑪甲戌	⑫乙亥	⑬丙子	⑭丁丑	⑮戊寅	⑯己卯	⑰庚辰	⑱辛巳	⑲壬午	⑳癸未
㉑甲申	㉒乙酉	㉓丙戌	㉔丁亥	㉕戊子	㉖己丑	㉗庚寅	㉘辛卯	㉙壬辰	㉚癸巳
㉛甲午	㉜乙未	㉝丙申	㉞丁酉	㉟戊戌	㊱己亥	㊲庚子	㊳辛丑	㊴壬寅	㊵癸卯
㊶甲辰	㊷乙巳	㊸丙午	㊹丁未	㊺戊申	㊻己酉	㊼庚戌	㊽辛亥	㊾壬子	㊿癸丑
(51)甲寅	(52)乙卯	(53)丙辰	(54)丁巳	(55)戊午	(56)己未	(57)庚申	(58)辛酉	(59)壬戌	(60)癸亥

1. 子，2. 丑，3. 寅，4. 卯，5. 辰，6. 巳，7. 午，8. 未，9. 申，10. 酉，11. 戌，12. 亥。

天干和地支，合成“干支”。我们的老祖宗用干支来命名、排序、纪年。比如大家耳熟能详的历史事件“甲午战争”“戊戌变法”等就是用的干支纪年来命名历史事件。

天干共有 10 个，用天干来纪时，超过 10 就会重复循环，地支 12 个，用来纪时超过 12 就会重复循环。干支配合起来纪时则可以减少重复循环。我们的老祖宗特别聪明，直接取这两个数字的最小公倍数 60，这样干支共有 60 个，也才有了“六十甲子”（每六十年就重复一次甲子）之说！干支 60 个可以用来纪时——年、月、日、时。一个人出生的时间的年、月、日、时 4 个字用“干支”同时来表达就是 8 个字，所以才叫“生辰八字”！

子时到了，睡觉去！

医易闲话

——太岁星君

最近在“古传中医传承群”里有人问起了“太岁”的问题，几千年来，中国人都有拜太岁的传统。这个传统，“官方”一直到清朝统治结束，宣统退位才结束。而“民间”的，似乎一直都默默流传着。官方的拜太岁，“法定”日期都是在每年的“立春日”以“迎春”的名义进行。民间的拜太岁，一般都是各家各户自己在家里或到寺庙、道观里进行，一般叫作“安太岁”“拜太岁”（讲粤语的地方多数叫作“摄太岁”），总之，谁都不敢轻易在“太岁头上动土”。

要弄清楚“太岁”的话题，就得扫盲一下中国的传统历法纪年的知识。我们的老祖宗，采用“木星纪年法”，根据这种历法，“木星”就是“岁星”，所以木星纪年法，有些古书也叫岁星纪年法。我们的老祖宗观察到，木星绕行太阳一周约略为 12 年。也就是说，木星每 12 年运行一周天（即木星绕行太阳一周是 12 年）。老祖宗把这“一周天”，即黄道附近——由西向东分为 12 段，每一段叫作一个“星次”。岁星每年行一个星次，也就是说，每一星次就是一年。换句话说，每一年，木星在天上的位置（星次）不同。沿着黄道附近，自西往东，十二星次分别命名为：1. 星纪；2. 玄枵（xiāo）；3. 娵訾（jū zī）；4. 降娄；5. 大梁；6. 实沉；7. 鹑（chún）首；8. 鹑火；9. 鹑尾；10. 寿星；11. 大火；12. 析木。岁星运行方向自西向东，正与周天十二辰自东向西的分配相反。所以古人说："太岁者，十二辰之神。木星一岁行一次，历十二辰而一周天，若步然也。自子至巳为阳，自午至亥为阴，所谓太岁十二神也。"（见《续文献通考·郊社考卷一百九》）

岁星、十二辰、太岁对照表

太岁纪年（自东向西）	亥	子	丑	寅	卯	辰	巳	午	未	申	酉	戌
岁星纪年十二星次（自西向东）	寿星	大火	析木	星纪	玄枵	娵訾	降娄	大梁	实沉	鹑首	鹑火	鹑尾
对应二十八宿	角、亢	氐、房、心	尾、箕	斗、牛	女、虚、危	室、壁	奎、娄	胃、昴、毕	觜、参	井、鬼	柳、星、张	翼、轸
太阳视运动十二辰（自东向西）	辰	卯	寅	丑	子	亥	戌	酉	申	未	午	巳

简单来说，太岁被认为是"十二辰之神"，是君王一样的高高在上。哈哈，木星当然是"在上"嘛。东汉的著名"唯物主义思想家"王充先生（我小时候的历史课本上是这样评价他的，不知道这么几十年过去了，现在的《历史》课本是不是还这样说）在《论衡》里说："太岁之意，犹长吏之心也。"

简单来说，太岁是需要被"尊重"的。民间除了有 12 太岁之说，还有 60 太岁之说，其实就是"算法"不同而已。相同的就是"太岁"任期一年一换届，跟瑞士联邦政府总统一样，一年一届，总在那七个人之间轮换一个人当总统。民间所说的 12 太岁，是根据唐朝著名易学家李淳风先生的"四利三元择吉法"演绎出来的。顺便扫盲："四利三元"中的"四利"是指十二神中的太阳、太阴、龙德、福德四位吉神所在方向，"三元"之说，古人常常故意说得十分隐晦，其实就是上元、中元、下元的气运。到了北宋，著名易学大家周敦颐先生（中学课文《爱莲说》的作者），在他的《易通书》（也叫《通书》）里归纳的十二个："一太岁，二太阳，三丧门，四太阴，五官符，六死符，七岁破，八龙德，九白虎，十福德，十一吊客，十二病符。"周敦颐老爷子还特别指出"太阳，太阴，龙德，福德为吉，余方皆凶"。——这也是李淳风先生说的"四利"！哈哈，今天的潮汕地区，吉数用"四"，我们小时候过年去给人拜年，一般要带四个桔子而非八个，冬至吃汤圆一般要吃四个（或4的倍数），估计就是来自这"四利"之说吧。对于大乘菩萨道来说，数数都是好数，不必太多讲究。当然，"圣可如斯凡不能"。60太岁，其实就是60甲子神。每年一位，永不落空。

每一年轮值的太岁，叫值年太岁、流年太岁，相当于瑞士联邦政府轮值总统。从中国古代历法演绎出来的民间传统，认为太岁"神"在所有神中影响力最大，有"年中天子"之称，古人认为其掌管人世间一年的吉凶祸福。哈哈，其实，一年的吉凶祸福，都是过去的、现在的"因果"使然！最吉祥的，就是存好心、说好话、做好事，时时刻刻守护自己的身口意三业，福报自然会越来越好。"菩提日日长"！

古人有个说法"太岁当头坐，无喜恐有祸"。所谓太岁"当头坐"，就是说某个人"值太岁""冲太岁""刑太岁""破太岁""害太岁"了。所谓"值"太岁，简单点来说就是某一年生人遇上了本身生肖属相的年份（其实就是"本命年"）。比如2020年是庚子鼠年，那么生肖属鼠的人，2020年就是"值太岁"了。按照传统的说法，生肖属鼠的人，庚子鼠年的整体运势容易有起伏。当然，中文的"危机"（crisis）太有智慧了，"危"险中也有"机"遇，所以不必担心！除了立春日拜太岁安太岁，最重要的是日日存好心说好话做好事，这样可能更能获得太岁老爷的加被，哈哈，有"喜"无祸最好！

"冲"太岁呢，是指一个人的出生的地支与当年流年相冲。比如：子与午相冲（即鼠与马相冲）、丑与未相冲（即牛与羊相冲）、寅与申相冲（即虎与猴相冲）、卯与酉相冲（即兔与鸡相冲）、辰与戌相冲（即龙与狗相冲）、巳与亥相冲（即蛇与猪相冲）。所以 2020 年庚子鼠年，生肖属马的人就是“冲太岁”。

“刑”太岁呢，也叫“偏冲”太岁。是一个人的出生年与流年所属生肖相差“顺隔”三年。比如 2020 年庚子鼠年，生肖属兔的（鼠牛虎兔，兔刚好顺着隔鼠三年）就是“刑太岁”。

所谓“破”太岁呢，是一个人的出生年与流年所属生肖相差“逆隔”三年。比如 2020 年庚子鼠年，生肖属鸡的（鼠牛虎兔龙蛇马羊猴鸡狗猪……鼠牛虎兔龙蛇马羊猴鸡狗猪，鸡刚好逆着隔鼠三年）就是“破太岁”。 2020 年庚子鼠年，子酉相破，属鸡的人这一年要注意遇事心平气和，要改一改平时那种容易“心烦气躁”的毛病！多存好心，多说好话，多做好事！

“害太岁”呢，就是指子未相害，隔七相害。比如 2020 年庚子鼠年，生肖属羊的（鼠牛虎兔龙蛇马羊猴鸡狗猪……鼠牛虎兔龙蛇马羊猴鸡狗猪，羊刚好隔着鼠七年）就是“害太岁”。

哈哈，说白了，除了传承几千年的拜太岁安太岁等传统方法，最好的破解之法，还是存好心、说好话、做好事！ 2020 年庚子年，大家若能时时刻刻提醒自己，存好心、说好话、做好事，肯定最得太岁星君加被。以这三好行道天下，自然能广植福报于天下。“行道天下，福满人间！”

祝愿大家都能过个安康吉祥的 2020 庚子鼠年！

医易闲话
——吃货福利

有句话叫“药补不如食补”，饮食对养生还真的特别重要。我在微信“古传中医传承群”里也时不时会给群里的朋友们讲讲食疗，今天Charlie在群里要求：“请先生介绍几个吃苦瓜的菜式哈，比如苦瓜黄豆排骨汤等。”我回了他：“中医就是生活！煮黄豆苦瓜排骨汤的时候记得苦瓜子不用挖出来，苦瓜子坚肾，能治遗尿。夜尿多次者，夏天多吃这个汤就好。”后来大家聊着聊着，我觉得也有必要写写食疗方面的文章了——毕竟自古以来，中国老百姓都有“药食同源”的说法，许多常用的中药，同时是日常的食物。我常反对中医大夫给患者开粉剂而主张开汤剂用的药材，原因就是药材熬成汤剂，要经过“水”与“火”的“煎熬”，这是一个阴与阳的转化过程！中医玩的水火（阴阳）与大厨做饭的水火阴阳非常相似。中医汤剂，最早就是源于厨房。所以一个好的中医，一般来说会是一个美食家，不会做饭的中医不是真正的吃货。

我们知道，药物都有偏性，食物当然也有偏性，但是食物的偏性比起药物来要小得多，对于保养甚至治疗更直接。而且食物比药物“吃”起来方便，可持续性也强。所以学中医的，不能不懂点儿食疗。神医扁鹊说过：“为医者，当洞察病源，知其所犯，以食治之。食疗不愈，然后用药。”药王孙思邈真人也在《千金方》里说：“凡欲治疗，先以食疗。既食疗不愈，后仍用药尔。”神医扁鹊和药王孙真人的这种“先食疗、后药物”的思想对于这个时代的我们更有启发意义！现在的社会，很多人一有病就进医院，然后就大把大把吃药，医生和患者都“习惯”了吃药要吃很多才见效。胡涂医经常给亲友们开中药方都是一两剂，很多人吃过药病好了还老问我再开多几剂“巩固疗效”，真让我哭笑不得。《黄帝内经》说：“一剂知，二剂已。”古代的中医，哪有一个病开几十剂药的道理呢！

所谓“食疗”，其实也不复杂，真传一句话：“吃本地产的、便宜的东西最好！”

现在物质文明发达，加上最近几年物流无比发达，快递小哥全国到处跑，各个地方的食材都能轻易买到，大家特别记住上面这句话就好。尽量避免买从千山万水运过来的，特别是反季节的食物。之所以说“便宜的”食物好，这是经济学的简单道理——供过于求的（应季的）、本地产的（没有长途运输成本），这样的食物对人体最有益！

所谓“药食同源”是指药物和食物同样可以是生命能量的来源，更指食材本身具有药物和食物的双重功效。比如我们中国人常吃的“山药”（即淮山），既是一种食材（很多时候被当蔬菜吃），更是一味中药材，具有润肺益肾、养胃补脾等功效。当然，其最直接的“疗效”是治疗肚子饿。 从天然食材中摄取能量（理解为“营养”吧），是最天然、最健康、最“科学”的方式。山药这款食材，现代医学也指出它含有维生素、蛋白质等多种营养成分。中国的老祖宗早就知道山药可以治疗多种疾病了，诸如胃炎、尿频尿急、糖尿病等症，山药都是好“药”。

食疗的难点是根据不同的体质乃至病情选择适合的食材。中医对药膳的独特认识，也是基于食物的性味，依循季节的变化去选择食材，所以要懂食疗，就不能不了解各种食材的性味——食物的四气五味。弄明白了这一点，食物就是最好的药物！哈哈，于是吃货就是最好的医生！毕竟“上工治未病”嘛，最好的医生都是“治未病”。

所谓“四气”，也叫“四性”，指寒、凉、温、热四种属性。如果寒热的偏性不明显，就归于“平”性。

所谓“五味”，是指甘、苦、辛、咸、酸。对应人体的五脏就是脾、心、肺和肾（主要是肺）、肾、肝。若偏性不明显，就归于“淡”味。

不管是食材本身的“味”道，还是加入的佐料（调味品）的味道，对五脏都有不同的作用，但也要谨记不能过量。比如苦味，能把人的心火去掉，苦的另一个作用是固肾，能把肾精巩固住。所以，年轻时有意识地吃点苦，到老了绝对有好处。吃苦也得掌握度——少量的苦能开胃，但吃多了也会伤胃。——这番话我今天在传承群里的“每日宜忌”里有提到。同样的，甘味入脾，但是肥甘厚腻太过，也会碍脾。肥甘厚腻，也是现代人的通病。油腻的食物，比如烤肉、炸串、大量的肉食，越是看起来诱人的东西，油就越多。肥甘厚腻碍脾，生冷寒凉败胃。甜腻、油腻、黏腻的食物吃多了，都会导致脾胃受伤。脾胃受伤后，功能变弱，吃进去的食物不能很好地消化吸收，运化水湿的能力也差，时间一久，气血不足，那些乱七八糟的东西不能及时排出去，堆积在一起腐败发酵，变成痰湿、湿热、浊气。胖胖的大肚腩和嗓子眼里的痰，就是这样来的。广东人特爱“进补”，特别是大病初愈，人们总爱给患者送补品。其实若是做过大手术，大病之后，千万不能进补的！因为这个时候脾胃太虚，虚不受补！这个时候更应清淡饮食，用小米粥或大米粥（加点儿党参）慢慢养着才好，万不可大鱼大肉！

食物的五味好判断，四气可不容易了。那么，怎么判断一种食物、药材的寒凉温热四气呢？古传中医有一个简单的方法，半小时内 50% 的人可以被“教”会——这个得“面授机宜”才可以学会。明年的“瑞士之旅”干脆也教教大家这个吧！如果没有机会接触古传中医传人获得面授机宜的同志们，就只好死记硬背一些了——比如，芹菜、苦瓜、大白菜、空心菜等都是“寒”的蔬菜。冬瓜、白萝卜、莴笋等都是“凉”的蔬菜。姜葱蒜等都是“温”的蔬菜，辣椒，不用说了，是“热”的“蔬菜”。白木耳、金针菜、卷心菜、胡萝卜等都是偏性不明显的“平”的蔬菜。

一般来说，食物的寒凉温热四性，其实也可以从吃完食物后身体的反应来体察。比如吃完苦瓜黄豆排骨汤后，会觉得解乏、清爽甚至清凉，即说明苦瓜属于寒凉性的。又如吃完四川麻辣香锅之后，身体会觉得舒爽、冒汗，特别是在冬天的话，还觉得有一股暖意，说明这类辣椒类的食物是温热性的。

除了四气五味，还得懂食物的“归经”，才能吃得更加健康。这就要了亲命了，哈哈。“归经”的认知，可是一种内证的功夫，不经过古传中医的传承训练，不可能体证出药物、食物的归经。不怕，死记硬背就好！其实生活中，很多人都有这方面的“常识”，只是“百姓日用而不知”而已。比如“枸杞子清肝明目”这样的“常识”，很多中国人都有。这句话说明枸杞子归入肝经，服用有益于肝脏健康，由于肝开窍于目，因此也有助于提高视力。

所谓“归经”，“归”是指作用的“归附”，而“经”呢，是指食物、药物之“气”在人体所走的经络。比如大家日用的生姜，有发汗解表，温肺止咳，温中止吐等作用。稍微有点儿中医常识的都懂，生姜肯定归入肺经。肺主皮毛，出汗的部位在皮肤毛发。此外，生姜还归入脾经和胃经。“温中止吐”，所谓“中”是“中土”——脾胃嘛。通过食材、药物的“功效”也推断出其归经。那么大家说香蕉“归”啥“经”呢？若你不懂内证体察，得懂香蕉的“功效”才好判断。香蕉有润肠通便，清热解毒的功效。显然，香蕉归经：肺经和大肠经。如此这般，举一反三，中医才可以学得会！

除了四性五味，食物跟药物一样，也有“升降沉浮”。所谓“升降沉浮”是指食物的“趋向”。人体活动本身就有升有降有沉有浮，人体的这种升降沉浮失调失序不平衡了，也会导致人体产生疾病。人体产生疾病的部位于是有上下内外的不同“趋向”：

向上：如呕吐、哮喘、咳嗽等。

向下：如拉肚子、脱肛、女士阴道不正常淋漓出血等。

向内：如怕冷、怕热、头痛等。

向外：如盗汗、自汗等。

因此在治疗上便需要根据病情，选择适合的（相类似的）食物和药物来帮人体“纠偏”。

那么如何知道药物特别是食物的“升降沉浮”呢？没有内证功夫的，只好从其四气五味上推断了，特别是食物，其四气五味与属性，决定了其作用趋向。比如，上面所说的生姜、葱、蒜、辣椒等，性味温或热，其“属性”就属“阳”，其趋向大多为“升浮”。又如，莲子、冬瓜、杏仁等，性味凉、寒，属性为“阴”，其趋向大多数就为“沉降”。

真传一句话：上表用升浮，下内用沉降。意思就是：病症在上、在表，则用升浮性能的食物来调理、改善病情。病症在下、在内者，则用沉降性能的食物来对治！

升降沉浮还可以通过烹饪来实现。比如酒炒则升，盐炒则降，姜汁炒则散，醋炒则收敛，等等。举一反三可也！

吃对了食物，是日常保养与养生康复的第一步。祝愿大家都有好心肠、好胃口！

医易闲话
——常见食物的四性

在上一篇文章《医易闲话——吃货福利》里，我简单介绍了食疗的真传：“吃本地产的、便宜的东西最好！”——结果很多人到了菜市场也还是不知道该买啥。干脆归纳一下一些常见食物的性味，供大家“死记硬背”。背不下来的，买菜时揣着一张作弊小抄在身，也好对照着买。

一、性“寒”的

蔬菜：大白菜，小白菜，圆茄（大的胖的茄子，不是长条的茄子），苦瓜，百合，西洋菜，空心菜，芹菜，金针菜（晒干的金针菜是平的），金针菇，草菇，马齿苋，牛蒡，各种笋类（白芦笋，桂竹笋，茭白笋，麻竹笋，绿竹笋，箭竹笋），荸荠，莲藕，绿豆。

粮食：小米，小薏仁，太白粉（做勾芡用的那种）。

水果：沙田柚，百香果，梨子特别是外国梨（有些地方叫西洋梨），金煌杧果，哈密瓜，西瓜，红柿（特别是富有柿），美浓瓜（Melon），香蕉，蜜柚，小番茄（有些地方叫圣女番茄）。

海产品：各种螃蟹诸如三点蟹（有些地方叫三目蟹），大闸蟹，花蟹，红蟳蟹等，牡蛎，昆布，海藻，乌鱼，章鱼，蛤蜊，蚬，紫菜。

肉类：鸭肉。

其他寒性的常见东西：洋甘菊，鱼腥草，绿茶，酱油，盐，金子，银子。

上一篇文章，我明明列出了金煌杧果是“寒”性的，偏偏还是有网友说是“凉”的（原话：“没想到金煌杧果是凉性的。”），其实“寒”和“凉”是不一样的嘛，寒比凉要“严重”许多。

下面继续列一列常见的“凉”性食物。

二、性“凉”的

蔬菜：大头菜，小黄瓜，山苦瓜，山茼蒿，冬瓜，卷心菜（有些地方叫“包心白菜”吧），佛手瓜，油菜，枸杞叶，洋菇，秋葵，红豆芽，苋菜（包括红苋菜，紫斑苋菜），番薯叶（特别是红番薯叶），生菜（广东话叫生菜，也不知道北方是否也叫生菜），长条的茄子（不是胖茄子），番茄，丝瓜，菠菜，黄豆芽，黑叶白菜，莴苣，绿豆芽，龙须菜，白萝卜，菱角。

水果：小玉西瓜，山竹，奇异果，枇杷，茂谷柑，海梨柑，草莓，小杧果。

粮食：大麦，小麦，小麦胚芽，荞麦，面粉，豆浆。

肉蛋类：田鸡（青蛙），羊肝，猪皮，皮蛋，鸭蛋（包括咸鸭蛋），鸡蛋白。

其他凉性的常见东西：麻油，茶油，香油，薄荷，到手香，丁香，巴西利。

下面继续列一列常见的“平”性食物。

三、性“平”的：

蔬菜：山芹菜，毛豆，玉米笋，白木耳，杏鲍菇，芥蓝，花椰菜

（有些地方叫“白菜花”），上海青，青花菜（西兰花），青椒，苜蓿芽，香菇，茼蒿，四季豆，卷心菜，甜椒（灯笼椒），猴头菇，紫甘蓝，红菜苔，圆形扁蒲瓜，舞茸，豌豆荚，豌豆苗，鸡腿菇，萝卜缨，山药，香椿，牛油果（Avocado），白萝卜，纳豆，马铃薯，甜玉米 。

水果：木瓜，火龙果，菠萝，柠檬（本地产的），白葡萄，李子，菠萝蜜，青苹果，金钻菠萝，柿饼，桑葚，梅子，富士苹果，无花果，杨桃，莲雾，橄榄，蓝莓，覆盆子，释迦果 ，杏仁。

粮食（杂粮）：粳米，野米，白芝麻，糙米，糯米，玉米，米豆，杏仁，豆薯，里芋，麻子，芡实，花生，南瓜子，豆豉，腰果，葵花籽，莲子，豌豆，开心果，黄豆，黑豆，黑芝麻。

海产品：石斑鱼（特别是东星斑，七星斑，老鼠斑），干贝，比目鱼，鲳鱼（白鲳、黑鲳鱼），沙丁鱼，虱目鱼，秋刀鱼，海蜇皮，海胆（有些地方叫“刺膏”），乌贼，黄鱼，鱿鱼，鲍鱼，鲑鱼，鲤鱼，鲨鱼，鲔鱼，鲟鱼，鳗鱼，鲈鱼，小鱿鱼（北方有些地方叫“海兔子”，潮汕地区叫“锁管”），鲭鱼，鲷鱼。

肉蛋类：牛尾，牛肚，牛肝，牛筋，乌鸡骨，培根肉，猪心，猪肉，猪舌，猪血，猪胰，猪肠，猪蹄，鹅肉，鸡蛋，鹌鹑蛋。

其他平性的常见东西：奶酪，奶油，酸奶，可可，白砂糖，冰糖，花生油，蜂蜜，薰衣草。

四、性“温”的：

蔬菜：包心芥菜，山苏，川七，雪里蕻，黑豆芽，鲍鱼菇，南瓜，白凤豆，雪莲子，菜豆，细香葱，嫩姜，老姜，韭黄，韭菜花，韭菜，红葱头，洋葱（红洋葱，白洋葱），红花，南姜，青蒜，葱。

水果：水蜜桃，石榴，金橘，金枣，红毛丹，红枣，桃子，枣子，番石榴，杨梅，龙眼，樱桃。

粮食（杂粮）：燕麦，糯米（包括红糯米，黑糯米，糯米粉），西谷米，松子，扁豆，蚕豆，板栗，核桃，高粱。

海产品：白带鱼，虾（白虾、草虾，虾米），龙虾，海参，草鱼，青口，鲫鱼，鲢鱼，鳝鱼。

肉蛋类：牛肉，火腿，羊血，羊肚，羊肾，猪肚，猪肝，猪肺，鸡心，鸡肉，鸡肝，羊奶，鸡蛋黄。

其他温性的常见东西：八角，小茴香，花椒，豆蔻（白豆蔻，小豆蔻），九层塔，米酒，红砂糖，红茶，老普洱，黑糖。

五、性“热”的（真正性热的食物不多）

蔬菜：山葵，长辣椒，朝天椒（指天椒）。

水果：榴梿。

粮食（杂粮）：炸薯条，比萨饼等垃圾食物。

肉蛋类：啥东西吃过量都容易积热。

其他热性的常见东西：黑胡椒，肉桂，葡萄酒。

医易闲话
——湿邪 vs 宫寒

今天在“古传中医传承群”里，Sophie 问我：“常听老中医说现代人体内都有湿邪，又听说三伏天是最佳的去湿寒的时机。请问先生这种说法对路吗？”我回答她基本对路！湿邪确实是威胁现代人健康的大敌。现代人爱喝冷饮、吹空调、熬夜，女士们爱穿着暴露装……在在处处无不在招惹湿邪。三伏天也的确是去湿寒的“天时”——当然，脾胃虚弱，是许多人招惹湿邪的关键原因。

中医的七字辨病：风、寒、湿、瘀、热、毒、邪。“湿”确实很不好对付，湿得风，即为风湿，湿遇寒即为寒湿，湿遇热为湿热，湿遇毒，即为湿毒。

修心同学接着追问了一个很好的问题：“怎样知道一个人是否湿邪很盛呢？”

一般情况下，起床后应该是神清气爽的，但是体内湿邪很盛的人却容易感到身体沉重、困乏，仿佛睡不醒的样子，有人还会有关节僵硬，得活动活动后才恢复。还有一些人，早晨起来后眼睑水肿——肿眼泡，这也跟湿邪有关。很多疾病的根源也与湿邪密切相关，比如关节炎、湿疹、头痛、眩晕、失眠、高脂血症、冠心病、中暑、痛风、腹泻等。

群友们又接着问：“湿的表现是啥，啥叫寒湿郁积？”

寒湿郁积的表现有多种，常见的有：

1. 如上面提到的晨起感到身体沉重、困倦疲乏，舌苔白腻、有齿痕。

经常感觉乏累，每天都像睡不够，甚至还拖不动腿，有时感觉腿跟灌了铅一样，爬几层楼都觉得费劲。舌头胖大，两边有齿痕，舌苔还有些白厚滑腻，跟上面挂了一层牛奶一样，又白又厚。这就是体内湿邪——寒湿太多了，清阳受阻升不起来。

2. 经常流口水、胃冷痛、腹泻。

很多中年大叔、大妈都有这样的尴尬，睡觉醒来会发现枕头湿了一大片，尤其是在办公室午休时流口水，要多尴尬有多尴尬。不懂中医的人会百思不得其解，不是小孩才会睡觉流口水吗？都这么大的中年大叔、大妈了睡觉还流口水，这是为什么呀？

其中一个重要的原因就是脾胃阳气不足，湿邪过盛——寒湿过多。我们知道，脾主运化水谷精微。脾的运化包含了要把多余的水湿——把多余的水分从小便中排出。如果脾虚了，体内的水分就会变成湿邪蓄积着，直到最后“泛滥成灾”。而口水呢，中医认为是“脾之液”。寒湿困脾，口水就会连绵不断，总是流不完，睡觉时不自觉就会流湿了枕头。脾胃阳气不足，腐熟和运化失调，又会导致消化不良，稍微吃点寒凉的东西就会肚子痛，严重的时候还会拉肚子，带有不消化的食物，中医有个词叫作“完谷不化”。

当人体有某种“瘾”发作的时候，想要某种东西来满足的情志就大动起来。我们知道，中医认为，脾主情志。脾所主的情志被欲望发动就会一下子变虚，于是就容易流口水。所以好酒的人听说有老茅台、路易十三等好酒会流口水，吃货想到自己心仪的米其林餐厅美食会流口水，猪八戒见到美女也流口水。

既然寒湿困阻脾胃，该怎么办好呢？

怎么办？健脾暖胃，把脾胃阳气补起来呗！不吃寒凉的食物，少吃多餐，一顿七八分饱，饮食清淡。不吹空调，不熬夜，不穿暴露装，早睡早起！

正常情况下，体内的水液由脾胃运化，转运到肺部的一部分，由阳气把水液气化随着呼吸排出体外，这也是我们呼出的气体有水分的原因。如果体内阳气不足，脾肺虚寒，没有阳气化开肺中的水液，就会凝结成痰，这样的痰颜色是白的，会不停地吐痰，因为肺为贮痰之器。肺为贮痰之器，脾为生痰之源。宣肺化痰是治标，温中健脾才是治本。中医大夫必须练就神仙手眼，一眼看出患者毛病在哪儿，才能药到病除。

顺便说一下，很多小孩子即使不感冒，平时也是鼻涕不断，稍微穿的少一点，或者遇到冷空气就更加严重。不少家长也很为此发愁，因为这种病症不容易去根，还容易发展成慢性鼻炎，造成鼻甲肥大等问题，确实很令不懂中医的家长们苦恼。其实经常流鼻涕的根本原因就是体内寒湿过多，鼻涕是肺的液，肺寒你就会流清鼻涕，稍微着点凉鼻涕像清水一样流下来。瑞士及欧美很多洋人得所谓“花粉症”，中医治疗很简单，温补脾胃阳气就好！因为土生金，脾胃阳气足了，肺部寒湿自然就会消弭殆尽。

湿邪过盛不见得都是“寒湿”，还有“热”的湿，一般叫作“湿热”。一般来说，出现黄色、绿色的痰液，就是湿热，而且热气已经在身体某个地方特别是呼吸道了——现代语言叫作化脓性炎症或重度的呼吸道感染，比如西医所说的气管炎、支气管炎，在中医看来就是热湿之邪过盛。

群里的网友还问了一个困扰现代女性的问题——宫寒！

宫寒就是体内湿邪过盛——过盛的寒湿造成的。寒湿过多，体内阳气就虚弱，因为阳气不足以温煦四肢、小腹，所以宫寒的女士容易手脚冰凉、腹部寒凉，有不少女同胞总得用暖水袋捂着才会觉得舒服。

寒凝涩滞，经脉运行不畅，好比结冰的河流内的水是停止不动的，所以宫寒的女人月经排出就不畅快，伴有剧烈的小腹冷痛，月经颜色发暗还会有血块。

子宫寒湿过多，寒冷水湿又多，所以平时带下清稀跟水一样，还很寒凉。“宫寒”会使一些女士腰酸。此外，下腹冷痛，肢冷畏寒，口淡无味，气短乏力，失眠多梦，夜尿增多，小便频或失禁，大便稀溏，带下清稀量多，面浮肢肿，或体型肥胖，行经腹痛，经暗有块等症状都是所谓“宫寒”的表现。

宫寒容易带来痛经、闭经、子宫肌瘤、甚至不孕不育等问题，现代女性不孕不育的，多半都是宫寒——寒湿之邪过盛引起！

当然，“宫寒”这个概念，严格来说，也似是而非。古代没有“子宫”这个词，过去的医书里，一般叫作“胞宫”。现代“宫寒”的概念，古书里叫作“寒凝胞宫”。所谓宫寒，说白了就是肾阳虚出现的寒证的表现。其深层的原因，其实还是正气、元气不足——现代人元气受损太多了，除此别无圣解！

以上，基本是今天微信群里的问答内容，录于此与广大网友们分享。毕竟这个群不是人人都能进的。

医易闲话

——黄芪用法

今天在“古传中医传承群”里，林泓汝大夫问了一个问题：“请教先生，关于黄芪用量以前有学到小量升血压，大量降血压，对于利尿及抑制也因用量而决定其双向作用，先生有空时讲一下行吗？”我一口气讲了很多，干脆放到这里跟大家分享。

黄芪是一味十分常用的补气利水的药物，但是也容易产生副作用！用好黄芪的关键在于用对其配伍、用量！

补气利水的黄芪与利水健脾的茯苓做药对，茯苓能提高黄芪补气利水的治疗效果！

黄芪大量使用有利尿作用。用大量的前提是：“口不苦、呼出的气不热。”——呼出气特别热的人把黄芪换成等量党参就好，这是医家秘传！

黄芪现在被中医们用坏了——特别是经方家们……黄芪其实不适合每个人，比如，若患者是阳热上亢——表现为：

（1）咽喉肿痛；

（2）淋巴结肿大；

（3）头晕、头胀、头痛；

（4）大便干燥；

（5）眼睛干甚至眼肿。

以上五种情况，中医叫作“火热”——此时就不可以用黄芪！这是用黄芪的一大禁忌。

根据我本人体证，黄芪偏温、燥，如果在火热明显的症候出现的时候用大量的黄芪，无异于火上浇油！许多经方大师们都不懂这里面的奥妙……

此外，如果患者本身体质是偏阴虚的，平时就有内热，就有五心烦热，有盗汗，有咽干、口燥，这时候黄芪也是禁忌的。

我小时候要背一个顺口溜：“治风当治血，血行风自灭。黄芪补气好撒尿，党参补脾健肺胃，川芎白芷治头痛，配伍禁忌都得通！”

黄芪少量用升举阳气，超大量用利尿，有双向调血压作用。但是真正的中医一般不爱说高血压、糖尿病这些病名，因为并非实有其病！古传中医（真正的中医）从来不以某一个病来治病，皆直接“看”出五脏的虚实荣亏，应季而辨证施治。我开出的每一张方子，很多中医同行看不懂，我的方子常常看似简单，但是家师常说我所开之方，就算华佗和李时珍老爷子他们再世也多半是这样开方！

再强调一下：糖尿病、高血压是许多病的一个症状之一，真正原因是五脏六腑出了问题。许多中药可以降压降糖：

一、山楂开胃消食，降血压、降血脂、降血糖。

二、桔梗治痰多，治胸闷，降血压、降血糖。

三、桑白皮泻肺火，降血压。

四、红花活血化瘀，降血压非常快。

五、瓜蒌仁润肠，治热咳治，结胸痞满，也能降血压。

六、绞股蓝益气健脾，有清热解毒作用，降压降糖又降脂。

七、一味丹参，功同四物，凉血，补血，降压又化瘀。

八、杜仲、牛膝、桑寄生，补肝肾去风湿又有降压作用。

九、天花粉清热，生津止渴，可以治渴一类的糖尿病，切记孕妇勿食。

十、天麻钩藤息风止痉、平肝阳，可以治肝阳上亢的高血压。

十一、地龙治中风，利尿，去黄痰，降压又抗心率加快。降压又去肺热。

十二、僵蚕配桑叶是治糖尿病的常用药对。

十三、苍术配玄参是施今墨大师治糖尿病的高超绝招。

十四、决明子清肝明目、润肠通便，也有治糖尿病的作用。

十五、薏苡仁消水肿，通小便健脾又有降压作用。

十六、泽泻利水，去膀胱之热，有降糖降压之功。

十七、玉米须退黄又利尿，其性平和，是我用最多的利尿药，便宜又易得到，降糖也降压。

十八、瞿麦破血治经闭，利尿亦降压。

十九、车前草可明目又去肺热且利尿，有降压作用。

二十、豨莶草治风湿热痹又解毒降血压。

二十一、臭梧桐治肝阳上亢，除风湿，平肝，降血压。

二十二、桑枝去风湿，治关节麻木，降血压降血糖。

二十三、桑叶疏散风热降血糖。

二十四、猪苓渗湿治小便不利也降压。

二十五、海藻利水散结，治瘰疬、瘿瘤，抗凝血也降压。

二十六、茯苓、茯神安神健脾又利尿，有降压降糖作用。

二十七、女人经瘀、热毒、水肿、血崩、高血压，益母草治之。

二十八、合欢皮解郁安神，活血消肿，降血压，准备生孩子的夫妇不要吃。

二十九、远志交通心肾，治乳腺肿痛又解疮疡肿毒，也降血压。

消渴症（糖尿病）有许多种，古人分上中下三消，治法又不一样。不回到中医的防治未病理论，现代医学的这种直线思维方式治病，毫无疑问是让患者病情越来越严重。后有来者读我文字，若能勇猛精进学下去古传中医，学我法并广为传播，为人治病，秉心尽力，不贪名利，方不愧为中华儿女！

医易闲话

——生气通天 vs 湿气

在“古传中医传承群”里，Sophie 问了一个问题：“想请教您阳失卫外，时邪入侵这句话如何理解呢？” 我告诉她这个问题问得好！要理解这个问题，最好能背诵《黄帝内经素问・生气通天论》。

《黄帝内经素问・生气通天论》说：“黄帝曰：夫自古通天者，生之本，本于阴阳……阳气者，若天与日，失其所，则折寿而不彰。故天运当以日光明。是故阳因而上，卫外者也。”——如果“阳失卫外”，人体脏腑生机减退，正气内虚，卫外不固，则易遭外邪入侵。中医常说“湿”最难除，《黄帝内经素问・生气通天论》讲得很明白：“(阳气)因于湿，首如裹，湿热不攘，大筋软短，小筋驰长。软短为拘，驰长为痿。”

人身的阳气，如天上的太阳一样重要，假若阳气失去了正常的位次而不能发挥其重要作用，人就会减损寿命或夭折，生命机能亦暗弱不足。所以天体的正常运行，是因太阳的光明普照而显现出来，而人的阳气也应在上在外，并起到保护身体，抵御外邪的作用。

湿热之邪如果不能消除、去除，接下来就会发生“大筋软短，小筋驰长”。变短了为拘，变长了为萎。大筋、小筋变短了，抽筋了，为拘；小筋、大筋变长了，驰长，痿废。驰，驰缓。软，收缩。

如果秋季的生活起居不规律，耗散了人体的阳气，湿邪就会乘虚而入，侵犯人体。湿邪为阴邪，有重浊、不爽的特性，容易阻滞气机，引起人体的阳气舒展不利。感受湿邪以后，常常会困遏清阳，把清阳之气困住、遏住，使清阳之气不能上达。首先表现出来症状是“首如裹”，中医有个词叫“头重如裹”。清阳之气不能布达于四肢，也不能通达于人体的经络，则腰沉，下肢重；腿沉，像灌了铅似的。“阳因而上，卫外者也”，阳气要向上，需清窍。《素问·阴阳应象大论》中“清阳出上窍”。清阳之气往上走，头轻，神清，神清气爽。“清阳实四肢，浊阴归六腑。”

湿邪还会阻碍脾升，影响胃降，所以会有脾胃的症状。脾气不升，清气在下，则生飧泄（完谷不化的泄泻，即粪便中夹有大量未消化的食物）；胃气不降，浊气在上，则生䐜胀（胃中胀满，不思饮食）。

湿邪如果不能及时去除，就会郁而化热，湿热交阻，侵犯人体，导致人体阻滞筋脉。大筋小筋软短，大筋小筋驰长，要么就是拘挛，要么就是痿废。

现代人常感觉筋紧，脖子或胳膊“紧”，其实这就是因为湿邪入侵，阳气不能疏布、布达，筋脉失养了。“阳气柔则养筋”，筋脉灵活自如，靠的是阳气的温养。

伤了阳气、阳气不够；阻滞阳气，阳气的运行不畅。阳气既不足，又运行失常，人不生病才怪。“邪之所凑其气必虚”，阳气虚了，才会被湿邪侵犯，考虑阳气的问题，就要祛湿。

湿邪是阴邪，一旦阻滞气机，气行则血行，气滞则血瘀。湿邪引起气机阻滞，不论是气的升降出问题，还是气的出入出问题，脏腑的气机失常就会导致脏腑的功能失常。

肺脾肾功能失常，又形成痰，要考虑痰湿的问题。祛风的药，有助于去湿邪。

但是湿邪最有效的祛除法不是药物，而是增加阳气。好比佛教常说的，千年暗室，一灯可亮。一灯能破千古暗，阳气可破万般湿。

内经云：“故圣人抟精神，服天气而通神明。”

顺便讲一下《生气通天论》原文的精华部分吧。

“黄帝曰：夫自古通天者，生之本，本于阴阳。”——黄帝说：自古以来，有通天本领的，都知道如何通于天气，因为这个是生命的根本——而这个根本不外天之阴阳。

“天地之间，六合之内，其气九州、九窍、五脏十二节，皆通乎天气。”——天地之间，六合之内，幽幽宇宙万象，大如九州之域，小如人的九窍、五脏、十二节，都与天气相通。

“其生五，其气三，数犯此者，则邪气伤人，此寿命之本也。”——这句话不好懂，得去参阅我写的那篇《略说河图洛书》，这里深入讲了。

这句话一般简单理解就是，“道从虚无生一气，便从一气产阴阳”，阴阳又生出“五行”，所以也可以说天气衍生五行，阴阳之气又依盛衰消长而各分为三。这个“三”，又是老子所说的“道生一，一生二，二生三，三生万物”。3=5，哈哈，这个也早解释过了，不懂的人赶紧问问小学数学老师，或者找《问道中医》出来看。

“其生五，其气三，数犯此者，则邪气伤人，此寿命之本也。”——如果经常违背阴阳五行的运行规律，那么邪气就会伤害人体。因此，适应这个规律是寿命得以延续的根本。

“苍天之气，清静则志意治，顺之则阳气固，虽有贼邪，弗能害也，此因时之序。”——苍天之气，老天爷的气，本来清净，本来无染。“人能常清静，天地悉皆归”，人的精神清净了，就相应地全身气机调畅平和，顺应天气的变化，就会阳气固密，哪怕有贼风邪气，也不能加害于人，这是适应时序天地阴阳变化的结果。

“故圣人抟精神，服天气而通神明。失之则内闭九窍，外壅肌肉，卫气散解，此谓自伤，气之削也。”——所以圣人才懂“抟精神”（理解为练习马阴藏相或返观内察吧），顺应天气，而通达阴阳变化之理。如果违逆了老天、天道的原则，就会内使九窍不通，外使肌肉塞，卫气涣散不固，这是由于人们不能适应自然变化所致，称为自伤，阳气会因此而受到削弱。

“阳气者，若天与日，失其所，则折寿而不彰。故天运当以日光明。是故阳因而上，卫外者也。”——人身的阳气，就像天上的太阳一样重要，假若阳气失去了正常的位次而不能发挥其重要作用，人就会减损寿命或夭折，生命机能亦暗弱不足。所以天体的正常运行，是因太阳的光明普照而显现出来，而人的阳气也应在上在外，并起到保护身体，抵御外邪的作用。

“因于寒，欲如运枢，起居如惊，神气乃浮。”——这句话一般的理解是“由于寒，阳气应如门轴在门臼中运转一样活动于体内。若起居猝急，扰动阳气，则易使神气外越”，其实这是错误的！由于寒，阳气受损，这时候人的欲望反而变旺盛，就像开门关门一样，时不时动欲念。起居也没法正常，比如睡觉做梦，睡太晚、起太晚，或者睡眠不深，仿佛受到惊吓一样，没法真正的得到酣睡、休息。这样人体的神气就都涣散了。

“因于暑，汗，烦则喘喝，静则多言，体若燔炭，汗出而散。”——因于暑，则汗多烦躁，喝喝而喘，安静时多言多语。若身体发高热，则像炭火烧灼一样，一经出汗，热邪就能散去。

接下来这句“因于湿，首如裹，湿热不攘，大筋緛短，小筋弛长。緛短为拘，弛长为痿。”上面解释过了。

“因于气，为肿，四维相代，阳气乃竭。”——由于风，可致浮肿。以上四种邪气（寒、暑、湿、风）维系缠绵不离，相互更代伤人，就会使阳气倾竭。

“阳气者，烦劳则张，精绝，辟积于夏，使人煎厥；目盲不可以视，耳闭不可以听，溃溃乎若坏都，汩汩乎不可止。”——在人体烦劳过度时，阳气就会亢盛而外张，因阴精也开始逐渐耗竭。如此多次重复，阳愈盛而阴愈亏，到夏季暑热之时，便易使人发生煎厥病，发作的时候眼睛昏蒙看不见东西，耳朵闭塞听不到声音，混乱之时就像都城崩毁，急流奔泻一样不可收拾。

“阳气者，大怒则形气绝而血菀于上，使人薄厥。”——人的阳气，在大怒时就会上逆，血随气生而积于上，与身体其他部位阻隔不通，使人发生薄厥。

“有伤于筋，纵，其若不容。汗出偏沮，使人偏枯。汗出见湿，乃生痤痱。高梁之变，足生大丁，受如持虚。劳汗当风，寒薄为皶，郁乃痤。”——刚才说了，人体的阳气，在大怒时就会上逆，血随气生而瘀积于上，与身体其他部位阻隔不通，使人发生薄厥。若伤及诸筋，使筋弛纵不收，而不能随意运动。经常半身出汗，可以演变为半身不遂。出汗的时候，遇到湿邪阻遏就容易发生小的疮疮和痱子。经常吃肥肉精米厚味，足以导致发生疔疮，患病很容易，就像以空的容器接收东西一样。在劳动出汗时遇到风寒之邪，迫聚于皮腠形成粉刺，郁积化热而成疮疖。

“阳气者，精则养神，柔则养筋。”——人体的阳气，既能养神而使精神慧爽，又能养筋而使诸筋柔韧。

“开阖不得，寒气从之，乃生大偻。陷脉为瘘，留连肉腠，俞气化薄，传为善畏，及为惊骇。营气不从，逆于肉理，乃生痈肿。魄汗未尽，形弱而气烁，穴俞以闭，发为风疟。”——汗孔的开闭调节失常，汗气就会随之侵入，损伤阳气，以致筋失所养，造成身体俯曲不伸。寒气深陷脉中，留连肉腠之间，气血不通而郁积，久而成为疮瘘。从腧穴侵入的寒气内传而迫及五脏，损伤神志，就会出现恐惧和惊骇的征象。由于寒气的稽留，营气不能顺利地运行，阻逆于肌肉之间，就会发生痈肿。汗出未止的时候，形体与阳气都受到一定的削弱，若风寒内侵，俞穴闭阻，就会发生风疟。

接下来这句话大家记好了："故风者，百病之始也，清静则肉腠闭拒，虽有大风苛毒，弗之能害，此因时之序也。"——所以"风"才是引起各种疾病的起始原因，而只要人体保持精神的安定和劳逸适度等养生的原则，那么，肌肉腠理就会密闭而有抗拒外邪的能力，虽有大风苛毒的侵染，也不能伤害，这正是循着时序的变化规律保养生气的结果。

"故病久则传化，上下不并，良医弗为。"——病久不愈，邪留体内，则会内传并进一步演变，到了上下不通、阴阳阻隔的时候，哪怕遇到一般的良医，也无能为力了，除非自己学习古传中医——哈哈，这句话是我硬加进去的，大家当相声听就好。

"故阳蓄积病死，而阳气当隔。隔者当泻，不亟正治，粗乃败之。"—— 所以阳气蓄积，郁阻不通时，也会致死。对于这种阳气蓄积，阻隔不通者，应采用通泻的方法治疗，如不迅速正确施治，比如遇到中医学院出来的大老粗医生，那就可能会被医死啦。

"故阳气者，一日而主外。平旦人气生，日中而阳气隆，日西而阳气已虚，气门乃闭。是故暮而收拒，无扰筋骨，无见雾露，反此三时，形乃困薄。"——人身的阳气，白天主司体表，清晨的时候，阳气开始活跃，并趋向于外，中午时，阳气达到最旺盛的阶段，太阳偏西时，体表的阳气逐渐虚少，汗孔也开始闭合。所以到了晚上，阳气收敛拒守于内，这时不要扰动筋骨，也不要接近雾露。如果违反了一天之内这三个时间的阳气活动规律，形体被邪气侵扰则困乏而衰薄。

"岐伯曰：阴者，藏精而起亟也，阳者，卫外而为固也。阴不胜其阳，则脉流薄疾，并乃狂。阳不胜其阴，则五脏气争，九窍不通。"——岐伯先生接着说：阴是藏精于内不断地扶持阳气的；阳是卫护于外使体表固密的。如果阴不胜阳，阳气亢盛，就使血脉流动迫促，若再受热邪，阳气更盛就会发为狂症。如果阳不胜阴，阴气亢盛，就会使五脏之气不调，以致九窍不通。

“是以圣人陈阴阳，筋脉和同，骨髓坚固，气血皆从。如是则内外调和，邪不能害，耳目聪明，气立如故。”——所以圣人使阴阳平衡，无所偏胜，从而达到筋脉调和，骨髓坚固，血气畅顺。这样，则会内外调和，邪气不能侵害，耳目聪明，气机正常运行。

“风客淫气，精乃亡，邪伤肝也。因而饱食，筋脉横解，肠澼为痔。因而大饮，则气逆。因而强力，肾气乃伤，高骨乃坏。”——风邪侵犯人体，伤及阳气，并逐步侵入内脏，阴精也就日渐消亡，这是由于邪气伤肝所致。若饮食过饱，阻碍升降之机，会发生筋脉弛纵、肠澼及痔疮等病症。若饮酒过量，会造成气机上逆。若过度用力，会损伤肾气，腰部脊骨也会受到损伤。

“凡阴阳之要，阳密乃固，两者不和，若春无秋，若冬无夏。因而和之，是谓圣度。故阳强不能密，阴气乃绝。阴平阳秘，精神乃治；阴阳离决，精气乃绝。”——一般的注解都是这样：大凡阴阳的关键，以阳气的致密最为重要。阳气致密，阴气就能固守于内。阴阳二者不协调，就像一年之中，只有春天而没有秋天，只有冬天而没有夏天一样。因此，阴阳的协调配合，相互为用，是维持正常生理状态的最高标准。所以阳气亢盛，不能固密，阴气就会竭绝。阴气和平，阳气固密，人的精神才会正常。如果阴阳分离决绝，人的精气就会随之而竭绝。

“两者不和，若春无秋，若冬无夏。”——阴阳不和，终日“交战”，男女欲念不断，整天交作业，其实是极其耗阳气的，整多了，就会如只有春天而没有秋天，只有冬天而没有夏天一样。

“因而和之，是谓圣度。”——只有刀枪入库，马放南山了才天下太平，自身的阴阳得到最大的调和。这时才马马虎虎算走上获得圣人救度的大路。

“故阳强不能密，阴气乃绝。”——所以若男人的阳根总是处于亢奋状态，不能密藏起来刀枪入库的话，阴气就会慢慢耗个“精”光。

“阴平阳秘，精神乃治。”——作案工具没收起来，阴平阳秘，这样很容易时时处于近似乎禅定的状态之中，不思善，不思恶。下一步就是照见自己五蕴皆空了。——一般的注解，都把这句话注解成：阴气和平，阳气固密，人的精神才会正常。

“阴阳离决，精气乃绝。”——若是刀枪不入库，马不放南山，那样阴阳老是进进出出，分分合合，这样精气就会被消耗“精”光了。——很多注解这句话都不着边际：如果阴阳分离决绝，人的精气就会随之而竭绝。

接下来这些话，只要在国内读过高中，应该都看得懂了：“因于露风，乃生寒热。是以春伤于风，邪气留连，乃为洞泄。夏伤于暑，秋为痎疟。秋伤于湿，上逆而咳，发为痿厥。冬伤于寒，春必温病。四时之气，更伤五脏。”——可以大概这样理解：由于雾露风寒之邪的侵犯，就会发生寒热。春天伤于风邪，留而不去，会发生急骤的泄泻。夏天伤于暑邪，到秋天会发生疟疾病。秋天伤于湿邪，邪气上逆，会发生咳嗽，并且可能发展为痿厥病。冬天伤于寒气，到来年的春天，就要发生温病。四时的邪气，交替伤害人的五脏。

岐伯宗师接下来这番话很先进，大家也记好了：“阴之所生，本在五味；阴之五宫，伤在五味。是故味过于酸，肝气以津，脾气乃绝。味过于咸，大骨气劳，短肌，心气抑。味过于甘，心气喘满，色黑，肾气不衡。味过于苦，脾气不濡，胃气乃厚。味过于辛，筋脉沮弛，精神乃央。是故谨和五味，骨正筋柔，气血以流，腠理以密，如是则骨气以精。”——阴精的产生，来源于饮食五味。储藏阴精的五脏，也会因五味而受伤，过食酸味，会使肝气淫溢而亢盛，从而导致脾气的衰竭；过食咸味，会使骨骼损伤，肌肉短缩，心气抑郁；过食甜味，会使心气满闷，气逆作喘，颜面发黑，肾气失于平衡；过食苦味，会使脾气过燥而不濡润，从而使胃气滞；过食辛味，会使筋脉败坏，发生弛纵，精神受损。因此谨慎地调和五味，会使骨骼强健，筋脉柔和，气血通畅，腠理致密，这样，骨气就精强有力。

岐伯真人最后说：“谨道如法，长有天命。”——就这样修炼下去，尊道贵德，才能长生久视。

《生气通天论》的中心思想：本文阐述了医家的养生和修炼理论。是对《黄帝内经》上著名的《上古天真论》所指出的“法于阴阳，和于术数，饮食有节，起居有常，不妄作劳”的法则进行的进一步的解说。本文夹叙夹议，结合人体病因和阴阳原理，指出了在养生修道路上要适应天之五运六气、清静环境、日夜作息、饮食五味等方面的重要作用和具体注意事宜，重点侧重于阐述刀枪入库，马放南山可以使国家无战事，天下和平，人间安乐。但是鉴于常在“湖”边走，哪有不湿鞋的原理，要求大家提起正气，养好阳气以祛湿。

医易闲话
——大整体观

在“古传中医传承群”里，我们陆陆续续讲了不少中医药的知识。感谢义工们的整理，有一些不属于秘传的内容，将陆续在这里公开。

中医的整体观来源久远，女娲补天的传说、伏羲八卦、气一元论、阴阳五行，都包含着整体观的思想。

中医的整体观，首先是人与天地万物是一个整体，其次人的精神与形体是一个整体，最后人与社会是一个整体，也就是说，人生存的所有环境，都与人体有关系！诊治疾病的时候，都必须把这些因素考虑进去，不能不管不顾。

西方医学认为人的皮肤之内是一个整体。人与天地万物有没有关系？需要研究，发现了有关就承认，发现不了就不承认。但是，世界上可被发现和认识的明物质，只占百分之六左右，百分之九十以上都是发现不了的“暗物质”。

中医研究“有无相生”，极为重视环境，看不到的也承认它存在，就叫“小而无内，大而无外”，气充满了整个宇宙。人与天地万物都在“气交之中”。元气，由混沌状态生成天地，生成万物，但是，气没有消失，聚而成形，散则无踪。每个人都有其自身生成的条件，有自身的规律。

这就是“道法自然”，中医的整体观是天道的体现，既与哲学有关，也与哲学无关。

所以风水对人体有影响，人体对风水也有影响。这其实就是中医的整体观！好人所在，必是好风水。

其实中医所讲的五气六淫等对人体影响十分深刻。这也是“整体”的、非个别的。简单扫盲：

中医把人体的结构与天地时空万物联系在一起，让人生病的因素就是邪气、淫邪。比如，风火湿燥寒。这些是自然界的气候“五气”，也是古人概括一年之中春夏气候变化的规律。它们太过而引起人体疾病的时候，就被称为环境（外境）致病因素的“六淫（加上暑气、暑邪）”。

邪气可以从外部环境而来，也可以从体内逐渐产生。风火湿燥寒，无论是外来，还是内生，都有相似的表现。外来邪气伤人的时候，正气虽然有所损伤，但是与内伤产生的病证相比较，损伤的程度不一样。内生的五气（邪气），都有相应的脏腑功能不正常；当然，内在脏腑功能不正常，也容易招引外邪。这正如张仲景所说“经络受邪入脏腑，为内所因也”。

由此可见，风火湿燥寒由外入内伤身体，或者由内而生，都与脏腑功能失调有关系。而脏腑为何会失调？正气不足！

五气辨证论治，与脏腑辨证，密不可分。治疗的时候，既要考虑“五气”的特点，更不能忘记了脏腑功能的恢复才是根本。大家要把这个“观点”变着法子记好领悟好。

中医的整体观，首先表现在“人与自然”的整体观。

人与自然息息相通，自然界的运动变化无时无刻不在对人体产生影响，而人体对外界自然环境也必然会作出“适应性”反应，这就构成了人与外在环境的统一性、整体性、不可分解性。

《黄帝内经》对生命的起源、人类生存的条件，生命运动与自然界运动相参相应关系等方方面面都进行了论述。《黄帝内经》把生命看作物质运动的高级形式，从而把人与自然联系成一个不可分割的有机整体，从而导出“天人相应”的观念。

《黄帝内经》认为天地是生命的物质基础，人即是禀受天地之气而化生的。《黄帝内经·素问·宝命全形论》云：“天覆地载，万物悉备，莫贵于人，人以天地之气生，四时之法成。”

《黄帝内经》认为，生命的产生，是“气”这一“物质”运动变化的结果。《黄帝内经·素问·天元纪大论》曰：“在天为气，在地成形，形气相感，而化生万物矣。”在《黄帝内经·素问·宝命全形论》：“天地合气，命之曰人。”——大科学家霍金说生命不需要“上帝”他老人家，可中国的老祖宗两千多年前就十分“科学”地说了呀！

“气”既然化生、合生了人，人体健康与否，背后的主宰，岂不就是“正气”足不足嘛！大家好好参一参上面这番话，看看是否有一悟吧！

中医的整体观，还表现在人与自然“一起”变化。

《黄帝内经·灵枢·岁露论》明确指出：“人与天地相参也，与日月相应也。”人体很聪明，会对天地万物变化作出类似应激性反应、适应性反应，从而与外界环境保持协调平衡。坏就坏在现代人由于不良的作息，使人体固有的、应有的生理节律被人为地破坏与干扰，适应能力与抗病能力因此远不如古人，就像一般情况下城里人不如农村人“抗细菌”般。如果破坏了五脏六腑适应四时阴阳递交的正常变化，就会导致人体内外“环境”的失衡，从而发生病变。所以《黄帝内经·素问·四气调神论》说：“逆春气则少阳不生，肝气内变。逆夏气则太阳不长，心气内洞。逆秋气则少阴不收，肺气焦满。逆冬气则太阴不藏，肾气独沉。”

懂得医家内证的，会发现人体五脏与天地、四时一直都在交换着信息和能量。五脏六腑与天地，其实也是一个整体！没有内证功夫者，不可能真明白《黄帝内经·灵枢·本脏》所说的这句话：“五脏者，所以参天地，副阴阳，连四时，化五节者也。”

中医学的整体观念，对于观察和探索人体及人体与外界环境的关系和临床诊治疾病，具有重要指导意义。

1. 整体观念与生理：中医学在整体观念指导下，认为人体正常生命活动一方面要靠各脏腑发挥自己的功能，另一方面要靠脏腑间相辅相成的协同作用才能维持。每个脏腑各自协同的功能，又是整体活动下的分工合作，这是局部与整体的统一。这种整体作用只有在心的统一指挥下才能生机不息，“主明则下安……主不明则十二官危”，“凡此十二官者，不得相失也”（《素问·灵兰秘典论》）。经络系统则起着联系作用，它把五脏、六腑、肢体、官窍等联系成为一个有机的整体。精气神学说则反映了机能与形体的整体性。中医学还通过“阴平阳秘”和“亢则害，承乃制，制则生化”的理论来说明人体阴阳维持相对的动态平衡。五行相制是正常生理活动的基本条件，五行生克制化理论则揭示了脏腑之间的相辅相成、制约互用的整体关系。这种动态平衡观、恒动观、制约观，与现代系统论有许多相通之处，对发展生理学有重要的意义。

中医理论认为：形体官窍，是人体躯干、四肢、头面部等组织结构或器官的统称，是人体结构的组成部分，主要包括五体和五官九窍，以及五脏外华等内容。脏象学说认为，形体官窍虽为相对独立的组织或器官，各具不同的生理功能，但它们又都从属于五脏，分别为某一脏腑功能系统的组成部分。形体器官依赖脏腑经络的正常生理活动为之提供气血津液等营养物质而发挥正常的生理作用，其中与五脏的关系尤为密不可分。

传统中医主张自然整体生成，五脏六腑是生命的核心。通过经络气血，把“五体”（脉、皮、筋、肉、骨）与脏腑之间联系起来，互相影响，互相为用，密不可分。

2. 整体观念与病理：中医学不仅从整体来探索生命活动的规律，而且在分析疾病的病理机制时，也首先着眼于整体，着眼于局部病变所引起的病理反映，把局部病理变化与整体病理反映统一起来。既重视局部病变和与之直接相关的脏腑，更强调病变与其他脏腑之间有关系，并根据生克制化理论来揭示脏腑间的疾病传变规律。用阴阳学说来综合分析和概括整体机能失调所表现出来的病理反应。阳胜则阴病，阴胜则阳病；阳胜则热，阴胜则寒；阳虚则寒，阴虚则热。阴阳失调是中医学对病理的高度概括。

在病因学和发病学上，中医学十分强调机体正气对于疾病发生与否的决定作用。“正气内存，邪不可干”（《素问·刺法论》），“邪之所凑，其气必虚”（《素问·评热病论》），“两虚相得，乃客其形”（《灵枢·百病始生》）。这种病因学、发病学的整体观，对医疗实践有重要的意义。

3. 整体观念与诊断：在诊断学上，中医学强调诊断疾病必须结合致病的内外因素加以全面考察。对任何疾病所产生的症状，都不能孤立地看待，应该联系到四时气候、地方水土、生活习惯、性情好恶、体质、年龄、性别、职业等，运用四诊的方法，全面了解病情，加以分析研究，把疾病的病因、病位、性质及致病因素与机体相互作用的反应状态概括起来，然后才能作出正确的诊断。故曰：“圣人之治病也，必知天地阴阳，四时经纪，五脏六腑，雌雄表里，刺灸砭石，毒药所主，从容人事，以明经道，贵贱贫富，各异品理，问年少长，勇怯之理，审于分部，知病本始，八正九候，诊必副矣。”（《素问·疏五过论》）人体的局部与整体是辩证的统一，人体的任一相对独立部分，都寓藏着整个机体的生命信息。所以人体某一局部的病理变化，往往蕴含着全身脏腑气血阴阳盛衰的整体信息。如舌通过经络直接或间接与五脏相通。故曰：“查诸脏腑图，脾、肝、肺、肾无不系根于心。核诸经络，考手足阴阳，无脉不通于舌，则知经络脏腑之病，不独伤寒发热有苔可验，即凡内伤杂证，也无一不呈其形、著其色于其舌。”（《临证验舌法》）可见舌就相当于内脏的缩影。

中医的“整体观”几乎无处不在。人体作为一个“整体”来看待是中医有别于西医的一个伟大特点。所以中医不会像西医那样头痛医头，脚痛医脚，而是要“整体”考虑。人体各部位之间存在着有机的内在联系，人体各部分总是互相影响，任何一个部位的变化都会引起其他部位的变化（甚至引起整个身体的变化）。

先说人体组织的内在联系。

中医的整体观认为，人体各个脏腑、组织、器官之间，存在着精密无比的联系。脏与腑，总是有经脉相互络属，气血相互贯注，并通过气路——经络系统把五脏六腑、四肢百骸等所有组织器官联成一个有机整体。人体内部的“互联网”Wi-Fi 实现 24 小时无死角的全覆盖。

其覆盖的“路由器”是精、气、神、血、津、液来作为“媒介”进行协调运作。而这精气神血液津又是以五脏六腑的协作为基础。比如，心主血脉，肺主气，而气血的生化运行，需要心肺的共同作用，此外还要依靠脾的运化、统摄，肝的疏泄、储藏，肾的温养，然后才能运行全身。

人体组织器官的整体观还表现在各个单独的脏器与其相应的主属也是一个小整体。比如，肾藏精，精能化髓养骨，上荣于发。所以肾与骨（包括牙齿）与头发是个“整体”。

再说人体生命活动的整体观。

人体生命活动的客观规律就是阴阳作为一个统一的整体。阴阳双方的互根互用，是生命活动的充分必要条件。所以中医把阴阳平衡作为养生康复的最基本切入点。“阴平阳秘，精神乃治。”

尽管疾病的表现千差万别，但是究其本质，都是阴阳失调。而阴阳失调的表现，就是偏胜与偏衰。而阴阳偏胜与偏衰，还是由于整体上的正气不足。

顺便说一下，中医所说的阴虚通常泛指体内某种物质（比如正气）

的缺损，阳虚主要指人体机能和代谢活动的衰退。阴盛是指外来寒邪侵犯，或内在机能的衰退。阳盛是指外来热邪的侵犯，或内在功能的亢奋。“阴阳盛衰”是人体疾病的一个“整体”概括。

中医的整体观，几乎贯穿整个中医诊治的方方面面。比如肝病，高明的中医往往不立即治肝，而是护脾胃。补肾养心。为啥呢？肝属木，木克土（脾胃），（肾）水生木，肝木生（心）火。——这个“整体”的角度就是五行学说。生克关系清清楚楚，才可以治未病，从而治已病。《金匮要略》云：“夫治未病者，见肝之病，知肝传脾，当先实脾，四季脾旺不受邪，即勿补之；中工不晓其传，见肝之病，不解实脾，惟治肝也。”脾脏属中央土，旺于四季。春、夏、秋、冬四季分别主肝、心、肺、肾。脾脏属土，旺于每季后十八天，不独主四时之一。因此可以说四季属时，也可以说脾不主时。

中医的整体观，说到底都是讲天地人三者是一个不可分的整体。而人身本身也是一个“整体”。如果我们的大千世界叫大宇宙，人体就是一个小宇宙。小宇宙与大宇宙有着密切的联系。整体观，要求学习古传中医的人不可以太“精明”，不可以死脑筋往一点一滴的“知识点”里钻。古传中医的学法要“文科生”一点儿才行，糊糊涂涂，有个“整体”了解就好。否则知识学到啥时候才能学得完？现在的人难以成为大医，最主要的原因恐怕是我们的学习方法被学校训练得很“科学”，很爱“逻辑”。——科学思维教育我们学习任何知识和科技要先学会问个为什么，而古传中医也提倡大疑大悟——也要追问个所以然，但那是“以后”功夫成就了之后的事。

西医的思维方法就是科学思维导出的方法。西医把机体分解成各个部分进行研究，中医强调的是人体的“整体”平衡——包括人体自身内部的平衡，人与社会、人与自然界的平衡，等等。所以西医治疗结石，开刀取出来，完美！结石没了！可是过段时间又长结石了，怎么办？再切！这就是西医，它治的其实是“症状”（结石已形成），它从结石这个“个体”入手，切了长长了切。而中医呢，则从“整体”来把握，要了解患者的体质、情绪、习惯乃至相关脏腑的寒热、虚实、表里等等！所以若是中医治好了的结石都不容易复发！而古传中医呢，则更是大道直指！结石就是气化物，让它气化还原就好。剩下来的是教会患者去自己修炼和锻炼，从而根治疾病！

西医的发展思路中，是把人拆解成每一个局部去看待，把整体分解成局部。西医采用的就是微观分析，越来越小。先是人的整体，然后采用解剖的方法，产生一个小的器官，逐步小的组织，逐步到了细胞，最后到了分子基因水平。这个的好处就是对人体各个细小部位的分析和认识更加清楚详细，坏处就是只见树木，不见森林。

比如现在这个季节（2018年春夏之交），瑞士很多人都有鼻炎。鼻炎，在西医看来是啥问题呢？就是“局部的”鼻腔黏膜的问题——发炎了。既然是鼻腔黏膜的炎症，西医就采用一些抗生素和激素的方法去治疗鼻炎。但是在实际当中效果不明显，鼻炎反复发作的程度不能得到改善。而中医看鼻炎呢，当然也是鼻子的问题，但是中医认识到人体是一个“整体”，鼻子的问题其实不是鼻子本身引起，而是肺的问题（肺开窍于鼻）。既然问题在肺，那么西医的各种治疗鼻子的抗生素激素当然无法解决问题嘛！而中医的治疗方法，一定从肺治起，所以能断根！鼻子与肺，在中医看来是一个“整体”。这正是中医最大的本质观念——“整体观”，也是中医的最大特点！

而中医的“肺”不仅仅是肺一个器官，它与脾土、肾水等是一个整体。所以不管哪个季节的鼻炎，关键要温阳健脾补肺。这样鼻炎就不用局部治疗自然而愈。

再比如，《傅青主女科·妊娠》：“脾为后天，肾为先天，脾非先天之气不能化，肾非后天之气不能生。”——傅山此论，见解颇真。傅青主这番对脾胃先后天关系的论述就特别到位，没有废话，让人敬佩。

脾主运化水谷精微，也就运化人体的“水湿”，但这个水湿之气的运化，需要一个能量来源——肾的温煦蒸化（俗称“肾阳”）。肾属水，属水可以理解为肾主司水液的吸收和排泄，以保证人体的水液“代谢”正常。但是肾还要仰赖脾气的制约。制约，在这里指的就是“土能制水”。脾肾两脏相互协作，共同完成人体水液的新陈代谢。

传统中医所说的“脾阳不振”或“脾阳久虚”，就是指由于肾的动能（理解为“肾阳”）不足以温煦脾阳而导致的。脾阳不足，则又反过来加重肾阳之不足。此两者，后天与先天，同出而异名，同谓之阳虚，名曰“脾肾阳虚”。说到底，先天之本与后天之本互为因果。这说到底还是中医的整体观。

其实五脏六腑是一个“整体”，每个脏腑之间都是直接或间接息息相关的。治肾先救肺和肝，是把“直接相关方”先稳住。好比单位同事意见不合，找到他们各自的主管就好办了。

中医学认为舌、鼻、口、目、耳五官，不是独立的器官，而是通过血脉经络分别与五脏六腑有着密切的关系，为五脏之外候，也可以称为“五阅五使”。

人是一个整体，内外有别，也内外相关。五脏气血精华，都有一定通道与头部的五官联系在一起。五官功能的正常发挥，离不开脏腑功能的支持；五脏的异常变化，也可以在五官上有所表现。因此，中医通过望五官的色、望眼神、望舌，了解人的听力、嗅觉情况，来判断内在脏腑的功能和病变情况。李东垣说“脾胃一虚，九窍不通”，讲的是共性，脾胃为后天之本，气血生化之源，也是整体状况可以影响五官。这一点，也很重要。

好的中医应该懂得把生命的复杂性简单化，把握了“整体性”，就慢慢走入了中医的大智慧，各种复杂的病症在你眼中就会变得简单无比。

在中医看来，各种目疾，近视、远视、散光，目赤痛眦、赤翳白膜、息肉昏涩、色盲等等，都是肝的问题。或为肝受邪、肝气虚而成，或因肝血衰、肝失荣所致。一些人受惊过度或者出现精神障碍，反映在眼神上就是惊慌呆滞，就是这个道理。

这也是中医的“整体观”的深刻体现！

医易闲话

——医易科技

今天在古传中医传承群里，Sophie 问了一个问题：“在瑞士之旅上，先生多次提到‘不知易，不足以言太医’，请先生有空讲讲。”

趁我现在有空，就来谈谈这个话题。

医与易，自从有了先天八卦图，乃至后来的《周易》，就已经是“一”不是“二”了。《易传·系辞》上说：“古者包羲氏之王天下也，仰则观象于天，俯则观法于地，观鸟兽之文与地之宜，近取诸身，远取诸物，于是始作八卦，以通神明之德，以类万物之情。”——这几句话很好懂。

包羲氏就是我们中华民族的老祖宗伏羲氏，他老人家当年兴起文化教化天下的时候，是怎么做的呢？是“观象于天”。——这就是《阴符经》说的“观天之道”，根据“天象”而来行人事。这个“天道”，后来老子用了五千个字来描述。请参阅《老子略说》系列吧！所谓“仰则观象于天，俯则观法于地”，说得很形象生动，仰头一看，观察天道、天文、气象、太空……“俯则观法于地”，低头一看，观察地球上万事万物的生存法则。比如观察“鸟兽之文”，观察动物的世界里，各种鸟兽身上的花纹，比如老虎为什么额头有王字花纹，大雁为什么一队队飞回南方，等等，然后

“近取诸身，远取诸物”，通过以身证道，与天地万物合一 ——这就是中华文明的源头“天人合一”的开始，“于是始作八卦，以通神明之德，以类万物之情”，所以开始制作宇宙二维码——八卦，开始画成八个图案，这就是中华文明的开端！从那时开始，别说医和易，一切的一切都在伏羲先天八卦图里！ 所以不知“易”，岂可言太医！

后来的《易传・说卦》中，更是具体提到了：“乾为首，坤为腹。震为足，巽为股。坎为耳朵，离为目。艮为手，兑为口。”哈哈，这是明确指出了八卦对应人体，医易一元的开始！ 到了《黄帝内经》中，更是以易学的阴阳、五行、干支等哲学基础，开创了医易一如的学术先河！

到了两汉时期，一代名医，张仲景夫子更是为医易先进科技的发展做出了巨大的贡献。仲景夫子在《伤寒杂病论》中，用十二消息卦来说明季节交替变化对疾病的影响。不知群里有两位在读经方博士，你们导师有没有讲这个？

仲景夫子这段话，你们老师应该有讲吧？仲景夫子说：“十五日得一气，于四时之中，一时有六气，四六名为二十四气也。然气候亦有应至而不至，或有未应至而至者，或有至而太过者，皆成病气也。但天地动静，阴阳鼓击者，各正一气耳。是以彼春之暖，为夏之暑；彼秋之忿，为冬之怒。是故冬至之后，一阳爻升，一阴爻降也。夏至之后，一阳气下，一阴气上也。斯则冬夏二至，阴阳合也；春秋二分，阴阳离也。阴阳交易，也变病焉。”——哈哈，我用这几句话在股票市场炒股，从未失手过。

仲景夫子还喜欢从“乾坤艮巽”四卦之位而定节气及物候的变化，并以此来“诊病”——虽然远没古传中医诊病科技先进，但是也是深得易学精髓，可圈可点！他说：“二十四气，节有十二，中气有十二，五日为一候，气亦同，合有七十二候，决病生死。此须洞解之也。”仲景夫子的这个“时节气候决病法”，适合广大不会古传中医诊病法的中医学人！

到了隋唐时期，医易科技的发展由于两位大师级的人物出现而更加辉煌！

隋朝医学家巢元方先生在著名的《诸病源候论》这部中医历史上第一部病因病机专著里，应用阴阳刚柔理论来引导养生祛病。他更以八卦来配合方位来解释风（外气）的阴阳刚柔。比如，他说："西北方乾为老公，名曰金风……东方震为长男，名曰青风……东北方艮为少男，名曰石风……北方坎为中男，名曰水风……西南方为老母，名曰穴风……东南方巽为长女，名曰角风……南方离为中女，名曰赤风……西方兑为少女，名曰淫风……其状似疾，此风已经百日，体内蒸热，眉发堕落。"（见《诸病源候论·诸病诸侯》）

大唐最伟大的医学家，药王孙思邈真人那句著名的"不知易，不足以言太医"，振聋发聩，一千多年来，一直为医家奉为圭臬！孙真人在其《大医习业》中，白纸黑字提出："凡欲为大医，必须谙《素问》《甲乙》《黄帝针经》……又须妙解《周易》六壬，并须精熟，如此乃得为大医。若不尔者，如无目夜游。"

孙真人之后，唐代著名医学家，启玄子王冰真人，在宝应年间（公元 762 ~ 765 年）任太仆令。他花了十二年的业余时间（当官以外的时间)，运用易理，将《黄帝内经·素问》重新编次，加以注释，改编成 24 卷，并补入有关运气学说的七篇大论。王冰真人那篇著名的《重广补注黄帝内经苏文序》很多古传中医爱好者应该都耳熟能详："虽复年移代革，而授学犹存，惧非其人，而时有所隐，故第七一卷，师氏藏之。"

南北宋时期的医学家们，比如钱乙、林仁等前辈，都继承唐朝医学家们的医易科技。到了金元时期，哈哈，金元四大家，好不热闹！

刘元素先生的火热论，出自《易经》的乾阳离火学说。他老人家说："夫医教者，源自伏羲，流于神农，注于黄帝，行于万世，合于无穷，本乎大道，法乎自然之理……虽贤智明哲之士，亦非轻易可得而悟矣……

易教体乎五行八卦，儒教存乎三纲五常，医教要乎五运六气，其门三，其道一。”——真是真知灼见！（见《素问玄机原病式序》）

作为金元四大家之首，刘元素先生爱用《周易》《老子》来阐明阴阳、天地、人体、疾病之间的关系，火热派祖师爷刘元素先生真可谓一代宗师！他的徒弟李东垣先生创立了脾胃论，是补土派的祖师爷。他用易理来区分外感与内伤，提出了“人以胃气为本”“内伤脾胃，百病由生”等先进理念！东垣老人的徒弟王好古先生，深得“脾胃论”真传，他的修为似乎还在其师之上，实乃医家法匠！

金元四大家中的另外一位宗师朱丹溪先生（名震亨，字彦修），更是因为《周易》的坎为水，坤为地，坎坤皆为“阴”，提出人体“阳易动，阴易亏……阴不足，阳有余”的结论，创立了著名的养阴派、滋阴派！

到了明朝，也是大师辈出！著名的医学家孙一奎在他的名篇《不知易者不足以言太医论》中对于医易同源的理论有独到的见解：“天地间非气不运，非理不宰，理气相合而不相离者也。何也？阴阳、气也，一气屈伸而为阴阳动静，理也。理者、太极也，本然之妙也。所以纪纲造化，根柢人物，流行古今，不言之蕴也。是故在造化，则有消息盈虚：在人身，则有虚实顺逆。有消息盈虚，则有范围之道；有虚实顺逆，则有调剂之宜。斯理也，难言也，包牺氏画之，文王彖之，姬公爻之，尼父赞而翼之，黄帝问而岐伯陈之，越人难而诂释之，一也。但经于四圣则为《易》，立论于岐黄则为《灵》《素》，辨难于越人则为《难经》，书有二而理无二也。知理无二，则知《易》以道阴阳，而《素问》，而《灵枢》，而《难经》，皆非外阴阳而为教也。《易》理明，则可以范围天地，曲成民物，通知乎昼夜；《灵》《素》《难经》明，则可以节宣化机，拯理民物，调燮札瘥疵而登太和。故深于《易》者，必善于医；精于医者，必由通于《易》。术业有专攻，而理无二致也。斯理也，难言也，非独秉之智不能悟，亦非独秉之智不能言也。如唐祖师孙思邈者，其洞彻理气合一之旨者欤，其深于《易》而精于医者欤，其具独秉之智者欤。故曰：不知《易》者，不足以言太医；惟会理之精，故立论之确，即通之万世而无敝也。彼知医而不知《易》者，拘方之学，一隅之见也；以小道视医，以卜筮视《易》者，亦蠡测之识，窥豹之观也，恶足以语此。”

孙一奎先生对《周易》的推崇，简直无以复加！他根据易学的阴阳理论创立了“命门肾间气动说”，参加过瑞士之旅的同学们一定记得咱们那个“健身禅”有个拍打两肾的“冬虫夏草法”，那个方法就是他传下来的！

明朝是个医学家辈出的时代，著名的丹道修炼者张景岳先生，对医易先进科技的开发和应用做出了不朽的历史性贡献！他的《卦气方隅论》和《医易义》对医易关系做了系统的论述，处处可见修道者的真知灼见！

明朝的名医赵献可先生受《易经》影响较大，他遵从李东垣、薛己等人的传承，提出命门为人一身之主，而不是心，命门的水火即人的阴阳。老赵特别重视肾水命火，对命门学说贡献巨大，是所谓“易水学派”的学术思想，他的传人也就是他的儿子赵贞观先生子承父业，也精医易科技，辑有《痘疹论》一书！唉，他该挨了他老爹多少棍子啊……

明朝还有一位名医缪希雍先生（大明嘉靖、天启间人），这哥们儿刚开始是自学成才 。17 岁患久疟，自己找医书来看，硬是自学把病治好了！从此嗜好学医。他到处寻师访友。觉得自己是先知先觉的医者，给自己的书斋起名“先醒斋”，他的第一本著作名叫《先醒斋医学广笔记》，他是个很有个性的哥们儿！他根据易理，认为温热阳明症居多，因此多用清醇寒凉折之。他以重用石膏偏于养阴而驰名当时。

明朝伟大的医学家李时珍老爷子更不用说了，他用《周易》的方法，在人身上体证。辨别草药的归经、药性，写出了著名的《本草纲目》。他的这个方法我曾择其简要教给了瑞士两位中医大夫，但是由于这两位还是不懂行，我在陆续收回他们这个本事！

清朝的名医吴瑭（字鞠通，江苏淮阴人）先生，是位了不起的孝子！他十九岁时，父亲患病四处求医无效，终于卧病不起而往生，他为自己不懂医术，眼看病魔夺去父亲的生命，感到非常难过，于是发奋学医！后来他学业有成，写下了著名的温病通论著作《温病条辨》！ 生为人子，当学吴鞠通这种精神！吴鞠通先生根据易学之理，创立了三焦辨证，发展了温病学，堪称一代温病宗师！

清朝的另一位名家陈修园先生更是运用易理，来“诊断”（预测）胎儿性别。哈哈，这其实不难，但是他在《女科要旨》中用八卦来“算”胎儿性别，颇有创见！

明清真是中医的黄金时代啊！明清之际道家思想家、书法家、医学家、武术家、雕刻家傅青主先生，几百年来很少人达到他的层次啊……还好民国时候有位李叔同先生，不然真不知道还要多少年才会出现有如此才情之人！

梁羽生小说《七剑下天山》《江湖三女侠》《冰魄寒光剑》《冰河洗剑录》均有提到这位傅青主！在梁羽生先生笔下，傅青主是神医国手、大儒，无极派大宗师，康熙初期三大剑术名家之一。我一直引傅青主为榜样。哈哈，傅青主自号自己为“傅一剂”，这真是得了中医真传啊！“一剂知，二剂已”！以后古传中医的人，都得学学傅青主，人人争做“一剂”！

医易闲话
——闲话梅易

张景岳先生曾经引用孙思邈真人的话“不知易，不足以言太医”，并说“医易相通，理无二致”。老张真是大明白人！学习古传中医，不可以不通大易之理。而要通大易之理，则不可以不了解梅花易数。

刚刚在微信群里，Sophie 又要我讲讲“梅花易数”的事儿。正好我在等一位同事午餐，有时间就给讲了一下。摘录出来与大家共享。

小时候听师长讲《易》，每论及易学史上的宗师，总能听到邵雍先生的大名。邵雍先生，字尧夫，据《宋人轶事》记载，邵雍先生每当“天色温凉之时，乘安车，驾黄牛，出游于诸王公家。其来，各置安乐窝一所，先生将至其家，无老少妇女良劣，咸迓于门，争前问劳，凡其家父姑妯娌婢妾有争竞，经时不决者，自陈于前。先生逐一为分别之，人人皆得其欢心。餍饫数日。复游一家，月余乃归”。

邵雍先生爱把自己住的地方叫作“安乐窝”，自号“安乐先生”。邵雍每次出门还要唱《安乐歌》：“茅屋半间任逍遥，山路崎岖宾客少。看的是无名花和草，听的是枝上好鸟叫！春花开得早，夏蝉枝头闹。黄叶飘飘秋来了，白雪纷纷冬又到。叹人生，容易老，终不如盖一座，安乐窝。上写着：琴棋书画，渔读耕樵。闷来河边钓，闲来把琴敲，喝一杯茶，乐陶陶，我真把愁山推倒了！”

邵雍先生，又称百源先生，宋哲宗元祐中赐谥康节，后世称邵康节。是易学史上的一座丰碑——一位一千多年来后人仍然无法超越他的伟大易学家！

所谓“未有神仙不读书”，邵雍先生早在青年时期即有好学之名。《宋史》记载他小时候读书破万卷，于书无所不读，最终由易而悟道。（见《宋史·道学传·邵雍传》：“雍少时，自雄其才，慷慨欲树功名。于书无所不读，始为学，即坚苦刻厉，寒不炉，暑不扇，夜不就席者数年。已而叹曰：‘昔人尚友于古，而吾独未及四方。’于是逾河、汾，涉淮、汉，周流齐、鲁、宋、郑之墟，久之，幡然来归，曰：‘道在是矣。’遂不复出。”）

康节邵先生玩《易》，可真称得上千古一人。清朝黄宗羲先生在《梅花易数》的序言中说康节邵先生玩易，到了废寝忘食，忘记寒暑的地步！（“隐处山林，冬不炉，夏不扇，盖心在于《易》，忘乎其为寒暑也。犹以为未至，糊《易》于壁，心致而目玩焉。”）

黄宗羲先生还在序言里讲了一个故事。说有一天中午，邵康节先生午睡的时候，有一只老鼠跑到他床前，他拿起陶瓷枕头就砸老鼠。哈哈，老鼠没有砸到，陶瓷枕头却砸了个稀巴烂。他正恼火，却发现原来枕头里藏有一个字条写道：“此枕卖与贤人康节，某年月日某时，击鼠枕破。”意思是说，这个枕头将会卖个一位名叫邵康节的牛人，某年某月某日某时，他会拿来砸老鼠把枕头砸烂。他因此睡意全无，立马跑去找卖陶瓷枕给他的陶家询问。陶家告诉他，以前有一个老人，终日手持《周易》，盘腿而坐，到了休息的时候就拿来放枕头上枕着睡觉。这位老先生好久没来了，但我知道他家住哪儿。于是便带着邵康节先生去老先生家，可惜那时老先生已经往生了。老先生交代他的家人说，某年某月某日某时，有一位读书人来咱们家，可以把这本书给他，他就会帮忙打理我的后事。刚好这一天邵康节上来，老先生的家人就把这本书给了邵雍。这本书是易学著作，外加一些起卦断卦的口诀、案例。邵雍推演了一番，便告诉老先生的家人说，你父亲生前，在他的睡床西北方向的地窖里，密藏着一笔银子，这些钱是用来办后事用的。老先生的家人按照邵雍的指点，果然找到了那批银子。（“先生怪而询之陶家，其陶枕者曰：‘昔一人手执《周易》憩坐，举枕其书，必此老也。今不至久矣。吾能识其家。’先生偕陶往访焉，及门，则已不存矣，但遗书一册谓其家人曰：‘某年某月某时，有一秀士至吾家，可以此书授之，能终吾身后事矣。’其家以书授先生，先生阅之，乃《易》之文，并有诀例。推例演数，谓其人曰：‘汝父存日，有白金置睡床西北窖中，可以营葬事。’其家如言，果得金。”）

邵雍先生得到老先生这本书回家研读，大有所得。有一天，邵康节先生进入梅花园赏花时，偶然见两只麻雀在枝头上吵闹争枝而坠地。邵康节先生因此心念一动，便断了一卦，说第二天当会有一邻女来攀折梅花，园丁追逐这位女邻居，导致这位美女邻居惊恐，自梅树跌下伤到大腿。此事第二天果然应验！ 后之学者将此种断法命名为“梅花易数”。（“先生受书以归，后观梅，以雀争胜，布算，知次晚有邻人女折花，堕伤其股。其卜盖始于此，后世相传，遂名《观梅数》。”）

邵康节的易学水平，甚至连悟道的神仙也能算得准！相传有一天，邵康节买了一张新椅子。他又算了一下，得知这张椅子将于某年某月某日被一位悟道的神仙坐破。于是他写了一张纸条：“某年月日，当为仙客坐破。”哈哈，到了那一天，果然有修道的仙客来访，把他椅子坐坏了。仙客惭愧致歉，邵康节先生说：“任何事物的成毁好坏都有定数，岂足介意。而且您还是位神仙，还是请您继续坐下来教教我吧！”（“一日，置一椅，以数推之，书椅底曰：‘某年月日，当为仙客坐破。’之期，果有道者来访，坐破其椅。仙客愧谢，先生曰：‘物之成毁有数，岂足介意，且公神仙也，幸坐以示教。’因举椅下所书以验，道者愕然趋起出，忽不见。乃知数之妙，虽鬼神莫逃，而况于人乎？况于物乎？”）

梅花易数，也称梅花心易，便是由此而来！

那么梅易究竟如何应用在古传中医诊病治病上呢？以后有机缘再讲。

医易闲话
——梅易溯源

今天我们在群里聊到梅花易数，Sophic 接着问："请教先生，听说梅花易数也不是邵康节先生写的，这说法对吗？"

邵康节先生的确没有"写"过一本叫作《梅花易数》的书！很多人搞错了，以为这是他写的书！但是，"梅花易数"这种占卜方法是由康节先生传出，却是没有疑问的。

家师论《易》，每及邵雍，总是击节赞叹！邵雍对易经极有研究，重开了"象数"的先河。他探迹索隐，妙悟神契，洞彻蕴奥，汪洋浩博，是周文王以降最高的一座易学丰碑！

虽然说"梅花易数"是由邵雍占邻女折梅花摔坏股骨而名扬天下，但是"梅花易数"的心法，却不是邵康节先生首创！他只是被那位神秘老人选为传人而已。从陶瓷枕头砸老鼠得字条，到找到那位神秘老人的秘本一事可知！

圣人朱熹先生说邵子的师父是陈抟老祖。朱熹云："邵子发明先天图，图传自希夷，希夷又自有所传。"

朱熹这位大儒，只知其一不知其二。邵子所学，当然是来自陈抟老祖一脉，但是并非亲传！从那个枕头砸老鼠，枕破现字条，并由此找到神秘老人的故事也可知，传法给邵子的并非陈抟老祖本人，而是另有其人。

宋徽宗政和年间的状元，湖北人，著名理学家朱子发先生算是比较明白，他说：“陈抟以《先天图》传种放，种放传穆修，穆修传李之才，之才传邵雍。”——胡涂医拿这番话与李家族谱相印证，这番话比较靠谱。这位李之才，就是故事里留字条在陶瓷枕头，逝后留书传法的神秘老人！

这位朱子发先生，名震，著有著名的《汉上易传》一书！1988年，上海古籍出版社出版了朱震的《汉上〈易〉传》，大家可以买来看看。

朱震先生状元出身，学识渊博，才华出众。宋高宗召见垂问《易经》《春秋》要领，朱震结合自己多年研究《易经》的体会，对答如流。高宗十分满意，提拔其为礼部员外郎，兼川陕荆襄都督府详议官。宋高宗曾任命朱震为太子讲读官，在朱震的教导下，继位太子（孝宗皇帝）确实成了一位贤达君主。

朱震先生还著有《周易卦图》三卷、《从周易说》一卷、《汉上易解》《汉上易集传》等八部、《春秋左氏讲义》三卷。古代的官员个个基本上都是真正的读书人！

所以我们现在真是不敢告诉别人自己是读书人，我的名片因为按银行规定必须印上“博士”的学术头衔，除非跟日本同事或客户交换名片，我平时几乎从不派名片。真是十分惭愧，跟真正的读书人相比，胡涂医就是一个放牛的！

古代的读书人，真是文也行武也行，国家混乱时还可以带兵打仗！宋高宗绍兴元年（1131年），虔州（今江西东南）十万民众起义，皇帝十分担心，派兵围剿。朱震奏称，农民为“盗”，实为贪官污吏所逼，不能派兵镇压。如改派太守“招安”，惩治郡、县贪官污吏，并选任良吏，百姓自然安分守己，即使有人煽动他们造反或当匪盗，也不会去。在他的建议下，皇帝吩咐新上任的太守，一到任就将本州府和所属各县的各级官员造册上报，发动百姓检举贪污受贿和胡作非为的官吏，改派关心百姓疾苦者来接替职位，有政绩者，从优奖励，庸碌无为者罢免。为此，长达三年的内乱，被朱震献策而化干戈为玉帛。

梅花易数，方法简单，但是易学难精。其最大心法为“心”。此心以“天心为主”，天心即是静定之真心。然而凡夫难以证入天心，则只能以“凡心为辅”了。《阴符经》云：“九窍之邪，在乎三要。”凡心之用，在乎眼、耳、身三要。眼之所见，见吉知吉，见凶知凶。耳之所闻亦然。身之所触，如人饮水，冷暖可知。此为梅易之大要！若还不明者，当三致意焉。

医易闲话

——闲话脉学

今天在我们的“古传中医传承群”里，Sophie 问我：“先生给我们讲讲如何切脉吧。”我一不小心回复了一大堆话。摘录这里跟大家分享。

望闻问切，这是传统中医的“四诊”，偏偏古传中医不搞这个。但是你既然问起，我也可以讲讲。

切脉，是脉学的内容。所谓脉学，据说是神医扁鹊流传下来的。哈哈，胡涂医都不需要动手切脉，神医扁鹊哪里需要动手切脉啊！

《战国策》《史记》等古书中，关于扁鹊的传记和病案可以找到不少“史料”。其中有一个著名的“起死回生”的故事。

相传有一天，扁鹊带着弟子路过一个叫虢国的地方，听人说虢国太子死了，正忙着办丧事。一路上，人们都在谈论太子的病，扁鹊留心听着。他千里诊病，推测出太子应该不是死亡，而是害了尸厥病假死。因此扁鹊急忙赶去王宫，要求给太子治病。悲伤中的国王听扁鹊说太子还有救，大喜过望，把扁鹊带到灵堂。他看了看太子的气色——这个也是医家秘传的本事，以后再说。又摸了摸太子的脉搏。然后，解开太子的衣带，摸了摸太子的胸口。最后，他伸手一抓，来了根金针，在太子的头顶和身上取了几个穴位进行针灸，并且给他热敷。过了几个时辰，太子终于完全清醒过来。扁鹊救活太子后，人人都知道他是个能起死回生的神医。

在这个故事中，扁鹊把传统中医的四诊——望闻问切，进行了彻底的“表演”——先是“望”，看太子的“气色”！只是扁鹊的“望”诊并非今天传统中医的望诊。今天传统的望诊，是医生用肉眼对人体全身和局部的一切可见征象以及排出物等进行有目的地观察，以了解健康或疾病状态。而扁鹊的望诊，按照古传中医的传承来说，扁鹊可能用的是传说中的人体潜能（理解为“超视觉神经”吧）对患者进行直观的观察。比如，最入门的望诊，根据医家秘传，叫作“望气”——看患者的“气色”——人体上的“气”的“颜色”！哈哈，用现代语言来说，就是人体的能量场大小。这个才是历史上真正的“望诊”！比如，一个已经死去或即将死去的人，其身上的人体场一定是黑色的。扁鹊到灵前看太子的气色，当然用的是这种超级望诊法！

那么史书上为何还记载着神医扁鹊要进行“望闻问切”四诊呢？哈哈，估计是因为太史公他们不懂古传中医的先进科技吧！此外，不排除明师如神医扁鹊，有意在国王面前不太显能，装模作样像个普通庸医那样来一套，免得被怀疑是啥神神道道的巫师！——这个可能性更大！当然，古传中医的超科技诊法，用今天的话来说是一种人体潜能——特异功能诊病法。使用人体潜能，比较耗费能量，而且神医们深深知道，人群中大多数人其实也不可能得到这种传承！那怎么办呢？只好“编”出一套任何人都能学的望闻问切来教他们！于是就有了所谓的四诊——望闻问切诊病法了！

说了这么多，只是为了让大家明白，传统“脉学”尽管千百年来一直都在中医临床上应用着，但是千百年来公开的“脉学”，与真正的秘传脉学，完全是两回事！

我国现存最早的脉学专著是西晋王叔和先生的《脉经》，而事实上，在这部专著之前，早就有了《脉经》了，《黄帝内经·素问·示从容论》就有记载：“臣请诵《脉经》上下篇，甚众多矣。”

《黄帝内经·素问·示从容论》原文节录：

黄帝燕坐，召雷公而问之曰：汝受术诵书者，若能览观杂学，及于比类，通合道理，为余言子所长，五藏六府，胆胃大小肠，脾胞膀胱，脑髓涕唾，哭泣悲哀，水所从行，此皆人之所生，治之过失，子务明之，可以十全，即不能知，为世所怨。

雷公曰：臣请诵《脉经上下篇》，甚众多矣，别异比类，犹未能以十全，又安足以明之。

这段话很好懂，用今天的话来说，黄帝安坐，召唤雷公问道：你是学习医术，诵读医书的，或能广阅览群书，并能取象比类，融会贯通医学的道理。对我谈谈你的专长吧。五脏六腑、胆、胃、大小肠、脾、胞、膀胱、脑髓、涕唾，哭泣悲哀，皆五液所从运行，这一切都是人体赖以生存，治疗中易于产生过失的，你务必明了，治病时就方可十全，若不能通晓，就不免要出差错，而为世人抱怨。

雷公回答说：我诵读过《脉经》上、下篇以外，但对辨别异同，取象比类，还不能十全，又怎能说完全明白呢。

帝曰：子别试通五藏之过，六府之所不和，针石所败，毒药所宜，汤液滋味，具言其状，悉言以对，请问不知。

雷公曰：肝虚肾虚脾虚，皆令人体重烦冤，当投毒药刺灸砭石汤液，或已，或不已，愿闻其解。

黄帝说：你试试以你所通晓的理论，来解释五脏之所病，六腑之所不和，针石治疗之所败，毒药治疗之所宜，以及汤液滋味等方面的内容，并具体说明其症状，详细地作出回答，如果有不知道的地方，请提出来问我。

雷公说：肝虚、肾虚，脾虚都能使人身体沉重和烦冤，当施以毒药、刺灸、砭石、汤液等方法治疗后，有的治愈，有的不愈，想知道这应如何解释。

黄帝真是一位伟大的明师啊！

帝曰：公何年之长而问之少，余真问以自谬也。吾问子窈冥，子言《上下篇》以对，何也？夫脾虚浮似肺，肾小浮似脾，肝急沉散似肾，此皆工之所时乱也，然从容得之。若夫三藏土木水参居，此童子之所知，问之何也？

雷公曰：于此有人，头痛，筋挛骨重，怯然少气，哕噫腹满，时惊，不嗜卧，此何藏之发也？脉浮而弦，切之石坚，不知其解，复问所以三藏者，以知其比类也。

帝曰：夫从容之谓也。夫年长则求之于府，年少则求之于经，年壮则求之于藏。今子所言皆失，八风菀熟，五藏消烁，传邪相受。夫浮而弦者，是肾不足也。沉而石者，是肾气内着也。怯然少气者，是水道不行，形气消索也。咳嗽烦冤者，是肾气之逆也。一人之气，病在一藏也。若言三藏俱行，不在法也。

黄帝说：你已经是姥姥级别的长者了，为什么提的问题这么幼稚呢？这是由于你的发问而招来的错误回答。我本来想问你比较深奥的道理，而你却从《脉经》上、下篇的内容来回答我，是什么缘故呢？脾脉本宜微软，今病而现虚浮，与肺脉相似，肾脉本应微沉，与脾脉相似，这些都是医生时常所易于混乱的，然而如能从容不迫地去诊视，还是可以分辨清楚的。至于脾、肝、肾三脏，分属于土、木、水，三者均居膈下，部位相近，这是小孩子都知道的，你问这么幼稚的问题，你是家里铁盖儿茅台太多吗？还是榴梿没有跪够？ 哈哈哈，这个“翻译”有点儿太古德社……

这本《脉经》撰于西晋时期（约公元三世纪），确实是现存最早的脉学专著。 总结脉象24种，又论述三部九候、寸口脉等，开启了传统中医脉学的先河！哎，也正因此，真正的脉法却只在医家世代秘传而少为人知！

王叔和先生的《脉经》集汉以前脉学之大成，先取《内经》《难经》以及张仲景、华佗等有关论述分门别类，在阐明脉理的基础上联系临床实际。全书共十卷。卷一论三部九候、寸口脉及二十四脉——浮、芤、洪、滑、数、促、弦、紧、沉、伏、革、实、微、涩、细、软、弱、虚、散、缓、迟、结、代、动；卷二、三则以脉合脏腑经络，举其阴阳之虚实，形证之异同，作为治疗依据；卷四诀四时、百病死生之分，并论脉法；卷五述仲景、扁鹊脉法；卷六列述诸经病证；卷七至卷九讨论脉证治疗，其中卷七以伤寒、热病为主，卷八为杂病，卷九为妇产科、小儿病证；卷十论奇经八脉及右侧上下肢诸脉。原有《手检图三十一部》“据说”早在西晋的时候就已亡佚——其实一直在我手中！哈哈，宇宙在乎手，天下哪来那么多失传！

王叔和先生的《脉经》在宋朝的时候经医学家林亿等人校订后，卷数未变，而篇次和内容均有所更动。此书刻本（版本）颇多，现有几十种刊本。新中国成立后，人民卫生出版社和上海卫生出版社先后有影印本刊行。

顺便说一下，王叔和，名熙，以字行，高平（今属山东）人 。出身寒门，幼年的时候缺衣少食。但是他从小勤奋好学，谦虚沉静。他刚开始行医的时候，因为家境贫穷，衣衫破旧，人们瞧不起他。他年轻时背着药箱四处流浪，常常食宿无着。后来他治好了许多疑难病人，请他看病的人也就越来越多，名声也就越来越大。由于其医术高明，公元208年，当曹操南下征战荆州刘表，王叔和被推选为曹操的随军医生。其后任王府侍医、皇室御医等职，后又被提升为太医令。太医令相当于今天的北京三零一医院的院长。

学经方的，导师有没有要您拜这位王叔和先贤呢？若没有王叔和先生，恐怕就没有今天的《伤寒杂病论》《金匮要略》！

经过连年的战争，许多书简（当时还没有发明纸，书都是写在竹简上的）都散落佚失或残缺不全了，即使是在王叔和之前几十年才完成的《伤寒杂病论》也是同样的命运。作为太医令的王叔和先生深知这部《伤寒杂病论》的价值，心中十分不忍，便下定决心使它恢复其原貌。于是他搜集仲景旧论，到各地寻找该书的原本，终于成功地得到了全本的《伤寒杂病论》，并加以整理和修复，将其保留了下来，就是我们今天见到的《伤寒论》。但书中只有伤寒部分的内容，没有找到杂病的那一部分。直到唐朝，人们发现了一本已经被虫蛀了的小册子，里面的一部分内容正与《伤寒论》相同；另外还有一些内容，是论述杂病的文句，当时尚未见诸于世，但其文风和辞藻却与《伤寒论》极为相似。从形式上来看，这本小册子是一种摘抄本，并非完整的内容。虽然有些遗憾不能得到原本，但终究是一大收获，于是将伤寒部分的内容删去，将杂病部分整理出版，取名《金匮要略》。虽然只是不完整的内容，但这部分关于杂病的论述，为后世医家处理许多棘手的医学问题提供了极大的帮助，而王叔和先生对《伤寒论》的整理使得《伤寒论》能够流传至今，功德无量！

历代医家大德，都念念不忘王叔和先生的恩德！今天的经方专家，怎么连对经方博士都提都不提呢！ 金代成无已说：“仲景《伤寒论》得显用于世，而不堕于地者，叔和之力也。”宋代林亿曾先生曰：“仲景之书及今八百余年，不坠于地者，皆其力也。”清代徐大椿先生亦称：“苟无叔和，焉有此书？”

当然，历代医家传人，也有不少人恨不得找王叔和老先生来揍一顿的……比如明末清初著名医学家，江西南昌府新建（今南昌市新建区）人，西昌老人喻嘉言先生就痛批王叔和先生曰：“仲景之道，人但知得叔和而明，孰知其因叔和而坠！”哈哈，有点儿“成也萧何，败也萧何”的意思！——若学了这套传统脉法，真正的脉法就很难学得出来了，就像一个人若过早学经方，就很难再练出《黄帝内经》上所说的“一剂知，二剂已”的功力了……

王叔和先生的《脉经》，对每种脉的体状、搏动征象及其变化，都作了具体描述，丰富了中医诊断学的内容，使脉学系统化。哈哈，正是这一点——使脉学系统化，使后代学者有个下手处，功德无量！但是这恰恰是古传中医世家所要避免的。哎，一切有为法，如梦幻泡影！

《脉经》在《难经》基础上，将寸尺二部脉法发展为寸、关、尺三部脉法，此为“三法”！而“四中”呢，则是指“九候”：掌后脉口寸关尺三部，并以寸关尺三部各有天地人三候，合为九候。为什么“九”候又叫“四”中呢？

寸关尺三部左手依次候（1）心小肠；（2）肝胆、肾膀胱，右手依次候；（3）肺大肠、脾胃；（4）肾膀胱。因此叫作“四中”。这些脏腑都在人体“中”心躯体部分，故曰：“中”！此外，真正的脉法，必须“守中”方能明辨。比如浮脉，我不知道你们中医药大学的老师是如何教的，我学的时候要能从一个浮脉里分辨出14种不同浮脉的“中”。教科书上（《脉经》）说的是七瓣浮脉（1.浮紧；2.浮缓；3.浮滑；4.浮数；5.浮迟；6.浮虚；7.浮洪），家师非要我诊出十四个（8.浮沉；9.浮山；10.浮海；11.浮表；12浮里；13.浮漂；14.浮潜）。这些其实都非究竟法，非最上乘法嘛！等我好不容易全学会了，师父却说，这些本事得废掉了才能学真家伙……那时真是想死的心都有了……

这个道理就像金庸先生在《倚天屠龙记》提到的张三丰教张无忌太极剑，又要求他忘记了招式才可以迎敌一样。不爱看书的年老朋友们不妨找出这个桥段出来看看。

医易闲话

——略说河图洛书

唐代孙思邈真人曾说过“不知易，不足以言太医”，明朝张景岳先生也说“医不可无易，易不可无医”，可见医、易之理不通，无法成为真正的中医。学习古传中医，大易之理更是不可不通。而要通达这部被认为是“群经之首”的《易经》却谈何容易！很多人穷其一生也无大成，除了自己悟性、慧解不足，多半就是没有得到完整的传承。医家在易理的授学上，有一套完整的传承。在“事”上必须身体力行，行反观内察之功，在“理”上则须从河图、洛书入手，根据老祖宗留传下来的“口诀”，指导门人弟子去寻找破解天、地、人三者的密码，才可言“万物皆可疾，万物皆可医”。河图洛书之理一旦通达，大易之理立即冰释！不仅如此，古圣前贤的诸多经典也才能真正读懂。河图和洛书，可以说是中华文明的源头的源头。这样的绝学，用《周易参同契》的话来说是“可以口诀，难以书传”，要说清楚它殊不容易。这篇文章就略略说之，大家在文字以外看看有无一悟吧。

河图和洛书，先秦诸子多有提及。在那个圣贤辈出、风起云涌的时代，我们的古圣先贤几乎都相信这个美丽的“传说”：中华民族的始祖伏羲在得了天下之后，黄河里跃出一匹龙马，龙马的背上负有一幅图（也许

是马身上的旋毛长似星点，排列有序吧），这幅图就是“河图”。（见下图）

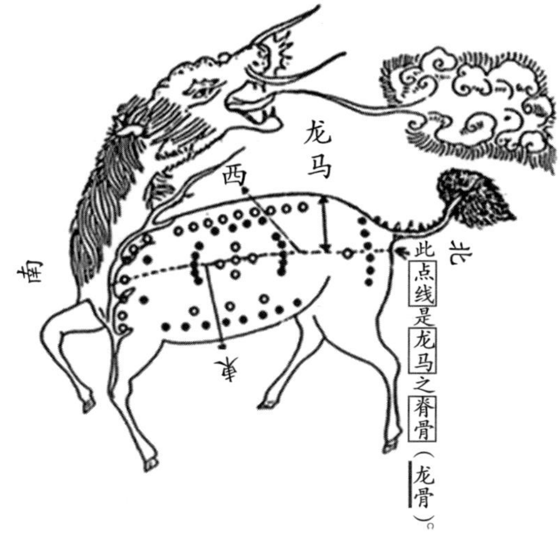

河　图

而“洛书”则是在大禹治水的时候，从洛水里浮出了一只神龟，龟背上驮着摆列奇特的斑点，仿佛一本天“书”，是为“洛书”。大禹照着神龟身上的“书”，悟达治国安邦和治水的九大方略，史称“洪范九筹”。（见《尚书·洪范》）

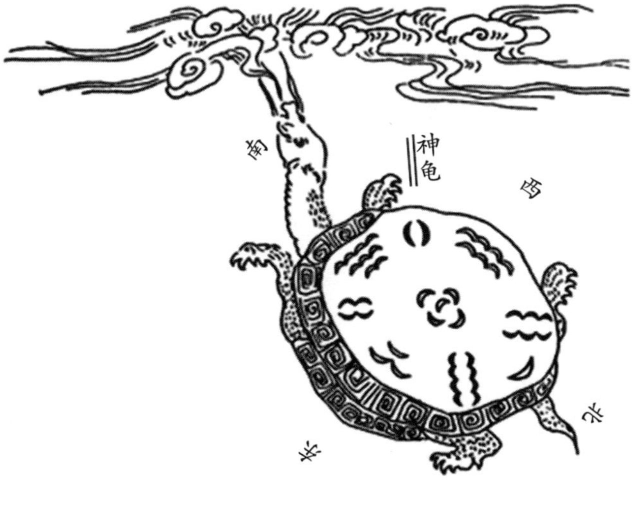

洛　书

我们高明的现代人多半是不相信有龙马神龟这回事儿的，但不管你信不信，反正古人是信了。《周易·系辞》便说：“河出图，洛出书，圣人则之。”《管子·小臣》也说：“河出图，洛出书，地出乘黄。”——连从来“不语怪力乱神”的孔夫子也在晚年颇有感叹地说：“凤鸟不至，河不出图，吾已矣夫。”（见《论语·子罕》）

传说归传说，咱们可以不去理会其真假，但是河图和洛书这两门绝学，从伏羲到大禹，一直到今天，都在中华民族的高人间默默传承着，得其真谛者，如《阴符经》所说，“知之修炼，谓之圣人”。

河图和洛书究竟是啥学问？千古以来说法不一。孔夫子、管子他们是否亲自见过河图和洛书也不得而知。从先秦到唐代，总有人在揣测河图和洛书是否真的存在。直到五代末宋代初，人们才得以窥见河图和洛书的真面目。将河图和洛书公诸于世的，就是那位常年沉睡于华山的陈抟老祖——希夷先生。希夷先生是中华文明的集大成者，他老人家一生阅人无数，通天达人，把黄老清净无为之学、医道两家炼养方术、儒家修身之术、佛家禅定正观等汇聚一炉，融会贯通。大家熟悉的太极图、丹道逆炼的先天图都是出自老祖之手。河图和洛书，便是由希夷先生在其划时代巨著《龙图序》《龙图易》里传出来的。希夷先生“以数衍图，以图表数”，发扬光大了象数易学。希夷先生开启的图书之学，经过其门人弟子的传播，逐渐成为宋明理学的重要组成部分，尤其是后来的朱熹在《周易本义》中阐发之后，希夷先生的“声望”也跟着朱子的“圣人”地位而水涨船高，本来是医道两家的文化，被儒家老实不客气地“吸收”，终于成为宋明的“官方学问”—— 当然，中华文明人人有份，反正是咱们老祖宗的东西，谁爱据为己有就据为己有吧。希夷先生所阐述的河图和洛书的“文化”，对中华民族后世的医学、兵法、丹道乃至数学等的影响极为深远。只是一个人修学到“一览众山小”的境界时，在任何时代都是难觅知音的。每次读到希夷先生的诗“白云高卧，世无知音”，总难免让人心有戚戚焉。

那么，河图和洛书，说的究竟是什么呢？先看河图：

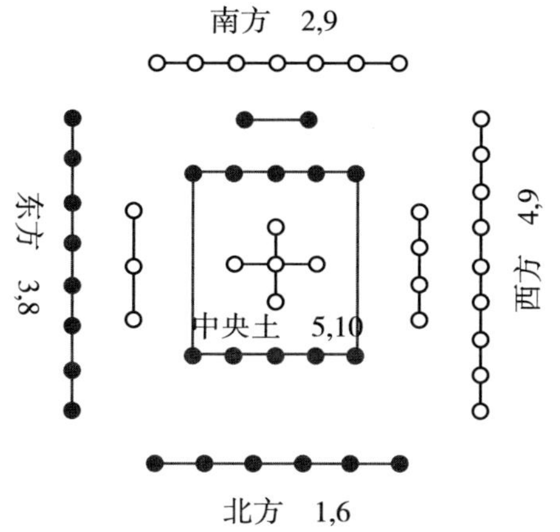

河 图

图中白点 1、3、5、7、9 为奇数，为“阳”，黑点 2、4、6、8、10 为偶数，为“阴”。阴阳奇偶，互相交感，便是宇宙万物的生化之道。1、2、3、4、5 是所谓的“生数”，表示宇宙万物的生发之机，先居于内。6、7、8、9、10 是“成数”，表示宇宙万物的成长，后居于外。可见，宇宙万物，莫不由“内”而“外”，修行之道，必从反观内察开始，此为其一。其二，生数和成数分为奇偶，即阴阳，生数和成数本身也分阴阳，可见，“一阴一阳之谓道”，养生修道要成功，必从把握阴阳开始。

如果从河图各数的五行来看，可知：

一是天，居北而“生”水，六是地，居北而“成”之。

二是地，居南而“生”火，七是天，居南而“成”之。

三是天，居东而“生”木，八是地，居东而“成”之。

四是地，居西而“生”金，九是天，居西而“成”之。

显然，这里表达的意思是，“阳”或“天”，虽是“生数”，但不能脱离“阴”或“地”而生长。而“阴”或“地”，虽能生长万物，但必须顺应“阳”或“天”才能得生长之功用。所以，河图简单来说，是在表达人体内外、天地阴阳相恋相依而不相舍，“孤阴不生，独阳不长”的生成关系以及天、人、万物合一的思想。

而如果从北方天一生水起顺时针旋转，可知：

北方水生东方木，在人体来说，就是肾为母，肝为子；

东方木生南方火，在人体来说，就是肝为母，心为子；

南方火生中央土，在人体来说，就是心为母，脾为子；

中央土生西方金，在人体来说，就是脾为母，肺为子；

西方金生北方水，在人体来说，就是肺为母，肾为子。

如此循环不已，生化不息。

再看内层：

东三木和南二火，相加为五，木火一家。这就是《阴符经》说的，“火生于木，祸发必克”。

西四金和北一水，相加也是五。

中宫土一家独为五。

这三个“五”相加等于十五，正是洛书的九宫数之和。如果从数学上去探究，可以推论出勾股定律、复变函数、笛卡尔坐标系等东西来，我们且不去谈它。在古传中医的千年秘传里，这三个五是有特别含义的。今天就简单讲讲：

东三木和南二火相加的第一个五，说的是人的“元神”。

西四金和北一水相加的第二个五，说的是人的“元精”。

中宫土一家独为五是第三个五，说的人的“真意”。真意独处中宫，负责调和水火。

养生修道的最大秘密，就是把这三家调和，使其凝炼合一而归于太极，而其理法，尽在这个河图中！只是不得真师传口诀，就算再聪明的人也猜不到。所以古人才说“饶君聪慧过颜闵，不遇真师莫强猜”。北宋张伯端真人的诗“三五一都三个字，古今明者实然稀”说的就是这回事儿。

下面说说洛书。请看图：

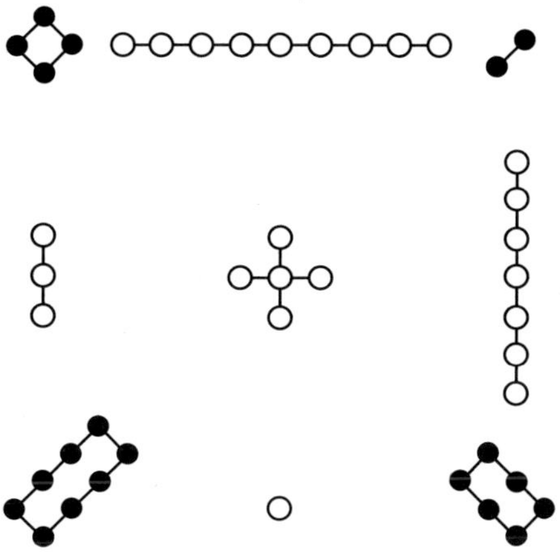

洛 书

如果把上面这副洛书想象是在龟背上，古人有一个“口诀”来记忆其“布局”：戴九履一，左三右七，二四为肩，六八为足，五居其中。

从洛书看，前后左右中，分别是九、一、三、七、五，都是奇数，属“阳”，用白点表示。左右“肩膀”是“四”和“二”，后边两足为六和八，都是偶数，属“阴”，用黑点表示。

洛书与河图的阴阳奇偶、五行方位稍有改变：

相同：水还是在北，木还是在东。

不同：河图的内层，生数居于正位。外层的成数移位至西北和东北角。西金四的内层生数移于东南，九的外层成数移于正南，南火二的内层生数移于西南，七的外层成数移于正西。

不同之处是在表达什么意思呢？如果逆时针向右旋转就一目了然：

北一六水克西二七火。

西二七火克南四九金。

南四九金克东三八木。

如果把洛书的黑白点换成数字，就是九宫图：

4	**9**	**2**
3	**5**	**7**
8	**1**	**6**

九宫图

这个九宫图，不管是纵向还是横向错向如何相加都是十五。这就是《周易参同契》说的“三五既和谐，八面定纲纪”。至此，河图和洛书的内外生成之数，前后左右上下中，纵横交错的数理模型昭然若揭，子午易位，水火既济，神精合凝，返情归性的金丹大道——医道的最高成就亦唾手可得矣。有心求道者，当速求真师口诀破之。

因为本文只想粗略说说，不去具体从数学的角度去解读河图和洛书。而且养生修道，不懂数学也可以修好。所以胡涂医只是扫盲式的忽悠一下而已。中华民族的很多绝学，往往如老子所说“知者不博，博者不知”——公开说的死活不懂，懂的死活不说。胡涂医白纸黑字写下这么多，也是“死活不懂”在胡说而已，大家别太认真。

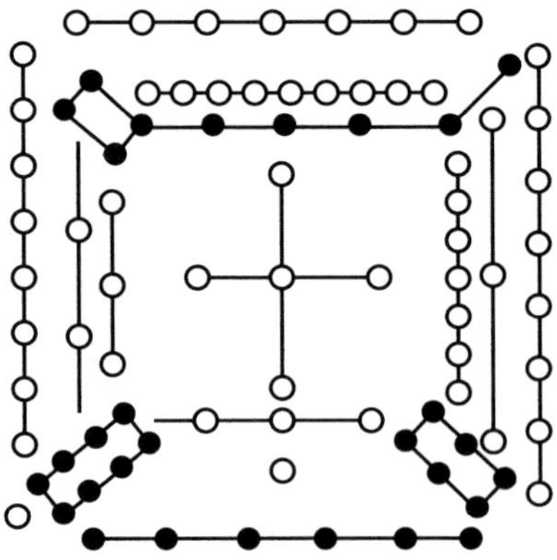

洛　书

医易闲话

——乾卦大象

在前面的文章《医易闲话——大象》里，我们讲到了如何掌握八卦的大象，作为初学的读者，恐怕没那么容易领悟出每个卦的大象，尤其是在医易诊断上如何诊病。因此这篇文章我们以乾卦为例，具体谈谈其正象、卦德、病象等。

先看《易经》对乾卦的“象”作何解释：

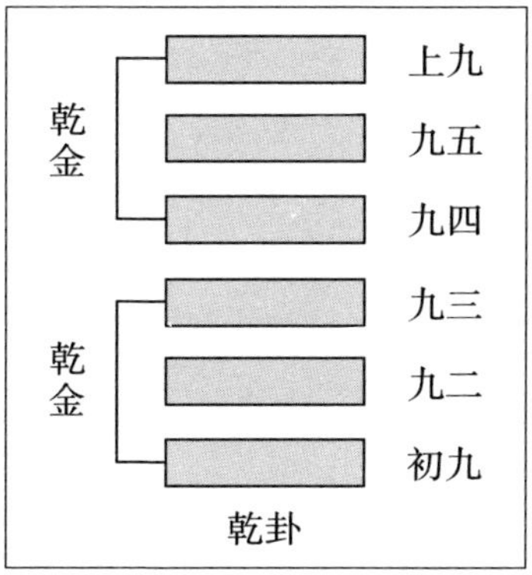

《象》曰：天行健，君子以自强不息。潜龙勿用，阳在下也。见龙在田，德施普也。终日乾乾，反复道也。或跃在渊，进无咎也。飞龙在天，大人造也。亢龙有悔，盈不可久也。用九，天德不可为首也。

乾卦的正象：天！乾卦的每一爻都是阳爻的象，为全阳卦，意为阳中之阳、强中之强之意象，因此代表天。而天意味着高、广、宽、空旷、健全、纯净等。其概念性象意是圆融、周而复始、圆满、向上、老成、积极、自强不息等。

乾卦的卦德：刚健、刚强而有健全的执行力（比如其规矩、规律可以在各个方面都起主导作用）。

所以乾卦的人物，一般是指社会上层人物诸如统治者、单位第一把手、专家等人物。家庭里的家长、最有“权势”的主心骨人物也是乾卦。而在人体上呢，比类取象为头部、胸部、大肠、骨头、右足、右小腿、男性生殖器和体质寒凉、骨瘦的人。

因此，乾卦的病象主要指：头部疾病、胸部疾病、骨病、老病、伤寒之病、变化异常之病、急性暴病和大肠疾病等。

顺便说一下，乾卦的动物则是马、象、狮子、天鹅、龙。（有谁见过吗？）中华文明中的“龙”与基督文明里的龙是两个不同的概念！中华文明的龙，是最伟大最吉祥的象征，它能显能隐，能变能化。也许你看到的某个农民工大叔就是龙变化的呢！龙的显隐莫测，变化无常，正是《易经》的“变易”之理！乾卦中的龙，代表的是生命最原始最伟大的功能。乾卦的六爻卦中，有四个爻（初九、九二、九五、上九）的爻辞都直接用“龙”来表达：“初九：潜龙，勿用。九二：见龙在田，利见大人……九五：飞龙在天，利见大人。上九：亢龙有悔。用九：见群龙无首，吉。”

顺便说一下，在《易经》的六爻卦中，第一爻叫作“初”，第二至第五爻叫作“二、三、四、五”，第六爻叫作“上”。而阳爻叫作“九”，阴爻叫作“六”。因为乾卦的每一爻都是阳爻，所以都叫作“九”，分别是初九、九二、九三、九四、九五、上九！而坤卦刚好相反，每一爻都是阴爻，因此都叫“六”，分别是初六、六二、六三、六四、六五、上六。

乾卦的爻辞：初九：潜龙，勿用。象曰：潜龙勿用，阳在下也。若是起卦占到变爻在初爻即初九，一般来说就要听老祖宗的“勿用”，不要轻举妄动，比如您无法决定是否收治某个病人，刚好占到乾卦的初九，那就最好先不要接手这个病人。所谓“病治有缘人”，也许该病人和你的因缘未到，其病难以好在您手里。又比如您不知道是否该跳槽，占到了乾卦的初九，那也最好“勿用”，先等等再说。因为潜龙就是龙还是潜藏着的，其广大神通还没有展露出来，好比子弹在没有扣动扳机的时候才是最可怕的，潜伏着的龙，其功能和价值更加可敬可畏！当年诸葛亮还是“躬耕于南阳”的布衣的时候，自号卧龙先生，就是说格老子水平高着呢，就是暂时还不出来而已。

养生修道的人，若是急于出来显摆本事，急于出来做大师的，显然都非“潜龙”，而往往是“害人虫”。先把自己修炼好了，等到哪天“见龙在田，利见大人”了，才出来弘法利生。当年六祖大师在得了五祖大师的衣钵传承之后，隐藏猎人队里一十五载，那就是“潜龙勿用”，后来他思维不可以终遁于山林，时机成熟了，才出来广州法性寺（今天的光孝寺）开演东山法门。

顺便说一下乾卦的“见群龙无首，吉”。为什么“群龙无首”却是吉的呢？这个道理就是老子在《道德经》里反复提倡的无为而治的道理！群龙无首，就形成了一个圆圈，每条龙都不是首领，没有前后首尾之分，而是完美的环环（龙龙）相扣，牢不可破，因此最是大吉大利！以养生的道理来说，整个生命之机——生发、生长、收敛、收藏，全程自然而然，不争不抢，环环相扣，无为而无不为，这是最理想、最健康的。

顺便摘录一下《易经》乾卦的全文：

元、亨、利、贞。

《彖》曰：大哉乾元，万物资始，乃统天。云行雨施，品物流形。大明终始，六位时成。时乘六龙以御天。乾道变化，各正性命。保合大和，乃利贞。首出庶物，万国咸宁。

《象》曰：天行健，君子以自强不息。潜龙勿用，阳在下也。见龙在田，德施普也。终日乾乾，反复道也。或跃在渊，进无咎也。飞龙在天，大人造也。亢龙有悔，盈不可久也。用九，天德不可为首也。

初九：潜龙，勿用。

象曰：潜龙勿用，阳在下也。

九二：见龙在田，利见大人。

象曰：见龙在田，德施普也。

九三：君子终日乾乾，夕惕若厉，无咎。

象曰：终日乾乾，反复道也。

九四：或跃在渊，无咎。

象曰：或跃在渊，进无咎也。

九五：飞龙在天，利见大人。

象曰：飞龙在天，大人造也。

上九：亢龙有悔。

象曰：亢龙有悔，盈不可久也。

用九：见群龙无首，吉。

象曰：用九，天德不可为首也。

《文言》：元者，善之长也；亨者，嘉之会也；利者，义之和也；贞者，事之干也。君子体仁足以长人；嘉会足以合礼；利物足以和义；贞固足以干事。君子行此四德者，故曰“乾：元亨利贞”。

初九曰“潜龙勿用”，何谓也？子曰：“龙德而隐者也。不易乎世，不成乎名，遁世无闷，不见是而无闷。乐则行之，忧则违之，确乎其不可拔，潜龙也。”

九二曰“见龙在田，利见大人”，何谓也？子曰：“龙德而正中者也。

庸言之信，庸行之谨，闲邪存其诚，善世而不伐，德博而化。《易》曰：‘见龙在田，利见大人’，君德也。”

九三曰“君子终日乾乾，夕惕若厉，无咎”，何谓也？子曰：“君子进德修业。忠信所以进德也。修辞立其诚，所以居业也。知至至之，可与几也。知终终之，可与存义也。是故居上位而不骄，在下位而不忧，故乾乾因其时而惕，虽危无咎矣。”

九四曰“或跃在渊，无咎”，何谓也？子曰：“上下无常，非为邪也。进退无恒，非离群也。君子进德修业，欲及时也，故无咎。”

九五曰“飞龙在天，利见大人”，何谓也？子曰：“同声相应，同气相求。水流湿，火就燥，云从龙，风从虎，圣人作而万物睹。本乎天者亲上，本乎地者亲下，则各从其类也。”

上九曰“亢龙有悔”，何谓也？子曰：“贵而无位，高而无民，贤人在下位而无辅，是以动而有悔也。”

潜龙勿用，下也。见龙在田，时舍也。终日乾乾，行事也。或跃在渊，自试也。飞龙在天，上治也。亢龙有悔，穷之灾也。乾元用九，天下治也。

潜龙勿用，阳气潜藏。见龙在田，天下文明。终日乾乾，与时偕行。或跃在渊，乾道乃革。飞龙在天，乃位乎天德。亢龙有悔，与时偕极。乾元用九，乃见天则。

乾元者，始而亨者也。利贞者，性情也。乾始能以美利利天下，不言所利，大矣哉！大哉乾乎！刚健中正，纯粹精也。

六爻发挥，旁通情也。时乘六龙，以御天也。云行雨施，天下平也。

君子以成德为行，日可见之行也。潜之为言也，隐而未见，行而未成，是以君子弗用也。

君子学以聚之，问以辩之，宽以居之，仁以行之。易曰：“见龙在田，利见大人”，君德也。

九三重刚而不中，上不在天，下不在田，故乾乾因其时而惕，虽危无咎矣。

九四重刚而不中，上不在天，下不在田，中不在人，故或之。或之者，疑之也，故无咎。

夫大人者，与天地合其德，与日月合其明，与四时合其序，与鬼神合其吉凶，先天而天弗违，后天而奉天时。天且弗违，而况于人乎？况于鬼神乎？

亢之为言也，知进而不知退，知存而不知亡，知得而不知丧。其唯圣人乎！知进退存亡而不失其正者，其唯圣人乎！

补充说一下：《易经》乾卦（三爻卦或六爻卦）下面的四个字："元、亨、利、贞"——这是乾卦的"卦辞"。《易经》的卦辞，是周文王当年被抓去关在今天的河南羑里的时候作的。我们的老祖宗伏羲在画八卦的时候只有图画，卦图下面的这四个字卦辞是周文王后来加上去的，后面每一个爻的爻辞也是周文王作的，爻辞是讲变化的道理。而《彖辞》（元、亨、利、贞后面的《彖》曰：大哉乾元，万物资始，乃统天。云行雨施，品物流形。大明终始，六位时成。时乘六龙以御天。乾道变化，各正性命。保合大和，乃利贞。首出庶物，万国威宁。）——据说是周公作的，也有说是孔夫子作的。"彖辞"是根据某一现象下的定论。后面的"《象》曰：天行健，君子以自强不息……"这部分则毫无疑问是孔夫子的手笔。象辞则是下"断语"的意思。孔夫子很爱给各个卦下断语。

医易闲话

——兑卦大象

我们紧接着以兑卦为例，也谈谈其正象、卦德、病象等。

先看《易经》对兑卦的“象”作何解释：

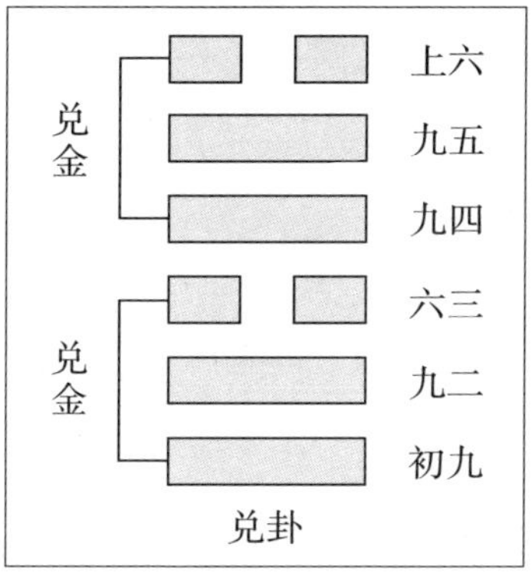

《象》曰：丽泽，兑。君子以朋友讲习。

《彖》曰：兑，说也。刚中而柔外，说以利贞，是以顺乎天而应乎人。说以先民，民忘其劳。说以犯难，民忘其死。说之大，民劝矣哉！

兑卦的正象：泽！如上图所画，兑卦一阴爻在上，二阳爻在下。这是上虚下实，上小下大，上缺下满。两个阳爻就如湖泽的坚硬之底，一阴爻则是坎半水之象。怎么理解这一阴爻呢？可以理解为水少、浅水。而阳爻是坚硬的湖泽之底部，只有“向上”才能发展，使积水成沼泽——这是一种“制约”的功能。凡是外柔内刚、外虚内实的事物（things）都是“兑”卦的正像。兑为泽，因此有吸收的本能，比类取象，则是容易与诸物（everything）进行信息沟通。沟通就得开口说话，故曰“兑，说也”。

兑卦的卦德：兑为悦！一阴爻为众阳爻所支持，相当于一个年轻女子被众多帅哥追捧，有喜悦感是很正常的。兑在四季为秋，秋天是成熟、收获的季节，有收获当然有喜悦感。前面的乾卦是三（或六）阳爻，兑卦是乾卦的最上爻开口了，因此也有仰天开口哈哈大笑之象！

所以兑卦的人物，一般是指可爱的少女、可爱的女孩子，以及一切吃“开口饭”的从业者比如老师、教授、相声员、播音员、翻译、律师、牙科医生、银行家、巫婆、神父、歌星……一个单位里的二把手也是兑卦，为什么呢？先天八卦图里，兑之数为二嘛！

而在人体上呢，比类取象为口、牙齿、舌、肛门、颊骨、咽、喉、肺、气管、嘴角、右肩、右肋。

兑卦的常见物体比比皆是，比如瓶瓶罐罐等带“口”的东西、刀剑（可以砍开缺口嘛）、剪刀、玩具、破铜烂铁、垃圾箱、金币。

那么兑卦的天象是什么呢？学《易》不能死脑筋，要会举一反三，小雨、毛毛雨、气压低（云雨将下未下）、潮湿天气等天象都是兑卦！

因此，兑卦的病象主要指：口腔疾病（包括咽喉）、肛门疾病、咳嗽、气管病、哮喘、食欲不振、尿道口疾病、目前流行的新冠病毒、胸部疾病（这个与乾卦一样）、膀胱系统疾病、性病、贫血、低血压及一切外伤、手术等。

兑卦的动物，主要是羊（哈哈，喜羊羊）、豹、小鸟、兔子、佳鹭、猿猴以及一切沼泽动物。

顺便说一下，兑卦的象数为二、四、九、七。其干支为庚、辛、十二支为酉时，纳甲为丁，味为辛辣……这些过去师父们轻易都不讲的，特别是象数，公开传授的都是“二”，可是秘传的确有四、七、九！

顺便摘录一下《易经》兑卦的全文：

兑为泽

亨。利贞。

《彖》曰：兑，说也。刚中而柔外，说以利贞，是以顺乎天而应乎人。说以先民，民忘其劳。说以犯难，民忘其死。说之大，民劝矣哉！

《象》曰：丽泽，兑。君子以朋友讲习。

初九：和兑，吉。

《象》曰：和兑之吉，行未疑也。

九二：孚兑，吉，悔亡。

《象》曰：孚兑之吉，信志也。

六三：来兑，凶。

《象》曰：来兑之凶，位不当也。

九四：商兑未宁，介疾有喜。

《象》曰：九四之喜，有庆也。

九五：孚于剥，有厉。

《象》曰：孚于剥，位正当也。

上六：引兑。

《象》曰：上六引兑，未光也。

医易闲话

——离卦大象

《易经》对离卦的解释：

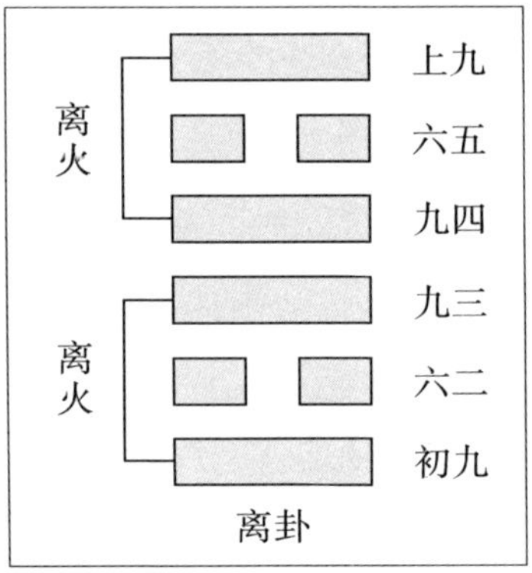

利贞。亨。畜牝牛吉。

《彖》曰：离，丽也。日月丽乎天，百谷草木丽乎土。重明以丽乎正，乃化成天下。柔丽乎中正，故亨，是以畜牝牛吉也。

《象》曰：明两作，离。大人以继明照于四方。

离卦的正象：离为火！如上图所画，“离中虚”，离卦的上下两爻为阳爻，中间的一爻为阴爻。外刚内柔，外动内静，与外界进行互动，如火一样，由内往外释放能量。当火苗附着在被燃烧的物体上并燃烧起来的时候，火必定“离”开其最初的火种而取“离散”之象，故离卦的正象是“离为火”。

离卦的卦德：离为火、为明亮、为日、为电，因此取象为明亮、由内往外发光发热、变化运动。万物生长靠太阳，在太阳的照射下，万物的茁壮生长，造就地球上美丽的万物景色，故离亦为丽。万物千姿百态，百花齐放美丽。离卦的卦德因此可以总结为“丽”“光明”“盛大”……并进而衍生出热情、干燥、竞争、晋升、华丽等象意。

而离卦的人物，一般是指中年美女、贵族、文人、学者、艺术家、演员、明星、博士、教授、军人、美容师以及一切引人注目的人。公司企业及各单位的中层干部、中年大妈——离为“中女”嘛。

而在人体上呢，比类取象为心脏、红细胞、眼睛、小肠、乳房、上焦、喉咙等。

因此，离卦的病象主要指：心脏病、血液病、小肠的疾病、乳房的疾病、上焦的疾病、幻视幻觉病、日照病、火烫烧、发烧、热性病、妇科病、前列腺肥大、乳腺增生、心脏肥大等肥大病。

离卦动物：鸟、孔雀、凤凰（哈哈，谁见过？）、金鱼、锦鲤、热带鱼、蜥蜴、龙虾、阿拉斯加蟹、大闸蟹、法国生蚝、萤火虫等。

常见的离卦物体有打火机、火炉、枪支、弹药、打印机、复印机、电视机、照相机、华为手机、书刊、地图导游图、望远镜、化妆品、灭火器、葫芦、瓜瓢、五星红旗、电焊枪、烤箱、高级轿车等。此外，巴黎的香街、苏黎世的班霍夫大街、纽约的曼哈顿等地儿也是离卦。

离卦的天象则是大晴天、大太阳的天气、酷暑、烈日、闪电、彩虹、霞光等。离卦的季节是阴历六七月之交，节气是夏至。方位是正南、正东。象数是三、二、七、九。干支为丙、丁。十二支为巳、午。纳甲为己。味为苦、色为红。这些也是过去师父们不会轻易讲的，特别是象数，一般只讲“三”而不会提及二、七、九！

总之，一切美丽的、明亮的、发光的、发热的、干燥的、可燃性的、飞升的、开花的、鲜艳的、肥胖的（哈哈，所以中年大妈中年大叔往往都包括在内）都是“离”卦！

摘录一下《易经》离卦的全文：

离：利贞，亨。畜牝牛，吉。

彖曰：离，丽也；日月丽乎天，百谷草木丽乎土，重明以丽乎正，乃化成天下。柔丽乎中正，故亨；是以畜牝牛吉也。

象曰：明两作离，大人以继明照于四方。

初九：履错然，敬之无咎。象曰：履错之敬，以辟咎也。

六二：黄离，元吉。象曰：黄离元吉，得中道也。

九三：日昃之离，不鼓缶而歌，则大耋之嗟，凶。象曰：日昃之离，何可久也。

九四：突如其来如，焚如，死如，弃如。象曰：突如其来如，无所容也。

六五：出涕沱若，戚嗟若，吉。象曰：六五之吉，离王公也。

上九：王用出征，有嘉折首，获其匪丑，无咎。象曰：王用出征，以正邦也。

医易闲话

——震卦大象

《易经》对震卦的解释：

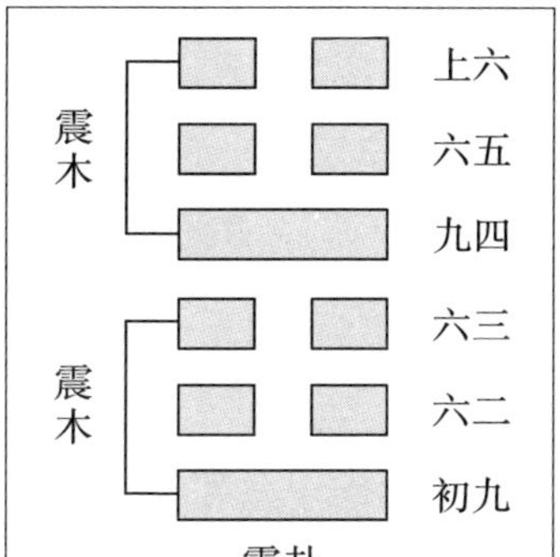

震卦

利震来虩虩，笑言哑哑，震惊百里，不丧匕鬯。

《彖》曰：震，亨。“震来虩虩”，恐致福也。“笑言哑哑”，后有则也。震惊百里，惊远而惧迩也。不丧匕鬯，出可以守宗庙社稷，以为祭主也。

《象》曰：洊雷，震。君子以恐惧修省。

震卦的正象：震为雷！如上图所画，“震仰盂”，两个阴爻在上，一阳爻在下。取象一种向上、向外发展的趋势，其正象为雷。秋冬之间潜藏于两阴之下的阳气，一到春天就开始向上、向外震动其上的阴气。春天万物开始生发、驱散阴邪震万物而萌发生机，如春天的蛰雷。故其正象为雷。

震的卦德：奋发！取象阳刚在下不愿意被阴邪所压迫，奋起而震动！所以延伸开来，一切不甘落后的、勇往直前的、敢于革命的……都是震卦的卦德所在。

因此，震卦的人物，一般指那些有名望的、与高速运动有关的人物。比如飞行员、将军、警卫、辛苦工作的人、大忙人、运动员、足球爱好者、舞蹈演员等。

相对应于人体来说，震卦取象于肝脏、神经、筋、腿脚、足、左肋、左肩臂。而相对应的病象则是肝脏疾病、神经过敏、神经衰弱、筋骨扭伤特别是崴脚、精神病、突发性疾病、咳嗽、声带咽喉症等。

震卦的天象不用说了，电闪雷鸣、雷阵雨、地震、火山爆发。季节则是阴历三四月之交。方位为正东、东北。象数为四、三、八。十干为甲，十二支为卯。五行为木。纳甲为庚。味为酸，色为青。

常见的震卦动物为：龙（哈哈，龙不“常见”，但是与乾卦一样，龙也是震卦动物）、马、骆驼、麋鹿、苍鹰、白鹭、仙鹤、云雀、金丝雀。

常见的震卦物体：蔬菜、鲜花、闹钟、华为手机、竹子、芦苇、树木、音响、乐器、汽车、飞机、锣鼓、茶等。

顺便摘录一下《易经》的震卦全文：

震为雷

亨。震来虩虩，笑言哑哑，震惊百里，不丧匕鬯。

《彖》曰：震，亨。“震来虩虩”，恐致福也。“笑言哑哑”，后有则也。震惊百里，惊远而惧迩也。不丧匕鬯，出可以守宗庙社稷，以为祭主也。

《象》曰：洊雷，震。君子以恐惧修省。

初九：震来虩虩，后笑言哑哑，吉。

《象》曰：震来虩虩，恐致福也。笑言哑哑，后有则也。

六二：震来厉，亿丧贝，跻于九陵，勿逐，七日得。

《象》曰：震来厉，乘刚也。

六三：震苏苏，震行无眚。

《象》曰：震苏苏，位不当也。

九四：震遂泥。

《象》曰：震遂泥，未光也。

六五：震往来，厉，意无丧，有事。

《象》曰：震往来厉，危行也。其事在中，大无丧也。

上六：震索索，视矍矍，征凶。震不于其躬，于其邻，无咎。婚媾有言。

《象》曰：震索索，中未得也。虽凶无咎，畏邻戒也。

医易闲话

——巽卦大象

《易经》对巽卦的解释：

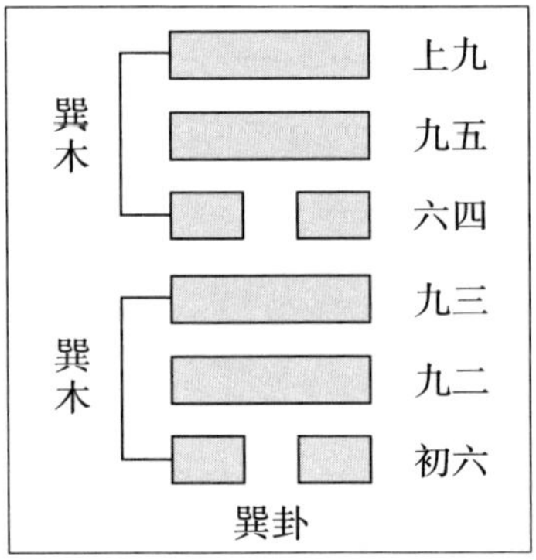

小亨，利攸往，利见大人。

《彖》曰：重巽以申命，刚巽乎中正而志行。柔皆顺乎刚，是以小亨，利有攸往，利见大人。

《象》曰：随风，巽；君子以申命行事。

巽卦的正象：巽为风！如上图所画，“巽下断”。巽卦是一阴爻潜入二阳爻之下，取象深入向下、向内发展之趋势。故巽为风。盖因风无孔不入也！

巽卦的卦德：潜伏、伏入！取象风无孔不入的渗透性，不管空间再小哪怕小如毛孔，风邪也能潜入并在其中运行。“阴阳之气，以雷动，以风行。”由于风气流行而无固定的方向，巽上两个阳爻为“进”象，底下一个阴爻为“退”象，故巽卦有“进退之象”！由于风行是顺从地形、地势、环境、天象等情况而借势而行，与前面的震卦不一样。震是主动奋进，巽是带有一定尝试性的顺从依赖之行。《阴符经》云：“观天之道，执天之行，尽矣。”观察风行的特性，我们知道，风行有时急有时缓，有时强有时弱，并且东南西北各个方向都可以是“风向”，因此可以比类取象为不决断、不果断、优柔寡断！《易经》必须这样学才能学得通！

巽为风，取象能量的自由传递，故可以代表一切有灵气的人物——比如古传中医的真正修习者、修道的人、修炼的人乃至各门各派的出家人！当然，也包括有灵气的商人（没灵气难以赚大钱啊）、技术人员、教育工作者、能工巧匠、科技人员、优柔寡断的人、性格外刚内柔的人以及爱说“风”凉话、爱造谣爱讽刺他人的人。

在人体上，头发特别是那种又细又直又稀少的头发、神经系统、气管、胆、呼吸系统、肠道、食道、股、肱、左肩臂、淋巴系统等都属于巽卦。

动物中的鸡、鹅、鸭、蝴蝶、蜻蜓、蛇、蚯蚓以及一切“潜伏”地下的虫子、黄鳝、带鱼、鳗鱼，以及老虎、猫、斑马等有条纹及带风声的动物。

巽卦的天象不用说了，飓风、台风、龙卷风、刮风等都是！

巽卦的季节是春夏之交，阴历五月前后，节气是立夏。方位为东南、西南。干支为乙、十二支为辰、巳。五行为木，气味为酸，颜色为蓝。象数为五、三、八、四。同样，这些都是过去师父们不轻易讲的内容！

摘录一下《易经》的巽卦全文：

巽为风

小亨。利有攸往。利见大人。

《彖》曰：重巽以申命。刚巽乎中正而志行。柔皆顺乎刚，是以小亨、利有攸往、利见大人。

《象》曰：随风，巽。君子以申命行事。

初六：进退，利武人之贞。

《象》曰：进退，志疑也。利武人之贞，志治也。

九二：巽在床下，用史巫纷若，吉，无咎。

《象》曰：纷若之吉，得中也。

九三：频巽，吝。

《象》曰：频巽之吝，志穷也。

六四：悔亡，田获三品。

《象》曰：田获三品，有功也。

九五：贞吉，悔亡，无不利，无初有终。先庚三日，后庚三日，吉。

《象》曰：九五之吉，位正中也。

上九：巽在床下，丧其资斧，贞凶。

《象》曰：巽在床下，上穷也。丧其资斧，正乎凶也。

医易闲话
——坎卦大象

《易经》对坎卦的解释：

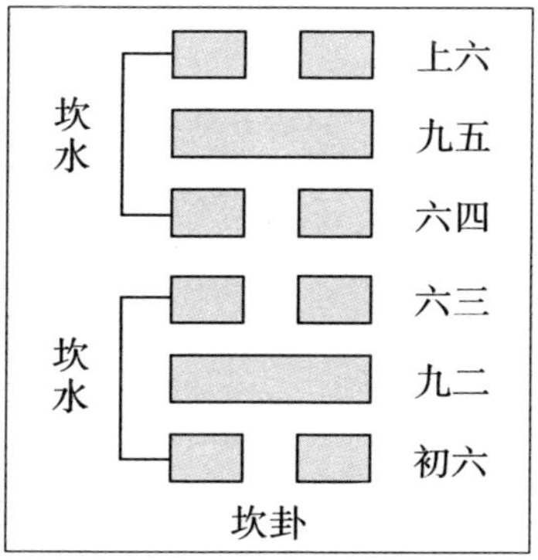

有孚维心，亨。行有尚。

《彖》曰：习坎，重险也。水流而不盈。行险而不失其信。维心亨，乃以刚中也。行有尚，往有功也。天险，不可升也。地险，山川丘陵也。王公设险以守其国。险之时用大矣哉！

《象》曰：水洊至，习坎。君子以常德行，习教事。

坎卦的正象：坎为水！如上图所画，“坎中满”。坎卦的一个阳爻隐藏于两个阴爻之中，表达四面向中心、里面发展的趋势。外柔内刚、外静内动、旋转向心聚集。取象如水柔而流动，水处下不争，天下莫能与之争，哪怕再锋利的刀刃也无法将其斩断。而滴水石穿，柔弱胜刚强。如老子所说，“以天下之至柔，驰骋天下之至坚”，这种表面柔弱而内里刚强之象，正是坎卦的正象为水的写照！

坎卦的卦德：陷、险！坎卦一阳爻陷入两阴爻之间，如水中漩涡之险，又因其有向心的力量，故陷、险并存。

坎卦的卦德引申开来，比如说川流不息的流水，意味着劳碌、劳苦。所以古人说“劳乎坎”。因此，坎卦的人物，多代表劳苦大众。今天的社会，动脑筋的职业、冒险性职业、心狠手辣的人物，多是坎卦人物。此外，思想家、数学家、中年男子、逃亡者、黑社会、瘾君子、受灾人士等，都属坎卦。

在人体来说，肾脏、膀胱、泌尿系统、生殖器官、血液系统、体液、耳朵、腰部、水分体液循环系统、背脊骨等都是坎卦。因此坎卦的病象是肾脏疾病、膀胱及泌尿系统疾病、糖尿病、免疫系统疾病、耳病、腰背病、心肌病、性病、各种中毒、拉肚子和过于疲劳等。

坎卦动物主要是水中的动物、水鸟、猪、狐狸、劳动之马等四足的脊椎动物。

常见的坎卦事物举例：江河湖海、沟渠泉井、油盐酱醋、酒、药品、染料、涂料、水车、弓箭、排水设备、冷藏设备、海味、腌制食品、计算器、核潜艇。

坎卦的天象包括水灾、雪、雨、冰雹、积雨云、满月夜灯。坎卦的季节是阴历十一月。方位是正西、正北。象数为六、一。十干为壬、癸，十二支为子。五行为水，纳甲为戊。气味为咸，其色黑、紫。

摘录一下《易经》的巽卦全文：

坎为水

有孚维心，亨。行有尚。

《彖》曰：习坎，重险也。水流而不盈。行险而不失其信。维心亨，乃以刚中也。行有尚，往有功也。天险，不可升也。地险，山川丘陵也。王公设险以守其国。险之时用大矣哉！

《象》曰：水洊至，习坎。君子以常德行，习教事。

初六：习坎，入于坎，窞，凶。

《象》曰：习坎入坎，失道，凶也。

九二：坎有险，求小得。

《象》曰：求小得，未出中也。

六三：来之坎，坎险且枕，入于坎，窞，勿用。

《象》曰：来之坎坎，终无功也。

六四，樽酒簋贰用缶，纳约自牖，终无咎。

《象》曰：樽酒簋贰，刚柔际也。

九五：坎不盈，祇既平，无咎。

《象》曰：坎不盈，中未大也。

上六：系用徽纆，寘于丛棘，三岁不得，凶。

《象》曰：上六失道，凶三岁也。

医易闲话
——艮卦大象

《易经》对艮卦的解释：

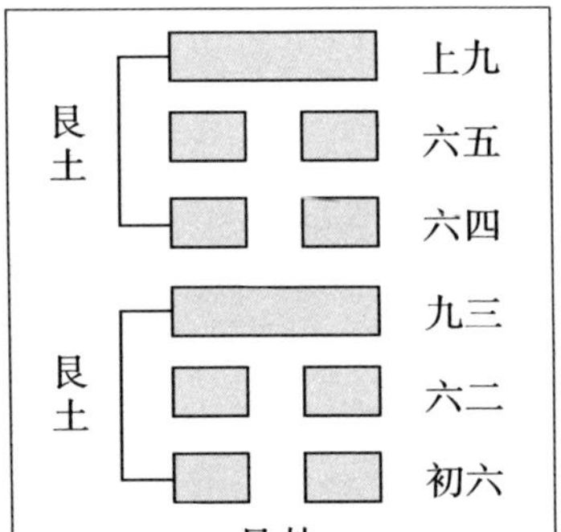

艮卦

艮其背，不获其身，行其庭，不见其人，无咎。

《彖》曰：艮，止也。时止则止，时行则行，动静不失其时，其道光明。艮其止，止其所也。上下敌应，不相与也。是以不获其身、行其庭不见其人、无咎也。

《象》曰：兼山，艮。君子以思不出其位。

艮卦的正象：艮为山！如上图所画，“艮覆碗”，艮卦的一个阳爻在两个阴爻之上。阳小阴大，上小下大，此为山象。故艮卦正象为山。取象事物发展到了高峰，开始向下向右走。因此这时候必须要放慢脚步，该停止就停止，仔细观察、分析。

艮卦的卦德为止。山的特点是上山容易下山难，上山一般来说是一件费力气的事，好不容易到了山顶了，再往前走就意味着要走下坡路了，所以这个时候就要谨慎，最好能停止前进，仔细观察分析好了再因势利导。所以艮卦的卦德是“止”！也可以理解为再大的风雨遇到大山，大山也可岿然不动，故艮为止！延伸开来，沉着、冷静、抑止、安居、笃实等等也是艮卦之卦德。

艮卦的人物，有攀登精神、有发展前途但也充满考验的青少年和儿童（艮为少男嘛）、山野僧道、矿山建筑工人、独裁者、闲人、守财奴、法官等。

在人体上来说，艮卦指鼻子、背部、手背、手指、脚趾、各个关节、胃、左足、乳房、颧骨。因此艮卦的病象是：脾胃病、鼻子、手脚、背部疾病、麻木病症、关节病、各种痘疹、皮肤过敏、凸起的炎症、疑难病、肿瘤、结石、气血不通等病症。

常见的艮卦事物，举例来说——岩石、门板、台阶、箱子、柜子、桌子、石碑、磁器、石雕、钱袋、座位、屏风、墙壁、门坎、阶梯、警察局、城墙、采石场、山。

总之，静止不动的、坚硬的、高的、山形的东西，一般都是艮卦。

艮卦的动物为各种有带角的百兽、爬虫类、家畜等。

艮卦的天象为有云无雨、多云间阴、雾等。艮卦的季节为冬末初春，阴历正月前后。节气为立春。方位为西北、东北。象数为七、五、十、八。干支为戊、己，十二支为丑和寅。五行为土，气味为甘，其色为棕黄（包括咖啡色）。

摘录一下《易经》的巽卦全文：

艮为山。

艮其背，不获其身。行其庭，不见其人。无咎。

象曰：兼山，艮。君子以思不出其位。

初六：艮其趾，无咎。利永贞。

《象》曰：艮其趾，未失正也。

六二：艮其腓，不拯其随，其心不快。

《象》曰：不拯其随，未退听也。

九三，艮其限，列其夤，厉，熏心。

《象》曰：艮其限，危熏心也。

六四：艮其身，无咎。

《象》曰：艮其身，止诸躬也。

六五：艮其辅，言有序，悔亡。

《象》曰：艮其辅，以中正也。

上九，敦艮，吉。

《象》曰：敦艮之吉，以厚终也。

医易闲话

——坤卦大象

一般讲《易经》的，总在讲乾卦之后就讲坤卦，或者从乾为天，到天风姤、天山遁、天地否、风地观、山地剥、火地晋、火天大有……一路讲下去。咱们这里从乾卦开始，到兑、离、震、巽、坎、艮，最后一个才讲坤卦。这是严格按照先天八卦图的卦序来讲。

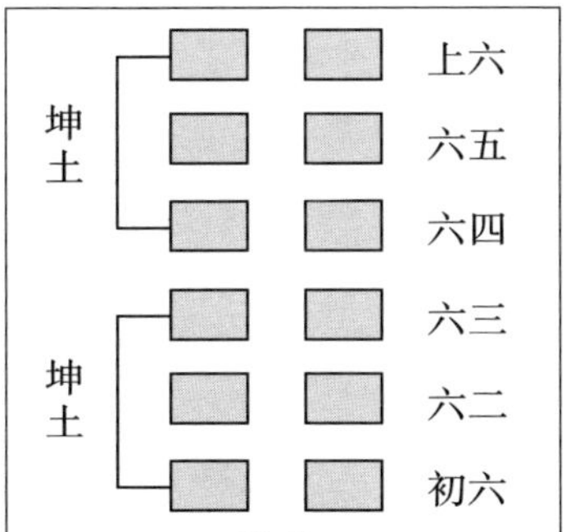

坤卦

《易经》对坤卦的解释：

坤，元亨，利牝马之贞，君子有攸往，先迷后得，主利，西南得朋，东北丧朋，安贞吉。

《彖》曰：至哉坤元，万物资生，乃顺承天。坤厚载物，德合无疆。含弘光大，品物咸亨。牝马地类，行地无疆，柔顺利贞。君子攸行，先迷失道，后顺得常。西南得朋，乃与类行；东北丧朋，乃终有庆。安贞之吉，应地无疆。

《象》曰：地势坤，君子以厚德载物。

坤卦的正象：地！如上图所画，“坤六断”，坤卦所代表的上中下三爻都是阴爻，这是一个全阴之卦。与乾坤的全阳之卦相对应，天气与地气相对应而生成万物。天为气之父，地为气之母。

坤卦的卦德：柔顺。坤阴受乾阳，地阴受天阳的影响，天地效法大道，化生万物。由于坤的卦德柔顺，故能吸收一切能量。若说乾有放射、辐射性的话，坤就有接收、吸收性。坤卦处处充满母性的慈悲之光！

所以坤卦的人物，一般是描述那些默默忍受、顺从的老实人，如家里的老母亲，单位里群众关系很好的老实人乃至服从命令的忠厚老实之人。当然，也有手握大权的，比如历史上的皇后、受宠的妃子、老祖母、后妈等角色，虽然是“坤”卦人物，但是不见得她们都柔顺。所以学易要谨记易理三原则的“变易”，变才是永恒不变的。

坤卦在人体上呢，则比类取象为腹部，取象腹部平坦且在身体躯干的下方。哈哈，现在很多人的腹部已经不像大地那么“平坦”了，但还是可以取象其方位在下面，故再胖的肚子也算“坤”卦，当然，若是腹部小山一样凸起，取山象之艮卦也可以。所以胡涂医反复强调学习易、医，要头脑灵活学会当下变通，不可以死脑筋，否则学不出来的。此外，消化系统特别是脾胃、肉、右肩也是坤卦。因此，坤卦的病象主要指腹部疾病、消化系统疾病、湿气太重、皮肤病（包括湿疹、疮等）、劳累疲乏、癌症、中气虚、右肩疼痛等。

坤卦的动物则是母牛、母马、百兽的雌性动物、百禽以及各类夜行动物。

顺便说一下，上面摘录的《易经》对坤卦的解释，坤卦的卦辞说：

“坤，元亨，利牝马之贞……”牝马就是母马，所以“利牝马之贞”，也就不见得“利公马之贞”了。为啥坤卦只“利牝马之贞”呢？哈哈，这个问题难倒千古以来不少死脑筋的学易之士。若是起卦占卜，得了坤卦，一般社会上学易的人，容易认为是只对女的有利，对男的不利。可是坤卦的卦辞里明明写着这句“君子有攸往”呀！君子在古时候不就指男子（或贵族）嘛，怎么就不利男子了呢？胡涂医有一次在国内某机场头等舱休息室里看电视上播放台湾某位易经大师讲课，刚好他讲到这个坤卦，我就特别留心听了一下。大师解释说，君子或贵族外出旅行经商，“先迷后得主”，刚开始时迷迷糊糊，后来遇上贵人。往西南方向走有利，可以获得朋友的帮助。“东北丧朋”，往东北方向走会被朋友欺骗。这里的“朋”，在古汉语里可不是今天的“朋友”的意思。古时候以贝壳为货币，五个贝壳为一串，两串为一“朋”。所以这里的“朋”不一定是“朋友”而是“钱财”！而钱财代表什么？有光明的前途呗！如此这般，可以把“朋”理解为“明”——也许当初周文王刻字的时候就跟我们今天用汉语拼音打字一样弄错了，把“朋”写成“明”了。说起来，学《易经》，一定要学“错”卦。哈哈，有时故意按照错误的信息来卜卦，也可以得到正确的结果。

胡涂医曾要求有心学习古传中医的朋友们务必背诵《周易参同契》，魏伯阳真人在《参同契》里说：“三日出为爽，震庚受西方，八日兑受丁，上弦平如绳，十五乾体就，盛满甲东方，蟾蜍与兔魄，日月炁双明，蟾蜍视卦节，兔者吐生光，七八道已讫，屈折低下降，十六转受统，巽辛见平明，艮值于丙南，下弦二十三，坤乙三十日，东北丧其朋，节尽相禅与，继体复生龙，壬癸配甲乙，乾坤括始终。”——这里也说到“东北丧其朋”，但说的可不是在东北被人忽悠了一笔钱财。所谓“三日出为爽，震庚受西方”，说的是金丹大道的火候，一开始的时候像阴历初三的眉毛月，一大早就出来了，初三的眉毛月早早就出现于西，此时火候要用快火、武火。“八日兑受丁，上弦平如绳”，到了初八，夜中就能看到半月像被绳子挂在天空的正南方了。“十五乾体就，盛满甲东方”，到了农历十五，又能看到满月在东方的位置，也是乾卦的位置，因圆满光明，所以是乾卦。在丹道功夫来说，此时“抽坎填离”的功夫已经完成。“十六转受统，巽辛见平明，艮值于丙南，下弦二十三，坤乙三十日，东北丧其朋。”十五的月亮十六圆，农历十六月最圆，到了十七开始由满转缺，而到了农历二十三，则是亏了一半的下弦月，而到了农历三十，则见不到月亮“转播”太阳的光辉了，所以此时“东北丧其朋”，在原来的乾位、坤位也都见不到光明了。——这才是“东北丧其朋”的真意！这个话题不再谈了，因为“千古圣人传道不传火”，关于丹道的火候，不经过三跪九叩的拜师和多年的磨性训练，明师们也不敢轻泄天机。哪怕像吕洞宾这样的大仙，也只说“学道须教彻骨贫，囊中只有五三文。有人问我修行法，遥指天边日月轮”。

乾卦代表天、太阳，坤卦代表地、月亮。中国的古人，早就知道月亮本身不发光，而只是“转播”太阳的光辉，吕祖这句“遥指天边日月轮”已经慈悲指出修炼丹道的火候口诀如坤卦的月象。光这句话他老人家都已经觉得天机泄露太多了。毕竟自古以来，中华文明的天文历法，都是用“太阴历”——以月亮的盈亏作标准，金丹大道的口诀亦如此。今天讲的这些，过去的师父们其实也不轻易讲的。

顺便摘录一下坤卦的全文如下：

坤。元，亨，利牝马之贞。君子有攸往，先迷后得主。利西南得朋，东北丧朋。安贞，吉。

象曰：地势坤，君子以厚德载物。

彖曰：至哉坤元，万物资生，乃顺承天。坤厚载物，德合无疆。含弘光大，品物咸亨。牝马地类，行地无疆，柔顺利贞。君子攸行，先迷失道，后顺得常。西南得朋，乃与类行；东北丧朋，乃终有庆。安贞之吉，应地无疆。

象曰：地势坤，君子以厚德载物。

初六：履霜，坚冰至。象曰：履霜坚冰，阴始凝也。驯致其道，至坚冰也。

六二：直，方，大，不习无不利。象曰：六二之动，直以方也。不习无不利，地道光也。

六三：含章可贞。或从王事，无成有终。象曰：含章可贞；以时发也。或从王事，知光大也。

六四：括囊；无咎，无誉。象曰：括囊无咎，慎不害也。

六五：黄裳，元吉。象曰：黄裳元吉，文在中也。

上六：战龙於野，其血玄黄。象曰：战龙於野，其道穷也。

用六：利永贞。象曰：用六永贞，以大终也。

文言曰：坤至柔，而动也刚，至静而德方，后得主而有常，含万物而化光。坤其道顺乎？承天而时行。

积善之家，必有馀庆；积不善之家，必有馀殃。臣弑其君，子弑其父，非一朝一夕之故，其所由来者渐矣，由辩之不早辩也。易曰：“履霜坚冰至。”盖言顺也。

直其正也，方其义也。君子敬以直内，义以方外，敬义立，而德不孤。“直，方，大，不习无不利”；则不疑其所行也。

阴虽有美，含之；以从王事，弗敢成也。地道也，妻道也，臣道也。地道无成，而代有终也。

天地变化，草木蕃；天地闭，贤人隐。易曰：“括囊；无咎，无誉。”盖言谨也。

君子黄中通理，正位居体，美在其中，而畅於四支，发於事业，美之至也。

阴疑於阳，必战。为其嫌於无阳也，故称龙焉。犹未离其类也，故称血焉。夫玄黄者，天地之杂也，天玄而地黄。

医易闲话

——贵族医学

在上一篇文章里，胡涂医讲到，“最早的中医治病很少用药的。比如《黄帝内经》里几乎没有讲药”，一方面是因为那时的治病方法更加先进——比如用数字直接就给治好了。另外一方面呢，在《黄帝内经》成书的时代，中医其实是贵族的医学！

什么人最注重养生？贵族！有钱人最怕的是人死了钱还没花掉。不用为柴米油盐发愁的时候，人们最怕得病，最想长命百岁了。由于职业的原因，胡涂医每天接触的多半都是非富则贵的人。这些人不愁吃不愁穿，所以比普通老百姓更加注重养生。有一个土豪曾经跟我说：“胡博士，我在瑞士的资产由你管理，我的健康也由你保驾护航。你要是能保证我健康活到120岁，我把我瑞士的资产全部给你！”哈哈，这听起来似乎是一单不错的生意，但是健康长寿有健康长寿的因果，不是钱能买到的！胡涂医“保证”不了任何人健康长寿，但是可以保证您按照我说了的一件件去“依教奉行”做好，最少健康是有保障的。我的要求其实也很简单，既然您不愁吃不愁穿了，就把心放下，从此开始注重养生，好好修炼。而不是有了一个亿的财富想要赚一百亿，有了一百亿想要赚一千亿。天天疲于奔命、全世界忙碌的人，哪怕出入都是高大上的场所，吃得再好住得再好也是“命贱”而已 ——真正的富贵得有精神层面上的内容而不仅仅是物质层面的东西。在今天的社会还真不多见那种古代贵族，既有钱又能玩味琴棋书画和风花雪月的人确实不多了。

当然，说中医是“贵族医学”，并不是说中医就是有钱人的医学。“贵”是精神层面上的东西，学中医特别是学习古传中医，必须有一颗尊道贵德的心，不能终日想着那些房子、车子、银子……应该想的是这个世界上的大众有太多疾苦，我们必须为天地立心，为生民立命，为往圣继绝学！

顺便说一下，从《黄帝内经》成书时代的贵族医学，到了张仲景夫子的《伤寒论》的东汉末年（约公元150 ~ 154年——约公元215 ~ 219年），人们从远古的悠闲旷达的生活，到了两汉时期的各种兵荒马乱，这时的疾病病因由于“心灵”、精神层面的不安定而发生了变化，所以《伤寒论》已经沦落到只会用经方来治病了！所以胡涂医小时候被严令禁止读《伤寒论》，怕我被经方“带坏”。我曾在古传中医传承微信群里讲到，经方家的局限就是以证找方，还以为很先进。我们每个人解读经典，都是在自己的知识结构下认知的经典。经方家们若没有内证的功夫，就只能拿教科书《伤寒论》上的方子“套”患者的病来治。因此往往他们一开药就是十几剂甚至几十剂药。古传中医治病万万不会“大包大揽”开一大堆药，病都是在发展变化中的嘛！再说，谁会按照教科书来生病啊！

医易闲话

——一剂知，二剂已

在上一篇文章《医易闲话——贵族医学》里，胡涂医讲道：“古传中医治病万万不会‘大包大揽’开一大堆药。”事实上，古传中医治病，一般能用象数之理预测、诊断和疗愈疾病，就尽量避免用药。

坦白说，中药本身并不能治病，而是通过中药来帮助身体恢复人体的五脏六腑的功能，从而激发人体的自愈能力！中药本身并不能解决生命的根本问题——元气耗损以致正气不足而致病！中药是利用草药的偏性（毒性）来纠正、修复人体五脏六腑的各项功能。比如脏腑的吸收功能、运化功能恢复了，体内正气足了，才能有正气去祛除病邪之气。因此真正治愈我们的东西是源于我们自身的元气！

古传中医治病，尽量能用数字疗法就用数字疗法，好比能用移动支付的地方咱们尽量不用现金。而且古传中医开药方也不是一开一大堆药，更不可能一次开药几十剂。跟胡涂医接触久了的读者都知道，我开药历来都是一两剂。《黄帝内经》云：“一剂知，二剂已。”——真正的治病，肯定就像高手过招，不可能像影视作品上讲的打几百回合，而是一两下就结束战斗。所以中国话形容一个人会武功是说这个人有两下子，而不是说他有一百零八下子。

真正的中医治病，必定是通过症状分析五脏六腑的寒热虚实表里阴阳，应季而辨证施治，这才是智者所为。什么意思？凡所有病，皆当四诊合参，七字辨病，八纲辨证，在五行哲学指导下五脏主治，应季而辨证施治。对于古传中医传人来说，治疗疾病，明师们都会要求他们要达到如《黄帝内经》上说的“一剂知，二剂已”的水平才可以“出师”。

说起“一剂知，二剂已”，就不能不提到一位中医大家——傅青主（1607 年 8 月 11 日—1684 年 7 月 25 日）——青主是他后来的字，他本名鼎臣，字青竹，后改名山，改字青主。号公之它、公它、真山、朱衣道人、石道人、啬庐、侨黄、侨松等。傅青主是明末清初山西阳曲人（今山西省太原市尖草坪区向阳镇西村），他以明朝遗民自居，清兵入关后，不接受任官，自称为道士。傅青主于佛学、道学、诸子经学、考据、理学、汉方、诗词、书画、金石、地理、武术等无不精通。在梁羽生先生笔下，傅青主是位神医国手、大儒、无极派大宗师、康熙初期三大剑术名家之一。胡涂医一直引傅青主为榜样。哈哈，傅青主自号为“傅一剂”，这真是得了中医真传啊！胡涂医曾对古传中医传承微信群里的朋友们讲到——不必讲任何过激的话，中医复兴的路还有很长。需要一些人实实在在的影响更多人热爱传统文化，更需要一些人去教真正的传统中医。胡涂医希望这些朋友一年之内学有所成并成为会开方子的中医，并且一般小病让他们都达到“一剂知二剂已”的境界。目前看来，不少人真的已经初得个中三昧，他们开起药方来有板有眼可圈可点，和同样在群里的中医大夫们相比，一点儿也不逊色。

顺便说一下，“一剂知，二剂已”的说法，最早见于《黄帝内经·素问·腹中论篇》。我们看一下原文：

黄帝问曰：有病心腹满，旦食则不能暮食，此为何病？岐伯对曰：名为鼓胀。帝曰：治之奈何？岐伯曰：治之以鸡矢醴，一剂知，二剂已。

用今天的白话文来说，老祖宗黄帝请教他的老师岐伯先生：“有一种心腹胀满的病，早晨吃了饭晚上就不能再吃，这是什么病呢？”岐伯回答他说：“这叫鼓胀病。”黄帝接着问道：“如何治疗呢？”岐伯告诉他：“可用鸡矢醴来治疗，一剂就能见效，两济病就好！”

可惜后代的中医，除了上面所说的傅青主，很少有人敢声称自己已达到这个功力的。

医易闲话
——闲话中医教育

不少人在看了上一篇文章《医易闲话——一剂知，二剂已》之后，给我发私信问我：为什么中国这么多的中医大学，怎么就没听说培养出一些能达到“一剂知，二剂已”功力的中医呢？似乎这六七十年来连一个像样的中医都没培养出来呢？

胡涂医曾经在古传中医传承微信群里讲过这个话题。答案非常简单，也很惊人：六七十年来，全国中医药大学采用的各种中医教材，全部是西医编写出来的。因此，表面上用的是中医的词汇和术语，但是内在的思维方式，以及对这些术语理解的方式和解释概念，都是西医系统的。

1956 年，中国要建立中医学院来“系统教育培养”中医人才，当年的“科学派”认为：传统中医的“父传子，师带徒”的传承方式是“原始和落后的，不科学的”，因此要求按照当时苏联的大学课程设置方式，“科学地培养中医”。这个任务显然只能让西医大夫们去学习中医，然后再由他们出来编写“科学的中医教材”。

于是，1956 年就出现了第一批九种“未经审定的草稿试用教材”。1959 年，根据这些草稿，正式编写了中医院校称为“一版教材”的标准版中国中医教科书。目前中医系统认为最权威的版本，是 1963 年出版的“二版教材”。“文革”期间“简化内容”后出版了三版教材，后来 1978

年的四版教材，以及1982年的五版教材等，都是在这个版本上“重新补充修订”而成的。当年的编者之一张大钊先生写的回忆录，说明了当时的编写情况：“1962年我在西医学习中医班毕业，就参加了当时卫生部主管中医工作的副部长主持的全国中医学院第二版教材修订会议；最后指派黄星信，曹鸣高，金寿山和我四个人一起在上海编审整套教材。1964年全套18本全部出版，成为内地和海外中医学院的主要教学课本。由于课本上印有我们几个编者的名字，因此我们几个系统学习过中医的高级西医的名字，在海外就有了很高的知名度。（见《我与中西医结合事业》，北京医科大学出版社1998年版）张大钊先生，1956年毕业于上海第一医学院医疗系内科，1962年又于湖北中医学院（现湖北中医药大学）‘西医学习中医研究班’毕业，并获卫生部颁发奖状。1998年退休。”也就是说，这批刚刚毕业的西医专业大学生，当年只有二十多岁，无论中西医的临床治疗体验都很缺乏。他们没有去做中医临床治疗，也没有中医实践的经验，就被指定去编写“全国中医学院通用教材”来“系统培养中医人才”，可见这也是没有办法的办法了吧。

1956年，那时的中医院校还有一批旧中国培养出来的中医。那些前辈们无论医德和医术都还是很好的，很多人足以跟西医比个高下。但是这批老中医、老前辈，老的老了，走的走了。中医学院里面剩下来的执教老师和教授多半是后来“西医学中医”培养出来的“中医人才”。

而现在课程安排上，中医课程和西医课程按比例设置，大致上“基础课”40%的内容是西医的，专业课30%的内容是西医的。加上中国的大学大约有超过三分之一的课程是要上各种政治课、英语课、体育课……再加上很耗精力的各种考级（比如英语考级、计算机考级等），这样学生五年的中医学院读下来，能有多少时间在真正“学中医”？这样培养的中医，他们大学毕业出来后，多半是不中不西的。怎么能指望他们达到“一剂知，二剂已”的功力呢！

所以大家学习真正的中医——古传中医，千万要提醒自己好好看《黄帝内经》！以此经典作为“教材”开始学习才对路！

医易闲话

——中医 vs 西医

中医和西医，都是人类和疾病斗争过程中产生的医学。中医和西医本来各有所长，近些年有不少声音提出中医必须和西医结合才有出路。人类文明最终可能会整合，中西医最终可能得演变成为一个“一体化”的新医学体系。我们研发的古传中医人工智能医疗软件“数养 APP”也许正在走向这一步。

但是中西医的不同特点还是太明显了，首先是中西医对于疾病的认识太不一样了。

先说西医对疾病的认识

西医对于人体的认识还停留在粒子层面。今天的生物学看到的细胞核在古传中医看来还很“浅表”。西医认为细胞核内不含有任何其他膜状的结构，其中存在许多由特殊蛋白质、RNA 以及 DNA 所复合而成的次核体。而其中受理解最透彻的是核仁，此结构主要参与核内 RNA 的合成。RNA 是核糖体的主要成分。核糖体在核仁中产出之后，会进入细胞质进行 mRNA 的转译。古传中医学得好的，还可以深入看到细胞核里更微观的“宏大”世界，比如古传中医修炼有素者，可以窥见细胞核里面还有足足八层结构，这些未来或许会被科学证明………

西医的基本原理，是按照解剖结构谈人体的功能；按照“病理解剖”来猜测患病的原因。西医治疗需要直接作用到病灶上（比如做手术切除或放置支架），或者需要“靶点治疗”（如各种离子水平的化学合成药），不能在远离病灶的肢体上、皮肤表面进行治疗来改变体内的病变。因此说“外科手术不是外治，而是内治，是到里边去治疗”。西医外科是“内病内治”理论指导下的“实用技术”，是“直接治疗”方法。有人说现在医院里所说的“手术成功”其实就是指病人没有死在手术台上，颇有道理。西医手术成功与“治愈”疾病是两个概念。

再说中医对疾病的认识

中医的病因学说，经常说“外感六淫，内伤七情”，也就是有外因、内因还有金刃劳倦、虫兽饮食等“非内外因”。这是古人的认识之“三因”。

一般来说，六淫容易伤害人体的皮毛、筋骨血脉，而七情直接伤脏腑，因此有喜伤心、怒伤肝、思伤脾、悲伤肺、惊恐伤肾的学说。所以，七情内伤，不可小看。俗话说“人活一口气”，也说“人争一口气”，都是强调精神情志对人的重要作用。饮食水谷是气血精津液的来源，饮食不当，劳倦所伤，也在发病过程之中占有重要地位。

中医有很多独特的优秀本质落在西医目光之外，比如“内病外治”就是中医的独门绝技。中医可以在体表按摩、在远离病变脏腑的肢体上，针刺，贴膏药、药包熨蒸、涂药，都是“内病外治”，也就是不需要到里边治疗，是“施治于外，神应于中”，可以达到“外治内效”的结果。中医的外治法，大多是在体表使用各种各样的治疗方法，有药物的，也有非药物疗法。中医外治法虽然内容丰富，虽各具特色，但都依赖中医的气血循环，寒热虚实，有无排脓，是否需要托毒生肌，与西医的切割、缝补不一样。此外，中医外科中的内治法，是喝汤药，与西医不一样。

其中内治法中的消法、托法和透法，依据的理论，也是中医的气血循环，寒热虚实。因此，中医不是直接去除病灶，是“间接”通过身体正气的作用，治疗疾病，达到健康的目的。这是中医的独门绝技。而西医外科，主要是“内病内治思想指导下的技术”，在里边施行手术，而不是靠吃药。

很多中医治病的好技术，不被世人理解，尤其是有些人，自以为懂得了很多“医学知识”，很“现代”，就更看不上“老中医的土办法”了。美国的世界游泳冠军，菲尔普斯曾宣称拔罐很有效，很安全（他不缺医保，更“不差钱”，美国也不缺“先进医学”知识），也有人非说他这样做“没数据支持”，是“安慰剂效应”。

生命是各种物质、能量、信息运行有序的过程，一旦这个“有序过程”崩溃，生命也就完结了，癌症逐渐加重直至死亡就是一个很好的例证。治疗癌症的过程，西医的手术、放疗、化疗，针对的都是“产生了癌”的“结果”，而不能考虑到“产生癌”的“原因”；中医治疗癌症，必须逆转癌症的无序化，从发生癌症的“原因”，也就是身体（环境）方面入手，把身体调整到不利于癌症生存、发展的角度。癌症的凝聚过程就是一个自我保护的过程。应作如是观！不回到五脏主治的一切治疗全是帮倒忙！

人类进化到今天，已经有非常强大的自我保护功能，中医的真正作用就是促进五脏六腑的平衡从而产生足够的“正气”，用积极的抵抗能力来对抗“六淫”（风寒暑湿燥火）。

自从我们中华民族的老祖宗神农氏“尝百草”，漫山遍野都是中药，都是宝。天地精华无不是药，四气五味皆可入五脏六腑。中医补虚泻实通气血，调理阴阳助健康。中医西医，对待疾病的学术原理不一样，西医直接针对病灶，看上去很直观，很有效，其实这些措施，都是针对产生了疾病（病灶）之后的“结果”，而不是针对产生疾病的“原因”。这就如同打苍蝇蚊子、割杂草，虽然有效，但是不如改善环境卫生。因此，即使做了所谓“根治术”“扩大根治术”，也不能避免很多乳腺癌患者的复发和转移，只有改善患者体质，让身体细胞不再变成癌细胞，让原有的癌细胞不再疯长，才能彻底扭转逐渐走向无序的身体状况。

中医很多技术，都不是直接作用在“病灶”上，比如针灸治病的重要取穴方法：“头项寻列缺，面口合谷收，腰背委中求，肚腹三里留，胸胁如有病，速与内关谋。”都是在远离病灶的肢体、体表，进行针刺、按摩、艾灸，就能解决内在脏腑的疾病痛苦。这是西医所不具备的，西医没有中医的脏腑经络学说，只能在病灶局部做文章。

中医与中华民族血脉相连，生死相依走过千百年，是独特的医学体系。中医有过历史辉煌、近代坎坷，也有巨大的现实作用和未来价值，是一个道术并重的医学体系，很多优秀特质落在西方医学的目光之外。传承中医学术，发展中医事业，使之高效服务于人类健康，这是正道！人间正道是沧桑。走出百年磨难与坎坷，复兴中医，由医入道，中医才能真正走向世界，造福现代社会！

医易闲话

——再说中医 vs 西医

中医和西医虽然都是为了解决人类疾病的问题而存在的医学，面对的对象都是病人，目标都是治病救人，都功德无量。但是中西医到底有哪些不同呢？

这个问题还真不容易回答。比如：产生的历史背景不同，依赖的文化不同，哲学基础不同，思维方法不同，具体治疗技术不同，采用药物不同等等。西医是还原论方法，是实验医学，中医是整体论、形象思维，是经验医学。老百姓说“西医治急性病，中医治慢性病”，“西医擅长手术，中医擅长调理”等等。从不同角度、层次，站在不同立场，中西医确实是千差万别。因为中医与西医从哲学基础到思维方式、观察的层面、阐述的方式、治疗的方法以及对病原的分析等，各方面都不相同。

中医所独有的特点很多，最显著的特点，我们先谈两个：一、大整体观；二、天人合一。

一、先说“整体观”（参阅《医易闲话——大整体观》）

学中医必须建立一个框架：人是一个整体。严格来说，人是一个以五脏为中心的有机整体！我们在面对一个患者，要把其看成一个整体，而不能只看到局部！而五脏当中，“心者君主之官”，心是主宰、是君子（总书记、总统），以心为核心。而脾、肺、肾、肝是大臣（部长），在帮忙干活。它们哥儿五个就构成了人体中央集团的五大常委！“心”是常委当中的“核心”“老大”。好比一个企业中的CEO……五脏围绕着“心”的指令维持人体运转，配合治理“人体”这个天下！

中文的“热心”这个词，是指对某人或某事表现出的热情。中医里，“心”五行属火，当然是热的。其他四个（脾、肺、肾、肝）都听心的，因此人体的五脏六腑就被带动着都是“热”的。咱们中国人常说的“热心肠”，原本就是指“心”和“小肠”，因为心和小肠相表里，因此是“热心肠”。

中医以五脏为中心的整体观，是一个集体、一个党中央！因此高明的中医诊病，一定要按照四诊合参、七字辨病、八纲辨证，在五行哲学指导下五脏主治，应季而辨证施治的思路来。如果一个中医大夫脑子里装着的不是这样的中医思路而是西医的东西，哪怕他用的是中医的方法来立法处方，这样的中医大夫也多半治不好病，更不可能达到“一剂知，二剂已”的功力！

所以说中医在治疗时，必须考虑整体观！而且高明的中医，一定要能做到见微知著、以象测藏（脏）——外部的一切不适或疾患，一定是内部出了问题，而内脏出了问题，也极有可能是外部某个事物或人为引起。找对了原因并由此立法处方，不落窠臼，随方就圆，谈笑用兵般，看似“瞎治”，其实在在处处，无不暗合医理、易理。这才是医家的神仙手眼、菩萨心肠、英雄气概！

二、再说“天人合一”

中医从不把人体看成仅仅是一个生物体，人是天地间的人、自然界的人。老子曰：“人法地、地发天、天法道、道法自然。”中医认为人和自然界共同构成了一个统一的整体，所以人的生老病死，喜怒哀乐就同时具有了自然界的属性。自然界是有规律的，自然界的所有规律是科学的，所以叫自然科学。因此中医学具备了自然科学的属性，时时刻刻要把人放到自然界当中去考量、分析、研究，因此才需要四诊合参、七字辨病、八纲辨证来进行五脏主治。举例来说，一个人的血压、脉搏、心率、呼吸乃至皮肤与骨骼等，都会随着一年四季阴阳的变化，和一日四时阴阳变化的规律而发生节律性变化。因此中医强调春夏要跟随大自然的节律来养阳，秋冬要跟随大自然的节律来养阴。

所谓天人合一，可以简单理解为人立于天地间，和天地万物是“一”不是“二”！人体和自然界具有高度的统一性，因此疾病的治疗过程，也要把人放到自然界当中去进行应季而治。这叫作因地制宜、因时制宜。传统中医主张三辨论治，三因制宜，背后说的，都不外这四个字——天人合一！

天人合一，还表现在人与社会的统一性、整体性。二十一世纪，世界卫生组织给健康定的标准：身体健康，心理健康，具有良好的社会适应能力。

中国的老祖宗在两千多年以前的《黄帝内经》中明确告诉我们：一个健康的人是“形神统一”。形是身体，神是心理，同时，人置身于社会当中，社会环境会影响人。人是一个有机的整体，和自然界与社会都是统一的。因此面对一个人时，要用整体观看待，不能只看到局部的眼光，来解决局部的问题。“天人合一”的整体观是医学领域里面，中医学所独有的。

在治疗思想上，中医讲究“治病必求于本”，中医其实就是生活。天人合一嘛，你不懂生活，身体就不会好！胡涂医常跟朋友们说好的中医一定是个会吃的吃货！您看中医的汤药，用的就是药材、水、火，这三者的阴阳转化所产生的能量可以主治五脏！中餐也一样，用的都是水、火、食材。所以孔夫子说“君子远离庖厨”，我看不是看不起当厨子的，而是要尊重他们如良医一样在进行水火阴阳的营生，他们在干活的时候别打扰他们，要有风度的离他们远点儿。

人类的医学，也许有一天就会回到中医的“天人合一”“整体观”上来。因为这两个显著特点衍生出来的就是治已病、治未病理论！现代医学的那种直线思维方式治病，毫无疑问也能治病，只是不少慢性病患者的病情往往被西医治得越来越严重。

后有来者读我文字，若能勇猛精进学下去古传中医，学我法并广为传播，为人治病，秉心尽力，不贪名利，方不愧为中华儿女！

医易闲话

——闲话民间中医

在古传中医微信传承群里，我们曾谈到民间中医。所谓“高手在民间”，在中医的历史上，有过很多著名的中医学家，他们都有很丰富的临床经验，但是，假如没有著作流传下来，他们就很难穿越历史，也很难被后世所了解。在这个意义上来说，中医的历史上，有很多珍贵的经验都流失了，无论这些经验得来是多么不容易，所以明师们最怕的事情是毕生所学找不到合适的传人，所谓“欲向人间传秘诀，未逢一个是知音”，是修道者的一大憾事。也有的人很幸运，遇到了“知音”，使自己的经验能够传承下去。扁鹊与长桑君、张仲景与王叔和、李东垣与罗天益的动人事迹也有这样感人的缘分。

这个时代的民间中医，往往没有多少文化，甚至像蛇花子季德胜、邋遢先生陈照、民办教师成云龙先生，他们更加幸运，遇到了国医大师朱良春先生，经过朱老的帮助和整理提高，使他们“名不见经传”，没有“质量标准”的民间经验，都上升为国家成果，自己也“摇身一变”成了医生（国家干部待遇）。因此，可以说，没有“名师指路，贵人相助，有人督促”，要想脱颖而出是很困难的。千里马常有，而伯乐不常有。没有朱良春先生的眼光，发现不了“三枝花”；没有朱良春先生的胸怀，也容不下“三枝花”。《医师法》《药品管理法》的实施，曾经让朱良春先生感到难以再施展他的“点石成金”发现人才和项目的技能了。

《中医药法》的实施，关于保护中医药传统知识制度的建立，以及让省级中医药主管部门挖掘本行政区内的中医药传统知识，保证其传承，推广其技术的有关规定，目前还没有被提到日程上。但是，寒冬即将结束，春天还会远吗?

当然，民间中医的技术如果希望被人了解，得到政府承认，并逐渐推广出去，造福天下百姓，必须按照有关规定，用别人能够接受的语言，用能够理解的道理进行说明，而不能仅仅停留在“祖传秘方”“传男不传女”的原始状态上。不交流的文化始终是“山寨”，药香传四海，中医“利天下”，就应该升级换代，植根于中医传统理论，又合乎当代“安全有效”的要求，只有这样，才能走得远，行得开。

医易闲话

——闲话“三高”症

三高症是指高血压、高血脂、高血糖（糖尿病）三种现代社会的富贵病。三高症可以单独存在，也可能相互关联，特别困扰现代人。因为目前西医专家只懂提供药物给患者长期服用“控制”，而无法“治愈”。胡涂医常跟西医的专家朋友们开玩笑说你们那是“专加”——在西医的治疗下，往往血糖从两个加号变成三个加号，一路治疗一路加号在增加。现代医学治高血压也是越治越高，一旦停药就会不可控制。不客气地说，西医对于三高症除了要患者长期服药“控制”——且别说是否真的控制得住、控制得不再增“加”，除了通过“吃药”来控制“指标”这一招，几乎束手无策。

血压也好，血糖也好，血脂也罢，相关的指标出了问题，一定有一个背后的成因——那一定是一部分身体机能衰退造成的。可是现代医学不但不去找这个病因恢复身体机能，反而用外来的东西（化学药、工业药）来替代我们人体本身的功能。现代医学治疗的结果，是人体这部分机能在持续被替代的过程中不停衰退，直到丧失这个功能。这是非常可怕的，为什么很多病到后面会严重失控，引起全身的衰败？就是因为现代医学对于生命还不够了解，还没发展到前面说的身心灵的高度，所以才盲目去控制数字化指标。我们看那么多吃补品、保健品的人，从真正中医的角度来看，他们实际上就是放弃了让自己身体生产、制造、加工的功能，妄图通过“补”让身体变好。其实越补，身体的运化能力就越懒惰，整个身体的机能也就衰败得越快。当然，中医也不是不主张进补，只是中医进补有一个前提，就是得把五脏六腑调理得基本正常，特别是脾胃的运化功能健全，消化吸收都还好，才可以进补。否则你一大堆补药下肚子，本来就虚弱的脾胃无法消化掉那些大补的滋黏性补品，久而久之反而把经络给堵塞得更厉害，偷鸡不成蚀把米！特别是大手术过后，千万不可以进补，很多人不懂行，手术过后各种补品拼命进补，这是完全错误的，身体虚弱的时候，脾胃运化能力变差，此时虚不受补，岂能瞎补！

那些常年吃降血糖、降血脂、降尿酸保健品、化学药品的人，实际上就是在某种意义上放弃了他们自身的代谢能力。到后面就会严重丧失代谢功能和自愈能力！吃保健品到底是在养生还是在养死，真不好说！真正的养生治病，一定是以恢复人体本身的各项功能为日的，凡是替代性的手段，最后换来的一定是各项功能的全面衰退，因此最终一定是毁灭性的结果。

三高问题，说到底还是“液不足”——“正气不足”，气血运行不畅通，仅此而已。若要往深里分析，三高症的主因是虚火旺，虚火旺了，脏腑里的液就收不住，脏腑的液都往外排，就容易导致血糖、血脂、血压“三高”。《黄帝内经》没有专一章论述现代人的三高。但是整部内经几乎在在处处都在指出各种疾病的原因。就“三高”来说，主要这三篇：《黄帝内经·素问·经脉别论》《黄帝内经·素问·宣明五气》《黄帝内经·素问·生气通天论》。特别是第一篇《黄帝内经·素问·经脉别论》讲道：“饮食饱甚，汗出于胃。惊而夺精，汗出于心。持重远行，汗出于肾。疾走恐惧，汗出于肝。摇体劳苦，汗出于脾。故春秋冬夏，四时阴阳，生病起于过用，此为常也。”——此处“过用”二字便是对各种疾病特别是三高症的最好解释了。举凡饮食、精神、劳逸等等各种“过用”都是疾病的根源。中医的经典，用现代的话总结来说，比如高血压，在中医看来压根儿就不是病！高血压是人体的一个自我保护机制，是因为你“过用”、透支了生命，身体不得不通过加压的形式来加速已经被损耗而不足的气血津液的形成，以满足生命活动的全部需要。所以，真正的中医都主张高血压绝对不能用吃西医大规模生产出来的降压药的方式来治疗。

“过用”必然引起“不足”！具体来讲是五脏六腑中哪些地方不足呢？在中医看来，主要就是肝肾不足，中医术语叫作“肝肾阴虚”。阴虚，阴就不能制阳，此时虚阳就会上冲，冲到头脑就会晕，因此也容易感觉到下盘不稳。所以高血压的人常有一种头重脚轻的感觉，严重的时候甚至走路都感觉飘飘然，头晕乎乎的。

那么肝肾不足又是啥原因引起的呢？还是因为“过用”——耗得太多！比如熬夜、长期伏案工作少运动、KTV 玩太多、纵欲、工作太紧张太拼命，银行业里的交易员很多高血压就是这样引起的。这些“过用”都耗肝肾真气、津液、元能等。

肝肾被耗得多，显然就“不足”，但身体又需要，怎么办？人体很聪明，它会自保自救——通过加压的方式把气血供应到身体各个部位，尤其是大脑需要很多气血的滋养。所以高血压其实也并没有现代医学说的那么可怕。它其实是身体的自我保护！高血压可能是身体在提醒您说：“喂，主人！你过用了我，导致方方面面都不足了！你不要再消耗我了好吗？拜托你歇歇吧！”在古传中医看来，不通过补五脏来治疗虚症的一切手段，都是无用功！凡是试着通过化学药物来代替人体的功能，而不是修复五脏六腑平衡的一切手段，都像花心男人的话一样不可信！

上面说的导致高血压的原因是身体被耗得太多而“不足”引起高血压，其实身体被瞎补太多而“有余”也会引起高血压。咱们中国人过新年总爱祝福人家“年年有余”，人体要是“有余”了可就坏了！

所谓“有余”，就是身体拥有超过机体“运营”所需的东西！好比屋子里杂物太多、垃圾太多了，没有及时清理打扫，屋里都给堵住了。人体内的“垃圾”若是没有及时排出去，垃圾“有余”了就会把身体给堵住了。好比中国的各大城市都堵车，原因是当年的城市规划里没有考虑到今天会有这么多的人买得起汽车。过去二三十年，每一年都有海量的新车上路，路就那么宽，车越来越“有余”，加上新司机也多，各种不文明驾驶之下，怎么能不堵车呢！ 同样的道理，日子好过了，各种养尊处优。每天吃的山珍海味，大鱼大肉，又没有足够的运动去排泄，血管也会因为摄入的营养“有余”而被痰湿拥堵！

这种拥堵人体血管的痰湿，多发生在“痰湿体质”的人身上。痰湿体质的人士去医院验血，有时候血液不容易抽出来，特别是在冬天的时候，护士们得敲打敲打血管才能把血抽出来，而且抽出来的血油腻腻的，很多脂肪，这就叫“高血脂”。在中医看来，痰湿是一种“多余”的东西，这东西慢慢渗透到了血管。痰湿是一种阴邪的阻碍力量，这股力量会让血管里的血流动变慢、不顺畅。血液流动变慢、不顺畅，可是我们身体各个地方都需要气血滋养，怎么办？人体很聪明，它会指挥心脏加速跳跃，努力泵血液上去，这样血液就会升上面部、头部，于是又形成了所谓的“高血压”！

在中国农村生活过的人可能都记得，小时候村子里的河流都是干干净净的，几十年过去，河水不再清澈。就是因为工业社会各种废物淤泥往河流里排放导致河水浑浊不堪。乡村管理者缺乏环保意识，不好好清理，就会导致今天的河流浑浊脏臭。同样的道理，如果血管被“有余”的痰湿废物堵住，就会使血液变“脏”、血脂变高。人体很聪明，哪里有堵，它就会调动气血去攻破这个淤堵，且不说是否攻得破淤堵，这个调动气血进攻淤堵的过程，也会形成所谓的“高血压”。

因此，不管是“不足”还是“有余”所引起的高血压，都是人体的自保、自救！不必惊慌！

当然，不必惊慌并不等于就可以置之不理，从古传中医看来，应该回到中医的五脏主治！除此，别无圣法！

以上说的，主要是高血压和高血脂，三高的另外一高是高血糖，让西医几乎束手无策的糖尿病。我这里说的“束手无策”并不是说他们没有办法，而是极言他们无法根治。高血糖呢，传统中医本来也没有这个病名。于是有些中医的同仁就根据西医的糖尿病定义下的有些糖尿病患者表现为口渴、爱喝水、尿多、吃得多等特征把中医所说的“消渴症”与西医所说的“糖尿病”等同起来。

《黄帝内经·素问·奇病论》说，“肥则令人内热，甘则令人中满，故气上溢，转为消渴”，意思是说，经常喜欢吃肥甘厚腻的人，容易生内热；喜欢吃滋腻类食物，如：蜂蜜、巧克力等，过度滋腻脾胃就把脾胃困住了，运化功能就会失职。脾气不能升清，就会上溢，转为消渴。哈哈，这是中医历史上第一次提到“消渴”！但《黄帝内经》并没有进一步告诉我们“消渴”有什么症状、应该怎么治疗。明朝大医张景岳先生把“消渴”分成了上消、中消和下消，还告诉我们症状和治疗方法。比如口渴、爱喝水，血糖值非常正常，是中医里面的上消。吃得多，屙得快，身体消瘦，属于中医里面的中消病。喝得多、尿多，属于中医里面的下消病。上中下三消的治法还是得回到五脏主治，而不能用化学药物来代替人体的自愈功能！

可见中医所说的“消渴症”与西医所说的糖尿病不能等同起来。好比胃痛、反酸，这都是症状，在中医里面是分开单个的疾病，但在西医统称为胃炎（慢性胃炎、急性胃炎，胃溃疡，糜烂性胃炎，非萎缩性胃炎，萎缩性胃炎等）。中、西医的病名确立不同，所以中、西医不应该混为一谈。胡涂医一直主张，学中医就应该把中医搞得清清楚楚，学西医就要尽量把西医弄得明明白白。“中西医结合”听起来很美妙，但是恐怕“人鬼情未了”——两者的思维方式、治疗方式差别太大了。就像三高症这种西医束手无策、无法根治的疾病，在中医看来，三高症压根儿就不是病，而是五脏六腑出了问题人体为了自保自救所表现出来的症状，只需要回到五脏六腑主治，使人体恢复自愈能力，修复人体的气血阴阳，才是治疗三高症的正途！

那么，中医有没有什么老小咸宜的办法预防三高症呢？当然是有的！简单来说，还是《黄帝内经》开篇的话：“法于阴阳，和于术数，食饮有节，起居有常，不妄作劳。”（参阅《问道中医·法于阴阳，和于术数》）简单来说，饮食有节制，不要胡吃海塞，多做运动，生活有规律，保持阴阳平衡。

医易闲话
——中药的四气五味

在古传中医传承群里，我跟大家专门讲过中药的四气五味。摘录在这里跟大家分享。

中药的四气是指中药的寒、热、温、凉四种性能特征，这一点西医西药是不承认的。中药的五味是指中药的辛、甘、酸、咸、苦五种味道，当然，中药也还有涩或淡味。这一点西医西药也不承认——他们太笨。

现在学院派的中医，中药学不通，问题就出在没有得到真正的传承上！哎，这 70 年来啊……传承这件事似乎只有咱们古传中医在默默做着……古传中医学中药，不仅仅看药物“本身”，还要看天、地、人。中药是天地所生，天，生四气；地，生五味；人呢？得天地之“全”！而药呢，则得天地之“偏”。因此，中药的传承——就是要懂中药的“偏性”！

“四”气，其实就是“四”季——寒热温凉，显然，这是老天赋予的。“五”味——酸苦甘辛咸，其实也是五行，是地赋予的。天地无私，天地亦至私。跟人一样，每个人的禀赋不一样，每味中药的“禀赋”——其实就是偏性——也都不一样。天地给每一种动物、植物、矿物的四气五味都只给一部分，哈哈，给人当然也一样。好比老天爷就没给我高大英俊。

中药“五味子”是唯一五味皆有的，可是它的四气也只有“温”这一气，还是没法“全”。什么药是“全”的呢？——人体自身的“大药”——金丹大道的“原材料”！

四气五味的含义很多！先讲第一个，大家听好了！真传只有这一句话：人体本“身”的“四气五味”的平衡状态被打破了就有所偏了，这时的人体就阴阳不平衡了。怎么办呢？古传中医就是补足正气一个简单方法。不懂补足正气对抗邪气，就可以用中药的四气五味来给人体补偏救弊。

比如大家耳熟能详的“寒者热之，热者寒之”，说的就是，人体偏寒了，就要用“温”药或者“热”药来“温暖”它。同理，人体偏热了，就要用“凉”药来“凉”它，甚至要用“寒”药去其大“热”。

简单来说，四气五味都有各自的作用！这一点要如三大纪律八项注意般牢记在心。

比如五味的作用要牢记：1. 辛——散；2. 咸——软；3. 酸——收；4. 甘——缓；5. 苦——燥。四气也一样：1. 寒——可去大热；2. 热——可去大寒；3. 温——可暖凉；4. 凉——可 cool down 温热之症。

大家一定要牢记这一点：气味有“厚薄”之分！很多人用药不够精准，就是因为对气味的厚薄不明就里。有句口诀：“气薄则发泄，厚则发热，味薄则通，味厚则泄。”

以上讲的，看似“简单”，但是学复杂了就不对了。学习古传中医要谨记“简易才是大道”——大道至简至易，整复杂了就不对。四气五味，干脆就像数学中的“公理”“定理”一样。弄复杂了肯定不对。

大家记一下：

辛——主要用来发散、行血，用来治表征；

甘——主要用来补益、和中等，用来治疗虚症；

酸——主要用来收敛、固涩，多用于治疗虚汗、泄泻之类病症；

咸——主要用来通便泻下及软坚散结，常用来治疗有肿块症状的疾病，亦可消除痰火结核等；

涩——与酸味中药类似的功用；

淡——哈哈，淡也可以治病，主要用来利尿，对于水肿、小便不利疾病有功效；

苦——有泻火解毒和化湿的作用。

这就是公式！搞熟了啥“题目”都好解嘛。

寒凉和温热这“四”气说白了就是“二”气——阴阳而已！它们是对立的二种药性。寒和凉药性相同，热和温药性相同，它们之间，其实只是程度上——古人叫“厚薄”上的不同而已。

感受风寒、怕冷发热、流清涕、小便清长、舌苔白，这是寒的症状。该用什么中药来治呢？当然是温热的中药！所以就要用用桂枝、生姜煎汤饮服，发汗了就能消除寒的症状。哈哈，很简单！现代人很多人会生疔疮、局部红肿、疼痛，小便黄色、舌苔发黄、全身发热，这就是“热”的症状！这时该用什么中药来治呢？寒凉的药嘛！哈哈，所以就得用金银花、连翘等来治愈。我们群里“中药每日一课”都讲得很明白。

大家再记一下这两句真传的口诀：1. 寒凉药——具有清热、泻火、解毒等作用，常用来治疗热性病证；2. 温热药——具有温中、助阳、散寒等作用，常用来治疗寒性病证。

其实中药的药性除了寒、凉、温、热四气，还有一气叫作“平”——就是那些药性较为平和的。平性药没有寒凉药或温热药的作用来得显著，所以在实际上虽有寒、热、温、凉、平五气，而一般仍称为四气。

每种药物既具有一定的气，又具有一定的味。所以，用药要既用其气又用其味。为什么上次我告诉两位瑞士的中医大夫卓玛大夫和黄大夫的那个方子，明明是治疗一个洋娃娃的梦游症的，却同时把他妈妈的病也治了呢？他妈妈可没有服药啊！哈哈，这即是“气”起了作用！

举个常用的中药例子。很多地方的人呢煮鱼都放紫苏，特别是日本人，特别爱吃紫苏。紫苏呢，性味辛、温。我们上面讲的“公式”可知，辛能发散，温能散寒，所以紫苏的主要作用，就是发散风寒。

大家再记一个“公式”：性味相同的药物，其主要作用也大致相同；性味不同的药物，功效也有所区别。另外一个“公式”：性同味不同，或者，味同性不同，这样的药物在功效上，既有共同点又有不同点。举例来说，中药黄连“苦寒”，可以清热燥湿。而中药浮萍“辛寒”，可以疏解风热。两味药同样是寒性药，但是因为“味”不相同，黄连“苦”寒，浮萍“辛”寒，其作用就有所差异。再举个例，中药黄芪甘温，中药芦根甘寒，都是“甘”味药。但是“气”不同，两者的作用（药效）也就不同。黄芪甘温，因此能很好地补气；芦根甘寒，因此能清热生津。

中药的四气五味，一定要“联合”起来，切不可把药物的气与味孤立起来！四气五味，所谓“气味”，其实也叫“性味”。

气——很多古书叫作“性”，药性！ 味——其实理解为“滋味”就明白。中药的“药性”和“滋味”，就是中药的“性味”，就是中药的“气味”。气味相投——容易成“闺蜜”。

古人说“一物之内，气味兼有”，每个人其实也都有自己的气味，比如娃娃奶奶就有一股北方大龄那啥味儿，跟她家石司机的北方老司机气味相投也就不奇怪了嘛。

明朝大医张景岳夫子的这句话大家最好背诵下来：“药以治病，因毒为能，所谓毒药，是以气味之有偏也。盖气味之正者，谷食之属是也，所以养人之正气；气味之偏者，药饵之属是也，所以去人之邪气。其为故也，正以人之为病，病在阴阳偏胜耳。”

当然，太多中药有毒性了。砒霜，著名的毒药，其实也是中药。曼陀罗花、柴胡、厚朴、独活等等都有毒。矿物类的中药很多都有毒，比如含砷类（砒石、砒霜、雄黄、红矾）和含汞类（朱砂、升汞、轻粉）

以及含铅类（铅丹）都有毒。甚至连“明矾”也有一定的毒性。动物类的中药，蜈蚣、蛇毒、水蛭等都有毒这些大家能理解，但是鱼胆、海马、海龙等也有一定毒性。我们古传中医那个专门生男孩的“二胎酒”有用到一点儿。毒，当然是偏性太厉害。植物类中药有毒的更多。比如雷公藤、钩藤、铭藤、苦楝皮、泽泻、防己、甘遂、钻地风、夹竹桃、大青叶、草乌、木通、使君子等。

甘、酸、苦、咸这四种味道大家应该都熟悉，辛是啥味很多人不太懂。胡椒、生姜、葱白、紫苏、辣椒、茴香、砂仁、桂皮等都是“辛”味的。这些大家应该都不陌生。茅台、五粮液、汾酒也是“辛”味。所以比较能够辛散风寒、温通脉络，所以我给中国的土豪家庭的老人治疗风寒湿痹关节痛，常常问老人家能否喝白酒？能喝酒的话就让他们的儿子买茅台给老人家喝。

五味与五脏密切相关。所谓“酸入肝，辛入肺，苦入心，咸入肾，甘入脾”，这是“常识”，大家应该把它当“公式”记起来。

中药因为都具有偏性，温凉寒热各不相同，所以药物一般不能随便乱吃的，更不能一个药吃很长时间！而食物一般都具有平和之性，正确的调配食物，也可以达到调理五脏六腑的作用。五脏各主其味，食物进入哪一个脏腑就会对其产生滋养作用。

现在北半球大多数地方已经入秋了（南中国及其以南除外），秋为金，在味为“辛”，辛入肺。秋天喝点儿茅台肯定可以对治风寒感冒。辛味入肺，能宣发肺气。我们知道，气随血行。所以那些“气血瘀滞”的办公室人士，宜用辛味，让气血流动起来，喝点儿（10 毫升）二胎酒可以生男孩。不过辛味属阳，不补肺阴，秋天要注意补肺阴！肺阴虚的人（特别是西医所说的肺结核），就不要多吃辛味。肺与大肠相表里，辛味入大肠就“燥”。所以有些人吃太辛辣的东西容易拉不出大便就是这个道理！可见中医所说的“肺与大肠相表里”是无比正确！辛温的食物发汗作用强，吃多了会耗伤津液。大便干燥的人吃太多麻辣的东西就会加重肠道缺水的状况，很多人便秘就是太爱吃辣造成的。气味浓烈的都可以归入“辛”味。所以，麻味、辣味、辛香味，都属于辛味。湖南、四川、贵州、云南等地，空气中都常弥漫着“辛”味。中国的好的白酒几乎都产于贵州、四川，其实在中医看来也正常不过。

《黄帝内经·素问·宣明五气篇》说的“五入”，就是五味入五脏：“五味所入：酸入肝、辛入肺、苦入心、咸入肾、甘入脾，是为五入。”同一篇说：“辛走气、气病无多食辛；咸走血，血病无多食咸；苦走骨，骨病无多食苦，甘走肉，肉病无多食甘；酸走筋，筋病无多食酸。是谓五禁，无令多食。”大家耳熟能详的“五劳七伤”也源出此一篇。“五劳所伤，久视伤血，久卧伤气，久坐伤肉，久立伤骨，久行伤筋，是谓五劳所伤。”——五劳七伤中的“五劳”就是指心、肝、脾、肺、肾五脏的劳损。“大饱伤脾，大怒气逆伤肝，强力举重久坐湿地伤肾，行寒饮冷伤肺，忧愁思虑伤心，风雨寒暑伤形，恐惧不节伤志。”——五劳七伤中的“七伤”。（见《黄帝内经·素问·诸病源候论》）。医家正榷，一法可完治五劳七伤。

大家要注意一点：传统中医都说“药性的寒热温凉，是从药物作用于机体所发生的反应概括出来的”。这句话不完全正确！中药的药性（四气）当然是“从药物作用于机体所发生的反应”得出的，但却绝不是“概括出来”的。古传中医是直接“知道”“体证”出来的。同样，传统中医的教科书上，常有一句话叫作：“五味是指药物因功效不同而具有的辛、甘、酸、苦、咸五种药味……是药物真实滋味的具体表示。”——这句话也不完全正确！中药的“五味”并不完全是“依据药物的真实滋味”来表示。黄连和黄柏用口品尝当然是“苦”的，甘草、枸杞等品尝起来的确是“甘”的，而桂枝、川芎、花椒等品尝起来也是“辛”“辣”“麻”等“辛”味。乌梅等是“酸”的，盐当然是“咸”的。这些都没错。但是，石膏，你无法拿来品尝出其“辛”味嘛，所有药店上都说其“味辛”。古人怎么知道的？难道古人的舌头、味觉跟我不一样？哈哈，古传中医还真有一套十分简单的方法辨别！

四气，寒凉温热，说到底是阴阳。寒凉为阴，温热为阳嘛。五味，说到底还是阴阳！酸苦咸属阴，辛甘（包括淡）属阳，还是阴阳！哎，“道从虚无生一气，便从一气产阴阳”，所以学习古传中医，要往“简单”处下功夫！大道至简至易！医者，易也。易者，意也。

医易闲话
——又说阴阳

关于阴阳，《问道中医》里多有论述，我就不再重复其内容了。这里摘录的是古传中医传承群里讲到的一些内容。

中医学与中国传统文化，以及中国古代哲学是一脉相承的——特别是“阴阳”的概念，是中国古代哲学重要的思维方式。

当人类从远古的混沌状态逐渐向文明时期迈进的过程中，整个自然界里面，对我们人类影响最大而且是最有规律的就是日升月落——日月。

《阴阳应象大论》说：“水火者，阴阳之征兆也。”为什么用“水”和“火”来代替这两大系列的事物属性呢？“水”具有晦暗、寒凉、向下这一类事物属性，我们每天在接触。火具有明亮、温暖、向上等属性，从人类告别茹毛饮血的时代，“火”就是我们必不可少的生产生活资料了。“水”和“火”是我们生产生活当中每天要遇到的事情，不论是今天还是古代都熟知的，中国古人常常会把一些复杂的、不熟知的东西，用生产生活当中熟知的、司空见惯的物质或现象来替代，方便人们理解，我们把这叫“取象比类”（或“比类取象”）的思维方法。

“阴”和“阳”用“水”和“火”来替代，最被人们熟知，也最能代替、概括、归纳“阴”和“阳”的性质。阴和阳是自然界中相互关联的一对事物，或者一个事物内部相互关联的两个层面之间属性关系。阴阳理论逐渐形成，这个过程与太阳相关，它采用了一种基本的思维方法："远取诸物观太阳"，还有一个是"近取诸身观生殖"。这是一种取象比类的思维方法，是通过对太阳的观察和人类自身生殖繁衍过程的观察而形成的。

阴阳符号最早出于《河图》《洛书》，在"河洛文化"中，用一个白点代表"阳"，用一个黑色的点代表"阴"。今天的围棋子就是从"河洛"的符号来的。白围棋子代表阳，是明亮的；黑围棋子代表阴，是晦暗的，说明它和太阳有关系。这里面有着中国文化的哲学和智慧在里面。

《易经》用爻来代表阴和阳。比如：一条长横杠代表了阳，叫阳爻；两条短横杠代表了阴，叫阴爻。"阳"字的繁体字写作"陽"。"陰陽"（阴阳）两个字，左边都是"阝"旁，其实是"阜"字，《说文解字》说是"山无实者"，土山的意思。顺便扫盲：在汉字中，当"阜"作为左手边偏旁的时候，楷书中写成了"阝"。陽的右边是"昜"，本身就读"阳"音，这是一个会意字，太阳出来在上面，"日"从"一"（地平线）上升起来了（旦）；"勿"是象形，人弯下腰在干活。上面有太阳，背上有光，温暖、明亮，所以人的脊背为阳。"陽"是指"山"的这边有"人"顶着"日"在干活。"陰"，"山"的这边"今"有"云"，或"雲"；"今"天有"雨"有"云"（"霒"，仅在《黄帝内经》中出现过），当然是阴天。可惜新中国成立后，繁体字被简化成了今天的简体字（还好，中国的潮汕地区，至今还基本保留着繁体字的使用习惯）。阴阳原指日光向背：向日为阳，背日为阴。

《说文解字》说："阴者暗也，山之北，水之南；阳者高明也。"——可见阴和阳都有界定和规定！哈哈，我们中国位于北半球，以我们中国人站在中国的视点来观察太阳会是从东方升起经由南方最后落到西方，山的南面是向阳坡，山的北面是背光坡，南面的日照一定较北面充足，所以山南谓阳、山北谓阴。又由于中国地形是西北高然后向东南渐低，河流在流动时会倾向于往东南方向流动，南岸较容易受到河水的侵蚀，形成南湿北干的情形，故称水北为阳、水南为阴。所以在我国的所有地名中，凡是带有“阴”和“阳”的地名，正是体现其地理方位，一定符合《说文解字》的意义。比如：湖南的“衡阳”，处山（南岳衡山）之南为阳；“华阴”在华山之北，“江阴”在长江之南，“淮阴”在淮水之南，“汉阳”在汉水之北；“洛阳”在洛水之北。再比如，陕西的“咸阳”，既是山的阳面（礼泉县九宗山之南），又是水的阳面（渭水之北），处山、水都是阳。“咸”者“都”也，故曰咸阳……都符合这一原则。

“阴平阳秘”——是中医养生治病要达到的结果。我们在象数对疾病进行疗愈时，用“0”，也是要起到这个作用。这个“0”用得好，有助于很快调和阴阳。用数字来治病，若是用“后天”之数——用《周易》的道理“推断”出来的象数来疗法的话，就要懂得时时以“阴阳”为纲领来进行“辨证施治”。所谓“ 辨证”是认识疾病，“施治”是采取相应的治疗原则和方法。“辨证”的方法有多种，传统中医用“八纲辨证”为主，古传中医当然也要辩证，但是因为古传中医有“能力”直接“看”到疾病，所以其实也不必辩证！至于疾病，今天疾病的种类更是繁多，而且症状千变万化，所以才有那么多庸医，哈哈！其实“大道至简”，往复杂里整肯定有得忙！懂了“阴阳”就好办！疾病的类别，不属于阴，便属于阳。疾病的部位，不属于表，便属于里。表里还是阴阳！疾病的性质，不属于热，便属于寒。寒热还是阴阳！ 邪正的盛衰，不属于虚，便属于实。虚实依然是阴阳！ 因此，传统中医的“八纲辨证”，在古传中医就是阴阳“两纲”拉倒！ 阴阳，确实是“总纲”！故《黄帝内经·阴阳应象大论》曰：“阴阳者，天地之道也，万物之纲纪，变化之父母，生杀之本始，神明之府也。治病必求于本。”

在辨证的基础上，采取相应的补泻原则，即“虚者补之，实者泻之”。五脏六腑中，脏虚，腑实，故一般来说，脏宜补而腑宜泻，当然，也得辨证不可千篇一律。学中医一定要谨记改变才是永恒不变的。不可以死守陈方，一定要根据病情的变化调整药方，包括象数配方也是一样得不断调整。

医易闲话

——辨证论治

辨证论治，或辨证施治，是中医认识和治疗疾病的基本原则。中医所说的“辨”是辨别（包含了分析、综合、判断），“证”是对疾病发展过程中某一阶段机体的病理反映的概括，比如病变的部位、原因、性质以及邪正或阴阳关系的概括，从而辨别某一阶段病理变化的本质。因此中医的“辨证”就是分析、综合，辨清疾病的病因、性质、部位，以及邪正之间的关系，概括、判断为某种性质的证通过各种临床经验——或四诊合参七字辨病八纲辨证、或直接体证等手段来辨清疾病的病因、性质、部位，以及阴阳、邪正之间的关系，从而通过概括、判断为某种性质的证来揭示疾病的本质，以找到最佳的治疗方案。简单来说，“辨证”是决定治疗的前提和依据，“论治”是在“辨证”的基础上做出的治疗手段和方法的安排。

无论是用中药还是用象数配方，都必须遵循“辨证论治”这个基本原则。因为没有精准的辨证，就不会有明显的疗效。

证，传统中医叫作“症候”，是由一系列症状所组成的。比如口渴、大便秘结、舌苔黄、呼出的气热等单独一个症状是不能反映疾病的根本性质的，但是这几个症状组合在一起就能反映疾病的根本性质是“热症”，即阳证。又比如口不渴、大便稀溏、舌头胖大、畏寒这几个症状，若是单独一个症状也不能反映疾病的根本性质，若是合在一起，就可以辨认出其根本性质是“寒症”，即阴证。可见辨证的目的是为了得出“结论”——将一系列症状归纳出一个“证”。而这个“结论”所得的“证”呢，其实还是在“诊断”阶段而已。比如经过四诊合参、七字辨病、八纲辨证一系列辨证得出结论——患者是“脾虚泄泻”。这个结论只能说明病的部位是“脾”，个体反应是“虚”，突出症状是“泄泻”，致病的原因是“湿”，湿困脾阳则泄泻。有了这个诊断，才能得出相应的正确治疗方法，即“论治”：健脾燥湿！——此时，辨证论治才算上路。

“论治”或“施治”，毫无疑问是上述诊断的结果，根据这个结果制定正确的治疗措施和策略才真正进入“治法”的层面。总的来说，治法不外乎平衡阴阳、扶正祛邪这两个方面的内容。难点在于平衡阴阳！由于疾病发生、发展的根本原因就是阴阳失调、失衡，所以任何病症尽管其临床表现千变万化，但总可以归纳为“阴证”或“阳证”这两个“本质”属性。

传统中医所说的阴证，不外乎这些：身重体痛、倦卧、心腹冷痛、形寒肢冷、面色暗淡或灰白、静而少言或大便溏泻、小便清长、口润不渴、嘴唇指甲青紫、舌淡苔白润、脉沉脉迟等。相反，凡身热喜凉、面色潮红、语言壮实或大便不通、小便短赤、口干烦渴、舌质红绛、舌色燥黄或黄腻、脉洪滑有力等症均可归属“阳证”。

至于“虚症”，也分阴阳——阴虚与阳虚。阴虚是指低热盗汗、心烦失眠、咽干口燥、手足心热、舌红少津、舌有裂纹或舌苔光剥、身体消瘦、脉细无力等证。相反，肢冷、五更泻、小便清长或尿频、怕冷自汗、精神萎靡、面色苍白、唇舌色淡、言语音低、脉沉细无力等，则都归属于“阳虚”。

人体阴阳的失衡（偏盛或偏衰）是各种疾病的基本表现，因此治法必以调整、平衡阴阳为原则才是正路！比如由于热盛而损及阴液，必须损有余的阳，来行“热则寒之”之功。若阴寒盛而损及阳气，则须损其有余之阴，以行“寒则热之”之功。同样的道理，若因阳气不足而不能制阴导致阴盛者，则须补其不足之阳。或因阴液不足，不能制阳而导致阳亢者，则须补其不足之阴。总之，一句话：“损有余，补不足！”

而扶正祛邪的过程，其实也是阴阳调和、平衡的过程。所谓“扶正”，就是帮扶人体的“正气”——无论用啥方法，只要能调动和增强人体正气从而恢复人体自愈能力的都是好办法。“祛邪”则是祛除（当然也包括消灭）邪气（理解为致病因子吧），从而限制或停止疾病的发展，让正气能尽快修复身体各项机能。所以，说到底，养浩然正气才是最好的养生！扶正和祛邪，虽然有时偶有侧重，但是扶正了自然祛邪，祛邪了自然就扶正。

以上谈的，是传统中医的辨证论治。古传中医的“辨证”却很简单，简单到让人觉得“这可能吗”的程度。得了古传中医真传者，就是一句话的事儿！但是古传中医的“论治”，还是要遵循“辨证”的结论。

医易闲话
——数的四气

象数分析与诊治疾病，是医易诊治的重要组成部分。中药有寒凉温热四气，象数当然也有。（参阅《医易闲话——中药的四气五味》）您可能会问，象数不就是一个号码嘛，怎么就有寒凉温热了呢？

这个问题就说来话长了。数字疗法，若是“先天数”，即医者在进入某种恍恍惚惚、窈窈冥冥的状态之中“得”到（看或听或感应到）的象数配方，那就不讲究寒凉温热。若是“后天数”，即通过用八卦象数推导出来的象数配方，那么从1–8这八个象数就有寒凉温热了。这八个象数，是以先天八卦为体，后天八卦为用，这八个象数因此就有了“物质基础”。

哪来的“物质基础”呢？这个得懂《周易·说卦》才能弄明白。

《周易·说卦》开篇这几句话很重要：“昔者圣人之作《易》也，幽赞于神明而生蓍，参天两地而倚数.观变於阴阳而立卦，发挥于刚柔而生爻，和顺于道德而理于义，穷理尽性以至於命……天地定位，山泽通气，雷风相薄，水火不相射，八卦相错。数往者顺，知来者逆，是故《易》逆数也。”

这番话的意思是，往昔圣人创制先天八卦图和《易经》的时候，在恍恍惚惚、窈窈冥冥的状态中，创造出用蓍草占筮的方法，并揣摩出了天奇地偶的数理，进而考察阴阳的变化而确立了卦象。通过对刚柔现象的理解和发挥而创制出了爻画，把人的道德和自然规律统一起来，使二者处于和顺的关系之中，并以此穷究事理，深究物性最终达到通晓宇宙终极大道的境界。

若看河图洛书就会知道（参阅《问道中医·闲话河图洛书》），天为阳，地为阴。将天一、天三、天五合起来为“九”，用以代表先天八卦图及《易经》“阳”的数目及符号。将地二、地四合起来为“六”，用以代表“阴”的数目和符号。阳数阴数既立，又观察阴阳的变化，而设立卦。发挥于阳刚阴柔的道理，而设置爻画。和顺于道德，调理于合宜的事理。最终造了《易经》，以穷尽宇宙万事万物之理。竭尽天地的善性，以图揭示宇宙大道的真理……

在先天八卦图上，乾卦所代表的“天”与坤卦所代表的“地”确定了上下的位置，艮卦所代表的“山”与兑卦所代表的“泽”气息相通，震卦所代表的“雷”与巽卦所代表的“风”相互接触，坎卦所代表的“水”与离卦所代表的“火”互不相容，这样八卦相互交错。要知道以往的事情就将卦序顺数下去，要知道未来的事情就逆推上来，因为《周易》通常是预料未来，所以是逆推而数。

《周易·说卦》又说：“帝出乎震，齐乎巽，相见乎离，致役乎坤，说言乎兑，战乎乾，劳乎坎，成言乎艮。”所谓“帝出乎震”，即震卦代表了万物始生的东方，在四季中指万物生长的春季，春性温。“齐乎巽”，巽卦代表了东南方，阳光比较充足，万物生长郁郁葱葱更趋整齐。“相见乎离”，离卦代表南方，南方的阳光更加充足，万物竞相生长，以季节来说，代表了夏季。“致役乎坤”，坤卦代表了西南方，坤为地，地球母亲养育万物，以季节来说，代表了夏秋之交。“说言乎兑”，兑卦在西方，正是硕果累累，万众有丰收的喜悦，以季节来说，代表了秋季。“战乎乾”，乾卦在西北方，阴阳两气正在交战、交替，万物相搏，以季节来说，就是秋冬之交。“劳乎坎”，坎卦在北方，为万物收藏之际，以季节来说，就是冬季。“成言乎艮”，艮卦在东北方，正是黎明前的黑暗时刻，即万物结束了一轮四季，新的一轮四季即将开始，以季节来说是冬春之交。

如此一说，很明显，八卦的八个象数分别代表了春温、夏热、秋凉、冬寒以及春夏之交、夏秋之交、秋冬之交、冬春之交共八个不同的时间和空间。这就是所谓的“物质基础”！

因此八卦象数的寒凉温热已显露无遗！而且用古传中医秘传的特殊方法感知，也与老祖宗八卦图上的分法一模一样！八卦象数的四气分别是：

1. 乾卦 1 之性“寒凉”；

2. 兑卦 2 之性“凉”；

3. 离卦 3 之性“热”；

4. 震卦 4 之性“温”；

5. 巽卦 5 之性“温热”；

6. 坎卦 6 之性“寒”；

7. 艮卦 7 之性“平”——不温不热；

8. 坤卦 8 之性“温热”。

因此在辨证论治的角度来说（参阅《医易闲话——辨证论治》），懂得上述八卦象数的“四气”，象数配方的疗效才更显著，八卦象数配方也才能做到“一剂知，二剂已”！

必须指出，医易诊治中的八卦象数，数用的是先天八卦图的数，方位用的是后天八卦图（也叫文王八卦图）的方位。请看：

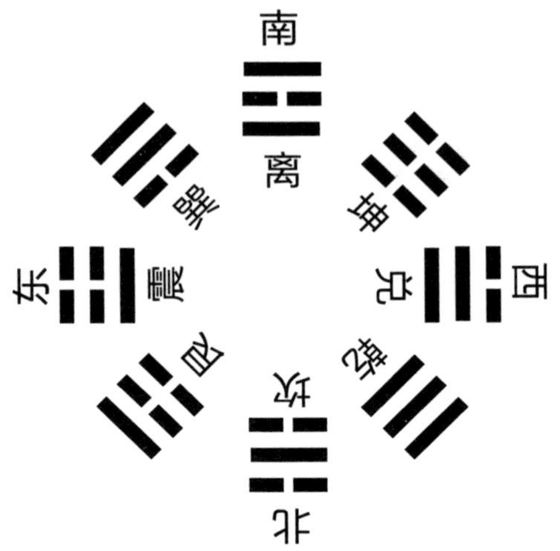

文王八卦图

我们中国古人的方位图跟今天的地图上的方位刚好反过来。今天的地图是“上北下南，左西右东”。古代的则是如后天八卦所示：“上南下北，左东右西。”顺便说一下，中国人为什么把一件东西叫作东西而不叫南北呢？哈哈，这个一看后天八卦图就明白了。因为东为震，五行属“木”，西为兑，五行属“金”。南为离，五行属“火”，北为坎，五行属“水”。“东”方木和“西”方金，显然都方便拿在手里、随身携带和收藏。“南”方火和“北”方水，显然不如东西方的木金方便。所以我们的老祖宗才爱说买东西、拿东西而不说买南北拿南北。

晚饭时间到了，我先去吃点儿“东西”。

医易闲话
——天人合一

天人合一，本来不用解释，中医的大整体观延伸开来就是天人合一嘛！在前面的文章《医易闲话——大整体观》里，胡涂医在讲解中医的大整体观的时候，说道："人与天地万物是一个整体，其次人的精神与形体是一个整体，然后人与社会是一个整体，也就是说，人生存的所有环境，都与人体有关系！诊治疾病的时候，都必须把这些因素考虑进去，不能不管不顾。"

当然，中华文化中的"天人合一"，还有更深刻的内涵，"天人合一"其实是中国古人的宇宙观，是中华古典哲学与古代科学的核心，更是医易的指导思想。所谓"天人合一"的"天"，是指"天道"、宇宙大道！问题就在这里，"天道"是个啥东西？这个除非你悟道、明道、明心见性了，否则怎么解释都解释不清楚。好比要说瑞士 Appenzeller Käse（一种瑞士奶酪）奶酪火锅的味道，您得吃过这种瑞士奶酪火锅才能知道它是啥味道，对于没有吃过的人，您只能用类比——比类取象的方法来描述它。一描述就坏了，怎么讲怎么不对，"言语道断"嘛！所以慧能六祖大师干脆就说，"菩提本无树，明镜亦非台。本来无一物，何处惹尘埃"。

"天道"的"天"并不仅仅是"天体""天空"等概念，而是一个巨大无比的能量场、一个巨系统。用今天的话来说,“天”是宇宙中不可见、不可听、不可搏、不可抟的物质、能量、信息等一个整体的无形的世界。老子在《道德经》里也很无奈的“解释”:我不知道它的名字,只能勉强管它叫作“道”。(见《老子》:“吾不知其名,强字之曰道。”)与“天”相对的“地”则是宇宙可见的可触可摸的物质、能量、信息等有形的世界。中国的老祖宗认为,人体是一个小宇宙,万物也一样,各有自己的小宇宙。它们与大道、天道、大宇宙本来就是一个“整体”。道家管这叫“一物一太极”“物物一太极”“万物一太极”。大太极、大宇宙的“天”,中国古圣认为其功能主要是主宰和调控“人”(这个小太极之“天”)与“宇宙万物”(各个太极之“天”)的。人体小太极、小天地之“天”与万物乃至大宇宙大天地之“天”是同源、同构、同根的。而且人体小太极、小宇宙、小天地之“天”是受宇宙大天地之“大天”所主宰和控制的。

若从阴阳的角度讲,人体的小宇宙之小“阳”是受大宇宙银河系里的大太阳所主宰和控制的。人体好比一个小宇宙,大宇宙、大天地好比一个大人体!人体与大宇宙的物质、能量、信息虽然大小不一样,但是两者本来是“一”不是“二”,是一个统一的“整体”,是“一体”的。这个统一的整体之间(即人体与宇宙之间),时时刻刻都在相互共振、相互作用、相互制约、相互影响……实现人与周围环境、人与宇宙万事万物生生不息的物质、能量、信息的交换。所谓“天人合一”的“一”,可以说是接近宇宙大道的“实相”,或者说这个“一”就是悟道之后达到的境界,悟道是悟到啥?悟道是悟到啥也没有,菩提无树,明镜非台,“本来无一物”!悟道是一下子看到自己与天道、大道并无分别。悟道是把自己的思想、情感这种“人心”,转化为“道心”,而合“人心”入“道心”——也就是真的做到了“天人合一”之道。而这个“天”,是指形而上的道体与形而下的万有本能。我们古传中医的数字疗法、象数疗法,正是老祖宗们利用“天人合一”的宇宙大法则来进行“近取诸身,远取诸物”的人天科技！所以说中医远非今天现代医学所能理解的，咱们中国人的老祖宗的这个绝学，简直就是妥妥的超科学了！用数字、八卦象数来治病，就是利用“天人合一”的人天科技，来双向调节各种不同的人体生命信息和其所处的大宇宙时空点的自然信息，使两者的信息同步对应，使两者的信息相通、能量重获平衡，优化组合而重获身心健康！

所以说，大宇宙和人体小宇宙都是物质、信息和能量的统一体，任何八卦象数治疗的“数字配方”都携带着宇宙万物的信息和能量。两千多年前的《黄帝内经》说：“人之为道者，上合于天，下合于地，中合于人事，必有明法，以起度数。”从“天人合一”的宇宙观来看，天和人本来就是同根同源的“一”整体。因此，只要懂得“法于阴阳，和于术数”，任何疾病应该都是可以治愈的。在中医看来，没有治不了的病，只有治不了的命，当然，还有未被掌握的先进医易技术。有了这样的“天人合一”的宇宙观作指导，有了宏大的大自然能量场，我们的老祖宗才敢在两千多年的《黄帝内经·素问·九针十二原》里说：“今夫五脏之有疾也……，言不可治者，未得其术也。”

祝福大家都能早日证入“天人合一”的境界，尽管您本来就是“天人合一”的。

医易闲话
——闲话“场效应”

在上一篇文章《医易闲话——天人合一》里，我们从“天人合一”的宇宙观、中医的大整体观，谈到了我们的老祖宗所说的“天”其实是一个巨大无比的能量场，是一个巨系统。既然是能量场，古传中医的数字配方（相当于中药药方）中每一个数字就好比每一味中药，虽然是抽象的数字，但是它对应的却是每个数字背后的每一卦的能量场。因此可以说，象字配方，是古人根于八卦图，基于天人合一理论，通过八卦的“场效应”来沟通宇宙信息与能量来调理身心疾病的医易科技！

有不少亲历过胡涂医提供“数字配方”治病的人都知道，数字配方就像中药的药方，同样可以做到“一剂知，二剂已”。（参阅《医易闲话——一剂知，二剂已》）——这不是我的本事，而是我有时碰巧知道如何通过某组特定的数字（即“数字配方”）的媒介引导人体和大自然（所谓的“天”）进行信息与能量的交换而已。这个所谓的“信息与能量的交换”，用现代科学的话来说就像“场效应”（Field Effect）。我们知道，在化学中，场效应是指通过空间的分子内静电作用，即某取代基在空间产生一个电场，它对另一处的反应中心会产生影响。而在物理学中，场效应指的是使用外加的电场能改变材料的导电性。我们古传中医的象数的数字疗法与化学、物理学上的场效应有点儿类似。数字配方中的每一个“数”就是一个“卦”，而每一个“卦”就对应一个能量“场”。因此每一组的数字配方，连接的是大宇宙的“天人合一”的场能，只要数字配方开得好，也照样可以“一剂知，二剂已”！当然，前提是患者必须相信并坚持念诵这组数字，好比再好的药方，患者不认真煎药、服药也没用。所以自古医家有句话叫“医不叩门”，原因就是患者得有“稀求心”“诚信心”和“感恩心”的能量参与到诊治过程中来，疗效才能显著。医不叩门，并不是医家不想治病救人，而是要有一个充满诚信与感恩的良好场效应在起作用才好治！《易经》作为群经之首，总是强调“物以类聚，人以群分”，这也是一种“场效应”。性格相同、爱好相同，不管身份地位差多少，也会很自然地拥有共同语言，聚到一起会调动相同的气场而产生场效应。大家留心观察各个团体特别是身心修炼团体、宗教团体乃至吃喝嫖赌团体，都是这样“同气相求”。

有句话叫“善恶只在一念间”，有什么样的“念”头，必然与同样的“场”产生连接与共振，也必将“调聚与参与”同样的场能，即场效应。这也是一种“吸引力”法则！

顺便说一下，《黄帝内经·素问·腹中论》说：“喜则气和志达，荣卫通利。故气缓矣。”在中国古代，甚至到今天一些地方仍有“冲喜”的民俗。现代人听起来可能觉得是迷信，其实也是一种“场效应”。比如一些久病的人，有时特意地办件喜事，民间相信对病情会有帮助。这种“冲喜”相当于布置了一个“欢喜”的、开心的、良性的、正面的能量场，并借助这种“场效应”来改变病人的“场”。因为“场”改变了，能量信息也就随之改变了，当良性的场起主导作用的时候，负面的、阴邪的信息能量就会被稀释或冲掉，换回的就是正气、正能量。“冲喜”这件事其实也不必真的大操大办喜事，时时处处提醒自己给人欢喜、给人信心、给人方便、给人希望，这就是最大的冲喜！存好心、说好话、做好事，更是身体力行的“冲喜”！胡涂医常常跟周围的中医朋友们强调，要想成为一个好中医，除了要心地清静，秉持真诚、清净、慈悲、喜舍等传统美德修养，很重要的一点就是要培养传统文化中对于“美”的事物的鉴赏能力。有句话叫“秀才学医，笼中捉鸡”，有诗词歌赋乃至字画、古董、金石等鉴赏能力的人学医，就像在笼子里抓鸡一样容易。我常在古传中医传承微信群里强调一句话“未有神仙不读书”，平时不爱读书，不碰经典，不与历代祖师大德接心，就无法接通祖师大德们的场能。那些终日声色犬马的人，是断然无法成为一代良医的。这也是场效应！老子所说“同于道者，道亦乐得之。同于德者，德亦乐得之，同于失者，失亦乐得之”，其实说的也是“场效应”！

医易闲话

——闲话气血

在《黄帝内经·素问·调经论篇》中，岐伯对黄帝说，“血气不和，百病乃变化而生”。若人体的血气不和，就会有病变、生病。

传统中医认为“血为气之母”，意思是血像妈妈，能够“养”气，还能“载”气。所谓血能“养”气，是指血液的濡养能使气变得充沛旺盛。在人体的任何一个地方——五脏六腑、四肢百节、九窍等任何部位，血不断地为气的生成和功能活动提供营养。人体任何部位一旦失去血的濡养就会出现气虚、气衰、气少等气的功能丧失的病变。也正因此，血虚的人，一般都兼有气虚的表现，而“血足”的人必定“气旺”。所谓血能“载”气，则是指气存于血中，由气“载”着。因此气是因为依附于血而不致散失。也就是说，气得依赖血之运载才能运行于全身。所以古人说“气不得血，则散而无统”。

若从中医的阴阳概念来讲，血为阴，气为阳。血气之间的平衡，就是阴阳之间平衡，《黄帝内经·素问·生气通天论》说的“阴平阳秘，精神乃治，阴阳离决，精气乃绝”。——可以理解为血平气秘，血气之间的阴阳平衡了，生命活动得以正常进行。反之，“阴阳离绝”了，血气若是分离了，血气的阴阳平衡关系被打破了，那病人就会危险了，以致“精气乃绝”而生命终止。故“血气不和，百病乃变化而生”。因此，调整血气之间的关系，使其恢复协调平衡的状态是治疗疾病的常用法则之一。

关于血气之间的关系，传统中医还认为“气为血之帅”。作为“儿子”的“气”可以成为“母亲”的“血”的“将帅”——“气”负责指挥、引导和统摄“血”的运行。

传统中医认为，血液的化生，是以津液、肾精和营气等精微物质作为物质基础的。这些精微物质，却又是在脏腑之“气”的推动和激发之下才得以生成及转化为“血”，所以“气”可以说是“血”生成的动力。从这个意义上说，是“气能生血”！有古传中医内证能力的人，可以看到体内营气与津液入脉化血的过程。因此我们的古人早早就知道，气充盛则化生血液的功能就强，因而血液充足；气虚亏则化生血液的功能就弱，因而易于导致血虚的病变。千百年来，中医治疗血虚的病变，常常以补气药配合补血药使用，就是基于前人的这种体认总结出来的临床经验！此为“气为血之帅”第一层含义。

气能参与生血，还能推动“行血”。中医认为血的运行有赖于心气和肺气的推动以及肝气的疏泄调畅。总之，中医认为血因气之推动而行——气行则血行！因此若气充盛，则气机调畅，血液的正常运行得以保证。反之，气亏、气虚、气少，则乏力推动血行。气机郁滞不通，也不能推动血行，因此就容易产生血瘀的病变。此外，气的运行发生逆乱，升降出入失常，也会影响血液的正常运行，出现血液妄行的病变，如气逆者血随气升，气陷者血随气下等等。所以临床上在治疗血液运行失常时，常常配合补气、行气、降气、升提的药物，这就是气能行血理论在临床上的应用。气能行血是“气为血之帅”的第二层含义。

“气为血之帅”的第三层含义，是“气能摄血”。所谓“气能摄血”说的是脾气统血的生理功能。脾气充足，发挥统摄作用使血行脉中而不致逸出脉外，从而保证了血液的正常运行及其濡养功能的发挥。如若脾气虚弱，失去统摄，往往导致各种出血病变，临床上称为“气不摄血”或“脾不统血”。脾的这个藏象功能，西医可不是这样看的。中医的脾，与西医的脾脏的功能也不一样。现代西医学中，脾是人体最大的淋巴器官，有造血、滤血、清除衰老血细胞及参与免疫反应等功能。西医传入中国时，当时的翻译家把英文“spleen”翻译成了“脾”，于是很多人就以为西医的“spleen”等同于中医的“脾”，其实并不是一回事。掌握古传中医的内证能力的人，可以在“返观内察”（理解为一种人体内视的功夫吧）中看到，脾脏和胰腺，其色与胃一样为黄色，所以可以“证实”，中医里的“脾”包含了现代解剖学里的胰腺！在中医的诸多经典里，也有这样的描述。《黄帝内经·素问·太阴阳明论》《难经》《医贯》等医书中均有对脾有详细的描述，如：形如犬舌，状如鸡冠；重二斤二两，扁广三寸，长五寸，有散膏半斤。从解剖学描述来看，中医的脾确实包括西医的脾和胰腺。

曾经有一位学过西医后来改学中医的朋友问胡涂医，中医的脏腑与西医的脏器的概念太不一样。比如，中医说肝在左，而西医一解剖，发现肝明明在右边呀！因此学西医的人觉得中医不科学！很多现代学者攻击中医不科学，连最起码的解剖常识都不懂。其实不是中医不科学，而是中医看待人体的思路跟西医不一样，中医是基于取象比类，比较“形而上”。我们中国的古人对中医五脏六腑的定位，是根据其“功能”来取象。比如中医所说的“肝”，是指“肝气”而非实体的“肝脏”。肝气，在中医的藏象学说中，是主生发。而“生发”应的是“东方”之“象”。与今天的地图方位“上北下南，左西右东”正好相反，中国古代是“上南下北，左东右西”。（参阅《医易闲话——数的四气》）所以东方在古代就是在左边。所以中医才说肝在“左边”，而不是说实体的肝脏在左边。同理，中医说肺在“右边”，是因为肺气主肃降、沉降的，如太阳下山，在西边，西方在古代的定位系统里是在右边。肝与肺，一左一右，一升一降，负责调和全身的气机。顺便说一下，时至今日，在大乘佛教的寺庙里，一般在大雄宝殿上都会供奉三尊佛像。中间的佛像是释迦牟尼佛，释迦牟尼佛的左边一般供奉着药师佛，因为左边是东方，药师佛是东方世界的佛嘛。释迦牟尼佛的右边一般供奉着阿弥陀佛，因为右边是西方，阿弥陀佛在西方极乐世界嘛。

所谓“血为气之母，气为血之帅”，人体的疾病，说到底，都与“血气”有关！因此调和血气，调和阴阳，就是最好的养生祛病的法门！很多读者问我，有没有一个男女老少通用的除百病的大处方？若是中草药处方，绝对没有！因为凡所有病，用中草药治病都必须经过望闻问切四诊合参，风、寒、暑、湿、燥、热、邪七字辨病，五脏应季主治。虽然象数的数字配方，也一样要经过辨证论治，但是因为数字没有草药的“毒性”，至少毒不死人，数字治病的最大优点是节能环保没有毒副作用，最坏的结果顶多是无效。所以肯定有一组数字配方适合男女老少的！

根据医道的道理和《易经》的道理来说，宇宙万物都是大道所化生。好比众多树枝和树叶，其根源都在最初的一棵树的种子。种子好比大道无极，树根好比太极。树干树枝好比两仪、四相，树叶好比八卦乃至万象。现代医学的病名，就如同不断增长的树叶，每增加一个新的病名就如同增加一片新的树叶，没完没了的新病，就如树没完没了的长叶子，数都数不过来。现代医学无法知道病因就只好头痛医头，脚痛医脚。现在的医院，简直一家比一家大，各个科室越分越细。现代医学有研发不完的药物，更有治不完的各种疾病。而中医治病，虽然也要经过严格的辨证论治，但是究其根本，无外“阴阳”两个字！阴阳，即血气！血浊气虚，几乎是现代人的通病！什么高血压、高血脂、高血糖，几乎无一例外都是血浊气虚引起！（参阅《医易闲话——闲话“三高”症》）

血浊气虚怎么办？清血补气呗！古传中医的有一组秘传象数配方，专门清血补气。有缘的读者，可以见面时问胡涂医要这组数字！

医易闲话
——五行旺相

今天在古传中医传承群里，有朋友问起："今天读到一个词，五行旺相休囚，请教先生，能给讲讲吗？"我把给她的回答整理一下，跟大家分享。

这是用四季来衡量五行（木火土金水）中每一个"行"的旺衰状态，一般来说，是这五种状态：旺、相、休、囚、死。在一年的春、夏、秋、冬四个季节里，每个季节都有一个五行处于"旺"，一个五行处于"相"，一个五行处于"休"，一个五行处于"囚"，一个五行处于"死"的状态。那么，旺、相、休、囚、死怎么划分呢？这个得用"十天干"和"十二地支"所代表的五行的每一个行（不分阴阳），与春夏秋冬四季相对照。（参阅《医易闲话——五运六气之天干、地支、节气、甲子》）

旺：当令、处于旺盛状态、值时令者为旺。

相：旺所生者、处于次旺状态为相。

休：旺所泄者（生旺者）、休然无事，亦即退休为休。

囚：旺所耗者（克旺者）、衰落被囚为囚。

死：旺所克者、被克制而生气全无为死。

一句话：当令者旺，令生者相，生令者休，克令者囚，令克者死。

比如现在是秋天，秋（立秋以后）季金最旺，因为秋金当令，而金克木，故木最衰，因为木被当令的旺金所克。很多人其实不懂春夏秋冬四季如何界定。顺便说一下：春季（春天）为寅卯月，夏季（夏天）为巳午月，秋季（秋天）申酉月，冬季（冬天）为亥子月，四季月（土旺之季）为辰戌丑未月。

季节	月建	农历	旺	相	休	囚	死
春季	寅卯	1月、2月	木	火	水	金	土
夏季	巳午	4月、5月	火	土	木	水	金
秋季	申酉	7月、8月	金	水	土	火	木
冬季	亥子	10月、11月	水	木	金	土	火
四季	辰未戌丑	3月、6月、9月、12月	土	金	火	木	水
五行	旺	相	休	囚	死		
木	春 木 旺	夏 火 相	冬 水 休	秋 金 囚	四季 土 死		
火	夏 火 旺	四季 土 相	春 木 休	冬 水 囚	秋 金 死		
土	四季 土 旺	秋 金 相	夏 火 休	春 木 囚	冬 水 死		
金	秋 金 旺	冬 水 相	四季 土 休	夏 火 囚	春 木 死		
水	冬 水 旺	春 木 相	秋 金 休	四季 土 囚	夏 火 死		

阴阳五行在一年四季中的状态本质规律，也是万事万物在自然界的自然规律。比如春季木旺，春天是木当令值时的季节，所以木旺；木旺则生火，火是木生出来的，为木之子，子承父业，所以火相；水是生木的，生我者为父母，水是木的父母，现今木已旺盛得时，父母便可退居二线，所以水休；春木旺盛，金已无力克伐反被木之子火克，所以金靠边站而金囚；土是木所克的，现在木既当令，气势强旺，所以土死。以此类推！

我们医家秘传的“奇门八字改名”，其实就是用的这个理论！八字中的天干地支对照月令的时候是不分阴阳的。“旺相休囚死”是衡量命局干支各个五行旺衰的主要标准，八字中判断某一种五行的旺衰状态时主要取决于月令，也就是说月令是判断八字中干支代表的所有五行旺衰状态的主要标准。修改八字，就得在此处做文章!

五行的“旺相休囚死”在八字预测及奇门改命的具体应用中，要以月令五行的本气，与八字中天干地支所代表的五行不分阴阳相对照，以调整被预测、被改命者的旺、相、休、囚、死等旺衰状态。

医易闲话

——闲话“光德”，兼论“春台”

“光德”两个字，充满浓浓的文化内涵，可惜知道的人不多。这篇文章就简单扫盲一下，顺便科普一下春台仙酒的部分历史渊源。

在佛门的经典之中，多次提到一尊佛——光德如来，也就是南无光德佛。这尊光德如来，在汉传佛教的“八十八佛延生普佛”仪式中是要礼拜到的。在藏传佛教中，也有一些典籍讲到“礼拜三十五佛”的各尊佛的利益，比较著名的一部由阿底峡大师撰著，另一部由宗喀巴大师的弟子贾曹杰仁波切撰著，此外还有一部是由额曲（Ngulchu）地方的达玛跋陀罗（Dharmabhadra）所述。这些典籍里都有提到礼拜“光德如来”的功德利益。南无光德如来，在三十五佛之中，是位于东北方不空义世界之光德佛。

因此，“光德”在古汉语里多被用来指显扬有德之人。历史上，在我大中华文明熏陶下之朝鲜半岛，高丽王朝皇帝光宗王昭的年号就叫作“光德”。其时间是公元949—952年，那时我中华大地上同期存在的其他政权有：

乾祐（948 年至 956 年）：后汉—刘知远、刘承佑，北汉—刘旻、刘钧之年号

广顺（951 年至 953 年）：后周—郭威之年号

保大（943 年三月至 957 年）：南唐—李璟之年号

干和（943 年十一月至 958 年七月）：南汉—刘晟之年号

广政（938 年正月至 965 年正月）：后蜀—孟昶之年号

至治（946 年至 951 年）：大理国—段思良之年号

天禄（947 年九月至 951 年九月）：辽国—辽世宗耶律阮之年号

应历（951 年九月至 969 年二月）：辽国—辽穆宗耶律璟之年号

同庆（912 年至 966 年）：于阗—尉迟乌僧波之年号

广东省梅州市大埔县光德镇的名字，相传出自唐宋八大家之一的韩愈！至于韩愈是何因缘而起的“光德”这个名字，我们得科普一下这位唐代大文豪的粤东之旅。而科普韩愈潮州之旅之前，还得科普一下他的侄孙韩湘子。

说起韩湘子，那可是妥妥的“大神”——民间传说中的八仙之一嘛！韩湘子是韩愈的侄孙，从小由韩愈抚养成人。韩湘，字清夫，号韩湘子。据相传他老兄二十岁时告别叔公大人韩愈去洛阳探亲。结果在探亲途中偶遇两位高人——吕纯阳和钟离权。这两位高人见韩清夫骨骼清奇，很有仙根，就忽悠他跟着去修道。这一修，就是 20 年！ 二十年后，四十岁的韩湘子回到韩愈身边，到家的那天刚好是韩愈的生日，韩愈喜怒交集。质问他为何出门这么久杳无音信，又学到啥先进学问？要他作一首诗来表达一下过去 20 年都学成了啥。韩湘子于是随口来了这么一首诗：

手扳云霞液，宾晨唱落霞。

琴弹碧玉洞，炉炼白朱砂。

宝鼎存金虎，芝田养白鸦，

一瓢藏造化，三尺新妖邪。

解造逡巡酒，能开顷刻花。

有人能学我，同共看仙葩。

韩愈不愧是唐宋八大家之一，一听韩湘这首诗，就知道这个侄孙已成金丹大道，远非昔日那个普通的读书人了！赶上韩愈过生日，就要韩湘子给他演示一下特异功能（哈哈，那时候没有“特异功能”这个词，就叫“仙术”）。韩愈说：“你若真有本事，给叔公和亲友们变出一壶仙酒来喝！”韩湘子于是叫韩府的下人们搬了一个空酒瓮到来到大厅，在里面注满清水，再用脸盆盖住。韩湘子用对着酒瓮逆时针转了转，一会儿工夫就成了一坛香味四溢的美酒！韩湘子告诉大家这仙酒叫“春台”！哈哈，诚如太上所言“如享太牢，如春登台”。

举座宾客，喝得热火朝天。韩愈还不过瘾，跟韩湘子说，你小子不会只懂变春台酒吧？我怀疑这是某种魔术嘛！如果你还有本事，现在是冬天，要是你能让冬天里的植物也“开顷刻花”，我就真的相信你学道有成了！

韩湘子乐呵呵答应了，他叫韩府上的人从餐厅外弄来一些泥巴，在客厅地板上聚起一个小土堆。转眼土中就钻出了嫩芽，继而长成一株翠绿的植物，并开出了一朵牡丹大小的花朵，但色泽比牡丹更为华丽好看。花朵上现出两行小小的金字：“云横秦岭家何在？雪拥蓝关马不前。”“这两句诗是什么意思？”韩愈不解。韩湘子笑盈盈地说：“叔公大人啊，天机不可泄露，日后自会应验。”在座的宾客无不又惊又奇。生日宴在大家啧啧称奇之声中欢快的结束，韩湘子也再度飘然离去……此事在当年大唐的上层社会传闻甚广。

读过历史的人都知道，韩愈这哥们儿，大半生不信佛法，反对佛教，却少有人知道原因。其实就是因为他知道自己的侄孙韩湘乃道家的高人。他老兄觉得佛家都是玩空的，道家才有真家伙！大唐元和十四年，即公元819年，唐宪宗遣使率领众僧至法门寺奉迎佛骨，次年将佛骨迎到当年的京城长安。唐宪宗敕令先在宫中供养三天，再送往京城各寺院让僧俗礼拜。这件事可说是朝野震动，王公士庶奔走相告，掀起全国上下迎佛骨的热潮。

韩愈作为当时坚定的佛教反对者，他老兄奋笔疾书，写了一篇著名的《谏迎佛骨表》。这个奏表一上，皇帝大怒！老板大操大办的事情，哪里轮到了下属来指责嘛！皇帝一气之下把韩愈贬去潮州当刺史，即日动身！韩愈在赴任途中遇到一场大雪，连马儿都冻得不想前行了。那时的韩愈又困又饥又冷，不禁绝望，举目苍茫，不知家在何处，路在何方……就在凄苦无助之际，忽见不远处路旁山间山洞中走出一人，飘然来到马前，躬身长揖，请韩愈到洞内歇息。韩愈又惊又喜，一看竟然是自己的侄孙韩湘。忙问：“你小子怎么也在这里啊？”湘子回答：“我已在此等候叔公您老人家多日了。”韩愈一听甚为惊奇，又问：“你怎么知道我要遭此难啊？”韩湘问韩愈：“叔公，您还记得当年生日宴上那花上所写的句子吗？”韩愈茫然问：“这里是什么地方呀？”湘子回答：“这里就是蓝关啊！”韩愈回想起了当年生日宴上花朵上的那两句诗：“云横秦岭家何在？雪拥蓝关马不前。”他默然良久，长叹道：“当年让你变春台仙酒，让你顷刻开花，看来这世间啊，还真的一切都有定数啊！也罢，就让我为你补齐那花上的诗句吧。”韩愈不愧为大文豪，当即将这两句诗联篇成七律一首。于是就有了这首著名的《左迁至蓝关示侄孙湘》：

一封朝奏九重天，夕贬潮阳路八千。
本为圣朝除弊政，敢将衰朽惜残年。
云横秦岭家何在？雪拥蓝关马不前，
知汝远来应有意，好收吾骨瘴江边。

这首诗的意思是，格老子我早上给皇帝老儿写了个奏折，晚上就收到通知要被连夜贬谪到八千里外的潮州那个蛮夷之地了（哈哈，其实从长安到潮州只有 2085 公里，古人写诗总爱用夸张手法）。我本来是想为圣明天子清除弊端，因此才不惜自己衰朽的身躯而直言劝谏。现在一片苍茫中只见白云笼罩着秦岭，都找不到自己家在何方了，漫天大雪封锁住蓝关，连马儿也不肯前进。我知道侄孙韩湘你小子大老远赶来这里找我，一定有用意。可能是为了到那瘴疠笼罩的潮州江边收我尸骨的吧？

当年的“蓝关”，就在现在的陕西蓝田县。韩湘子领着他叔公韩愈在山洞了休息了一下，那天晚上他与韩愈又一次喝上了春台！两个人边喝春台边聊天，韩湘子于是告诉韩愈他跟吕洞宾钟离权两位学道炼丹学习古传中医的全部故事。韩愈终于相信了医道的本事真的存在！

后人为了纪念此事，把韩湘子迎韩愈的洞取名“湘子洞”，在秦岭头上修了“文公祠”，刻了“云横处”石碣横悬祠门之上。

韩湘子毕竟是神仙般的人物啊，他的到来只是为了兑现一下昔日的诗句预言，顺便给叔公韩愈一些秘传指点而已，并没有陪他叔公往潮州之意。不过他还是告诉他的叔公韩愈说：“您老到了潮州府上，那里有条鳄溪，溪里有鳄鱼作乱，您只需用一头羊和一头猪投到江里去给鳄鱼吃了，然后写一篇祭文念了烧化在鳄溪里……如此这般，就可以扬名千古！”韩愈还心心念念着韩湘子变来的春台仙酒，那可是韩湘子二十年修道所得，韩愈可变不来，因此韩湘子只好把春台仙酒的秘方教给了韩愈，这个只需要普普通通的中草药不需要苦练二十年。

韩愈被贬到潮州之后，语言也不大通，要想在自古排外情绪就特别严重的潮州干出一番政绩，谈何容易！还好大唐时期，官话本身也不是今天的普通话，而更像今天的客家话与闽南话，聪明如韩愈，几个月下来也学会了潮州话。韩愈听说潮州的鳄溪从梅州那边流来，鳄溪里有鳄鱼，残害百姓。他想起侄孙韩湘子教他的方法，就采用祭祀的方式，写下了传颂千古的名篇《祭鳄鱼文》：

“维年月日，潮州刺史韩愈使军事衙推秦济，以羊一、猪一，投恶溪之潭水，以与鳄鱼食，而告之曰：

昔先王既有天下，列山泽，罔绳擉刃，以除虫蛇恶物为民害者，驱而出之四海之外。及后王德薄，不能远有，则江汉之间，尚皆弃之以与蛮、夷、楚、越；况潮岭海之间，去京师万里哉！鳄鱼之涵淹卵育于此，亦固其所。今天子嗣唐位，神圣慈武，四海之外，六合之内，皆抚而有之；况禹迹所揜，扬州之近地，刺史、县令之所治，出贡赋以供天地宗庙百神之祀之壤者哉？鳄鱼其不可与刺史杂处此土也。

刺史受天子命，守此土，治此民，而鳄鱼睅然不安溪潭，据处食民畜、熊、豕、鹿、獐，以肥其身，以种其子孙；与刺史亢拒，争为长雄；刺史虽驽弱，亦安肯为鳄鱼低首下心，伈伈睍睍，为民吏羞，以偷活于此邪！且承天子命以来为吏，固其势不得不与鳄鱼辨。

鳄鱼有知，其听刺史言：潮之州，大海在其南，鲸、鹏之大，虾、蟹之细，无不归容，以生以食，鳄鱼朝发而夕至也。今与鳄鱼约：尽三日，其率丑类南徙于海，以避天子之命吏；三日不能，至五日；五日不能，至七日；七日不能，是终不肯徙也。是不有刺史、听从其言也；不然，则是鳄鱼冥顽不灵，刺史虽有言，不闻不知也。夫傲天子之命吏，不听其言，不徙以避之，与冥顽不灵而为民物害者，皆可杀。刺史则选材技吏民，操强弓毒矢，以与鳄鱼从事，必尽杀乃止。其无悔！”

这篇《祭鳄鱼文》，用今天的话来说就是：

“某年某月某日，潮州刺史韩愈派遣部下军事衙推秦济，把羊一头、猪一头，投入鳄溪的潭水中，送给鳄鱼吃，同时又警告你们这些孽畜：

古时候的帝王拥有天下后，放火焚烧山岭和泽地的草木，用绳索去网捉、用利刃去刺杀，以除灭虫、蛇等那些给人民带来危害的可恶动物，并把它们驱逐到四海之外去。到了后世，帝王的德行威望不够，不能统治远方，于是，长江、汉水之间的大片土地只得放弃给东南各族；更何况潮州地处五岭和南海之间，离京城有万里之遥呢！鳄鱼之所以潜伏、生息在此地，也就很自然了。

当今天子继承了大唐帝位，神明圣伟，仁慈英武，四海之外，天地四方之内，都在他的安抚统辖之下；更何况潮州是大禹足迹所到过的地方，是古代扬州的地域，是刺史、县令治理的地区，又是交纳贡品、赋税以供应皇上祭天地、祭祖宗、祭神灵的地方呢？鳄鱼，你们是不可以同刺史一起生活在这块土地上的。刺史受天子之命，镇守这块土地，治理这里的民众，而鳄鱼竟敢不安分守己地待在溪潭水中，却占据一方吞食民众的牲畜、熊、猪、鹿、獐、来养肥自己的身体、繁衍自己的后代；又胆敢与刺史抗衡，争当统领一方的英雄；刺史虽然软弱无能，又怎么肯向鳄鱼低头屈服，胆怯害怕，给治理百姓的官吏丢脸，并在此地苟且偷安呢！而且刺史是奉天子的命令来这里当官的，他势必不得不与鳄鱼争辨明白。

鳄鱼们如果能够知道，你们就听刺史我说：潮州这地方，大海在它的南面，大至鲸、鹏，小至虾、蟹，没有不在大海里归宿藏身，生活取食的，鳄鱼早上从潮州出发，晚上就能到达大海。现在，刺史与鳄鱼约定：至多三天，务必率领那批丑类南迁到大海去，以躲避天子任命的地方官；三天办不到，就放宽到五天；五天办不到，就放宽到七天；七天还办不到，这就表明最终不肯迁移了。这就是不把刺史放在眼里，不肯听他的话；不然的话，就是鳄鱼愚蠢顽固，虽然刺史已经有言在先，但还是听不进，不理解。凡对天子任命的官吏傲慢无礼，不听他的话，不肯迁移躲避，以及愚蠢顽固而又残害民众的牲畜，都应该处死。刺史就要挑选有才干有技能的官吏和民众，操起强硬的弓弩，安上有毒的箭镞，来同鳄鱼作战，一定要把鳄鱼全部杀尽才肯罢手。你们可别后悔来不及啊！”

如此这般祭鳄之后，韩愈还带领沿鳄溪一带百姓，每天喝春台、杀鳄鱼。喝不起春台的百姓，就只好喝茶了，时至今日，潮州地区绝大多数老百姓每天都喝茶，只有极少数的古传中医传人才懂喝春台！

韩愈带领潮州在鳄溪与沼泽之间修建一道堤坝，不仅防潮护村，保护农田，而且从根本上解决潮州的鳄鱼之患。这条鳄溪就是今天的韩江！

此外，韩愈还释放奴婢。韩愈严令不许逼百姓和夷人为奴，已经为奴的，一律放回，否则严惩不贷。韩愈的措施维护了当年的封建法制，缓和了阶级和民族矛盾，使当地百姓得以休养生息，最终巩固了唐王朝在边远粤东地区的统治。韩愈还利用当地人才，拿出自己几乎全部的积蓄，恢复州学，兴办乡校，广招地方子弟，教之儒家经典。韩愈在潮州发展教育，不仅功在当时，且促进了中原文化与岭南文化的交流。此后潮州成为我国东南沿海的文明礼义之乡，韩愈之功有口皆碑。后代潮州人说：韩愈把中原文化带到潮州，是潮州文化走上发展繁荣的起点。哈哈，若说乡村振兴，建设社会主义新农村的“乡村振兴战略”，在习近平新时代思想指导下的今天的我们，无疑比韩愈先生先进得多！

当然，韩愈当年在潮州的施政方针和策略，成为潮州自中唐以来贯穿整个历史进程的主线，对潮州这座历史文化名城的形成和发展起到了不可估量的作用。韩江、韩山、韩木、留衣亭、湘子愈路、韩愈小学、韩文公祠，韩愈终赢得潮州“一片江山尽姓韩”。后来程控电话时代，潮州的区号是0768，这其实就是韩愈的出生年！韩愈生于公元768年，字退之，世称“韩昌黎”“昌黎先生”。

韩昌黎在潮州治理好鳄鱼问题与兴办教育之余，不免无聊寂寞。当时潮州文化未开，知识分子极少。哪怕是今天的潮州，也是做小生意的多，读大书的少。韩愈在潮州几乎没有找到可以喝春台、吹大牛的对象。而上表哀谢并祈求东封泰山的表疏也久未见回报，因此郁郁寡欢。闲暇无处排遣寂寞，便带着春台药酒，四处游山玩水，以遣孤寂不得志的心情。

根据《韩子外传》记载，一日，在登灵山时，偶遇大颠禅师。大颠禅师问韩愈："听说施主您是因直言犯上，才来我们这里做地方长官的吗？"

韩愈答道："是的，我本在朝做刑部侍郎，因上表谏迎佛骨，被放逐到这瘴毒疫疠之地。我自幼体弱多病，而今才四五十岁，便已经发白齿摇，还好有我侄孙韩湘的春台药酒，使我白发转黑，落牙重生……我本来一治理好了鳄溪里的鳄鱼问题，便上表请皇上东封泰山，希望早日召我回去，然而至今仍杳无音信……"大颠禅师听了，便问他："施主您既然上表谏迎佛骨，不赞成皇上信奉佛教，想必一定对佛教了解甚深，所以才不赞成。老僧我说得对吗？"韩愈于是气呼呼把对佛教的火全发出来了："你们佛教，口不说先王之言，而妄谈轮回生死之法；身不力行礼仪，而诈传祸福报应之说；无君臣之义，没有父子之亲；不耕而食，不织而衣，以残贼先王之道，我怎能不向皇上上表呢？"大颠禅师便问韩愈："你批评佛教如此地不合先王之道，不言仁义，无父无君之事，你是在哪些佛经上看到的？"

韩愈回答："我们读书人读的是诸子百家，谁会那么无聊去读你们和尚念的经啊！"

大颠禅师便对韩愈说："你该知道'跖狗吠尧'的故事吧！盗跖畜养一条狗。有一天，尧经过跖的家门，那只狗竟然向尧吠叫，这是狗不认识尧，并非尧是坏人。今天你不看佛经，不谙佛理，而肆意攻讦佛教，与跖的狗相差又有多少？—— 今天你贵为唐室大学子，一代大文豪，文章自成一家，然而你的文章能比得上姚秦时代的罗什法师吗？知往预来，能媲美晋朝的佛图澄吗？披剥万象，不动其心，能如萧梁时代的宝志禅师吗？”韩愈只好说：“不如。”

禅师说：“你既不如先贤，而先贤所从事者你又反对，这岂是智者所当为？今天你将自己局限在小小形器之内，奔走于声色利欲之间，稍有不如意，便愤懑郁悲，如此，与蚊虻争秽壤于积蒿之间，又有何不同？”

韩愈毕竟是儒家思想教育下的大学问家啊，一听之下冷汗直冒，他于是谦恭请教大颠禅师：“禅师还有开示吗？”

禅师说：“去尔欲，诚尔心，宁尔神，尽尔性，穷物之理，极天之命，然后再来听闻佛法的至理吧。”

这一次的机锋相遇，使得一向自视甚高的韩愈对潮州这块文化沙漠有了一点儿敬意，也对佛法开始有了敬畏！大颠禅师所表现出来的佛门大智慧，让昌黎先生颇为佩服。

回到刺史府邸，韩愈回想大颠禅师的话，还是不太服气，这是读书人的通病，千古皆然。他狠喝了三壶春台酒，又抱着问难之心去拜访大颠禅师。此时，正当大颠禅师禅坐入定，不好上前问话，因此苦等了很久。侍者看出韩愈的不耐烦，于是上前拿起引磬在禅师耳边一敲，轻声对禅师说：“先以定动，后以智拔。”

韩愈在一旁听了侍者的话后，立刻行礼告退。他说：“禅师门风高峻，我已由侍者得到佛法的入门。”这一次，韩愈不再请开示了。这就是世传的“一见大颠禅师后，文豪毕竟也低头”。

从此，大颠禅师便成为韩愈被贬潮州时唯一交往的高僧，在高僧的熏陶下，他渐渐对佛法有了深刻的体认！

但是韩语在潮州待着毕竟无聊，他请教大颠禅师如何才能尽快调离潮州。大颠禅师开示他要学会忏悔，最好常念“南无光德如来”圣号，并上表向皇帝忏悔。于是韩愈依教奉行。上表忏悔谢恩曰：

“臣以狂妄戆愚，不识礼度，陈佛骨事，言涉不恭，正名定罪，万死莫塞。陛下哀臣愚忠，恕臣狂直，谓言虽可罪，心亦无它，特屈刑章，以臣为潮州刺史。既免刑诛，又获禄食，圣恩宽大，天地莫量，破脑刳心，岂足为谢！”并陈述边地困境，希冀怜悯之心：“臣所领州，在广府极东，过海口，下恶水，涛泷壮猛，难计期程，飓风鳄鱼，患祸不测。州南近界，涨海连天，毒雾瘴氛，日夕发作。臣少多病，年才五十，发白齿落，理不久长。加以罪犯至重，所处远恶，忧惶惭悸，死亡无日。单立一身，朝无亲党，居蛮夷之地，与魑魅同群，苟非陛下哀而念之，谁肯为臣言者？”

皇帝收到这封忏悔奏表，很满意。于是立即下旨让韩愈调职袁州。袁州就是今天的江西宜春——一个叫春的可以继续喝春台的地方！

在调任袁州刺史之前，韩愈再次登灵山拜访大颠禅师表达谢意！禅师开示韩愈多念诵南无光德如来圣号，可以祛除嗔恨心。而且要他从潮州溯江水之源而上，看看是否还有鳄鱼之踪迹。韩愈于是按照他的侄孙韩湘子在蓝关给他的指点，让会讲客家话的书童带了三壶春台药酒（上面讲过了，因为韩愈“变”不来仙酒，韩湘子在蓝关秘密传授了他春台的医道药酒秘方），主仆两人，从今天的潮州三饶的天然石洞出发，翻山越岭，来到一个海拔一千多米的山上。只见周围翠竹盈盈，流泉潺潺，风景独特。一问，当地人管这个地方叫作“鸟子石”。客家书童觉得此名太俗，但是韩愈却教导书童，此山巨石重叠，洞深绵延，错落千奇，叫鸟子石并无不可，大俗即大雅，但是此地可以命名为“光德”，以耀如来之光！——这就是今天广东省梅州市大埔县光德镇之名字由来！

韩愈从光德游历一番，喝完春台，又回到潮州。他再上灵山向大颠禅师辞行。大颠禅师亲自送韩愈到寺院门外的小桥边，韩愈深为感动，随手脱下官袍，送给大颠禅师作留念。后人就在此建“留衣亭”纪念僧俗两位大师的友谊并留官衣为念。于是便有了“灵山留衣”的千古佳话！

很多人知道韩愈在潮州赢得“一片江山尽姓韩”的美谈，却很少人知道梅州大埔县光德镇之名字由来也跟韩愈有关！更少人知道医家著名的春台仙酒，也与此有很深的渊源！

韩文公走了一千多年后的今天，潮州和光德的后人，决定把秘传千载的春台仙酒带回社会。也算是继承大唐遗风，顺应人民群众对美好生活的向往。